Andreas Frodl
Gesundheitsbetriebe zukunftsfähig gestalten

Andreas Frodl

Gesundheitsbetriebe zukunftsfähig gestalten

Instrumentarien zur erfolgreichen Entwicklung
von Einrichtungen des Gesundheitswesens

DE GRUYTER

Autor
Dr. Andreas Frodl
Von-Kleist-Str. 18
85435 Erding

Das Buch enthält 16 Abbildungen und 33 Tabellen.

ISBN 978-3-11-055444-1
e-ISBN (PDF): 978-3-11-034939-9
e-ISBN (EPUB): 978-3-11-038649-3

Library of Congress Cataloging-in-Publication data
A CIP catalog record for this book has been applied for at the Library of Congress.

Bibliografische Information der Deutschen Nationalbibliothek
Die Deutsche Nationalbibliothek verzeichnet diese Publikation in der Deutschen Nationalbiblio-
graphie; detaillierte bibliografische Daten sind im Internet über http://dnb.d-nb.de abrufbar.

© 2017 Walter de Gruyter GmbH, Berlin/Boston
Dieser Band ist text- und seitenidentisch mit der 2014 erschienenen gebundenen Ausgabe.
Druck und Bindung: CPI books GmbH, Leck
Einbandabbildung: stokkete/Getty Images/iStockphoto
Satz: PTP-Berlin Protago-TEX-Production GmbH, Berlin

♾ Gedruckt auf säurefreiem Papier
Printed in Germany

www.degruyter.com

Vorwort

Wann ist ein Gesundheitsbetrieb erfolgreich?

Wenn er einen möglichst hohen Gewinn abwirft, zunehmende Patientenzahlen verzeichnet oder steigende Aktienkurse aufweist? Sind Kostenstabilität, Verlustminimierung, niedrige Fluktuationsquoten oder hohe Bettenauslastung wesentliche Erfolgsfaktoren? Ist nicht jeder als geheilt entlassene und schmerzfreie Patient als eigentlicher Erfolg anzusehen?

Letzterem wird jeder auf Anhieb zustimmen. Dennoch gibt es im Gesundheitssystem zweifelsohne auch eine wirtschaftliche Erfolgskomponente: Ärzte und Pflegekräfte müssen entlohnt, Medizintechnik bezahlt und Krankenhäuser unterhalten werden. Dies alles kostet sehr viel Geld, mittlerweile über 280 Milliarden Euro jährlich, Tendenz steigend. Häufig stehen daher bei Versuchen, das System möglichst „erfolgreich" und nachhaltig zu stabilisieren, fiskalische Bemühungen im Vordergrund.

Im Sinne einer integrativen, interdisziplinären und systemorientierten Gesundheitsbetriebslehre gilt es jedoch eine wirksame Balance aus einer Vielzahl unterschiedlicher Erfolgsfaktoren zu finden, die einerseits eine bestmögliche medizinische Versorgung und andererseits deren langfristige Finanzierbarkeit sicherstellt. Dies gilt für den einzelnen Gesundheitsbetrieb und in der Summe für das gesamte Gesundheitssystem. Denn, der Erfolg eines Gesundheitsbetriebs hängt nicht nur von Einnahmemaximierung, größtmöglicher Privatliquidation oder einem flotten Internetauftritt ab, sondern auch und in erster Linie von engagierten, qualifizierten Mitarbeitern, hochwertigen medizinischen und pflegerischen Leistungen, flexiblen Strukturen und einer umsichtigen, professionellen Betriebsführung.

Das vorliegende Buch versucht Instrumentarien aufzuzeigen, mit deren Hilfe Chancen und Risiken für den einzelnen Gesundheitsbetrieb erkannt, die Mitarbeiter in ihrer wertvollen Arbeit unterstützt und Optimierungsmöglichkeiten in der Betriebsführung, in Finanzierungsfragen, in der Organisation, dem Kostenmanagement und anderen gesundheitsbetrieblichen Bereichen genutzt werden können.

Jedoch gibt es auch in der Organisationsentwicklung von Gesundheitsbetrieben ebenso wie in der medizinischen Therapie keine hundertprozentige „Erfolgsgarantie". Bei einem Teil der Patienten sind die eingesetzten Medikamente wirksam, bei einem – hoffentlich geringeren – Teil verfehlen sie ihre Wirkung, verursachen ungewünschte Nebenwirkungen und müssen durch andere ersetzt werden. Gleichzeitig bedarf es der aktiven Mithilfe des Patienten, qualitativ hochwertiger medizinischer Leistungen und optimaler Betreuung durch Pflegekräfte und Angehörige. Im Idealfall und in der Summe tragen jedoch alle Bemühungen dazu bei, damit sich der „Therapieerfolg" möglichst nachhaltig einstellt.

Insofern sind die Instrumente aus diesem Werkzeugkasten auch nicht immer alle, nicht immer vollständig und auch nicht immer gleichzeitig anwendbar. Dazu sind die Gesundheitsbetriebe aufgrund ihrer oft sehr speziellen Rahmenbedingungen zu unterschiedlich. Ihr richtiger Einsatz trägt jedoch dazu bei, zumindest ein Stück weit zukunftsfähiger und erfolgreicher zu werden!

Erding, im Mai 2014   Dr. Andreas Frodl

Inhalt

Abkürzungsverzeichnis

ÄZQ	Ärztliches Zentrum für Qualität in der Medizin
AEMR	Allgemeine Erklärung der Menschenrechte der Vereinten Nationen
AGB	Allgemeine Geschäftsbedingungen
AGW	Arbeitsplatzgrenzwerte
AOK	Allgemeine Ortskrankenkasse
AQUA	Institut für angewandte Qualitätsförderung und Forschung im Gesundheitswesen
BAB	Betriebsabrechnungsbogen
BÄK	Bundesärztekammer
BDSG	Bundesdatenschutzgesetz
BGW	Berufsgenossenschaft für Gesundheitsdienst und Wohlfahrtspflege
BIS	Business Intelligence System
BZÄK	Bundeszahnärztekammer
CIRS	Critical Incident Reporting-System
DBVC	Deutscher Bundesverband Coaching e. V.
DGHM	Deutsche Gesellschaft für Hygiene und Mikrobiologie
DGQ	Deutsche Gesellschaft für Qualität
DIHK	Deutscher Industrie- und Handelskammertag
DIN	Deutsches Institut für Normung e. V.
DMP	Disease Management Programme
DMS	Dokumentenmanagementsysteme
DRG	Diagnosis Related Groups
EMRK	Europäische Menschenrechtskonvention
EN	Europäische Normen
EPA	Europäisches Praxisassessment
FIS	Führungsinformationssystem
GBA	Gemeinsamer Bundesausschuss
GKV	Gesetzliche Krankenversicherung
GmbH	Gesellschaft mit beschränkter Haftung
GuV	Gewinn- und Verlustrechnung
HGB	Handelsgesetzbuch
HI	Herstellerinformation für nicht kennzeichnungspflichtige Gefahrstoffe
HzV	Hausarztzentrierte Versorgung
IfSG	Infektionsschutzgesetz
IKT	Informations- und Kommunikationstechnologie
ILO	Internationale Arbeitsorganisation
Inuk	Informations- und Kommunikationstechnologie
IQWiG	Institut für Qualität und Wirtschaftlichkeit im Gesundheitswesen
ITGS	Informationstechnische Servicestelle der Gesetzlichen Krankenversicherungen GmbH

IuK	Informations- und Kommunikationstechnologie
KBV	Kassenärztliche Bundesvereinigung
KG	Kommanditgesellschaft
KGaA	Kommanditgesellschaft auf Aktien
KIS	Krankenhausinformationssystem
KTQ	Kooperation für Transparenz und Qualität im Gesundheitswesen
KZBV	Kassenzahnärztliche Bundesvereinigung
LAGA	Bund/Länder-Arbeitsgemeinschaft Abfall
MDK	Medizinischer Dienst der Krankenversicherung
MDS	Medizinischer Dienst der Spitzenverbände der Krankenversicherung
MPBetreibV	Medizinproduktebetreiberverordnung
MRSA	Methicillinresistente Staphylococcus-Aureus-Stämme
MVZ	Medizinisches Versorgungszentrum
OHG	Offene Handelsgesellschaft
PEI	Paul-Ehrlich-Institut
PR	Public Relations
PVS	Praxisverwaltungssystem
QEP	Qualität und Entwicklung in Praxen
QM	Qualitätsmanagement
RDG	Reinigungs-Desinfektions-Geräte
REFA	REFA-Verband für Arbeitsgestaltung, Betriebsorganisation und Unternehmensentwicklung e. V. (1924 als Reichsausschuss für Arbeitszeitermittlung gegründet)
RKI	Robert-Koch-Institut
RoI	Return on Investment
SDB	Sicherheitsdatenblatt
SGB	Sozialgesetzbuch
TF	Transfusionsgesetz
Tsd.	Tausend
TRBA	Technische Regeln für Biologische Arbeitsstoffe
TÜV	Technischer Überwachungsverein
VAH	Verbund für Angewandte Hygiene
VC	Venture Capital
VDE	Verband der Elektrotechnik, Elektronik, Informationstechnik
vgl.	vergleiche
VKD	Verband der Krankenhausdirektoren Deutschlands e. V.
WFS	Workflowsysteme
ZBB	Zero Base Budgeting
ZMV	Zahnmedizinische Verwaltungshelferin
ZZQ	Zentrum Zahnärztliche Qualität

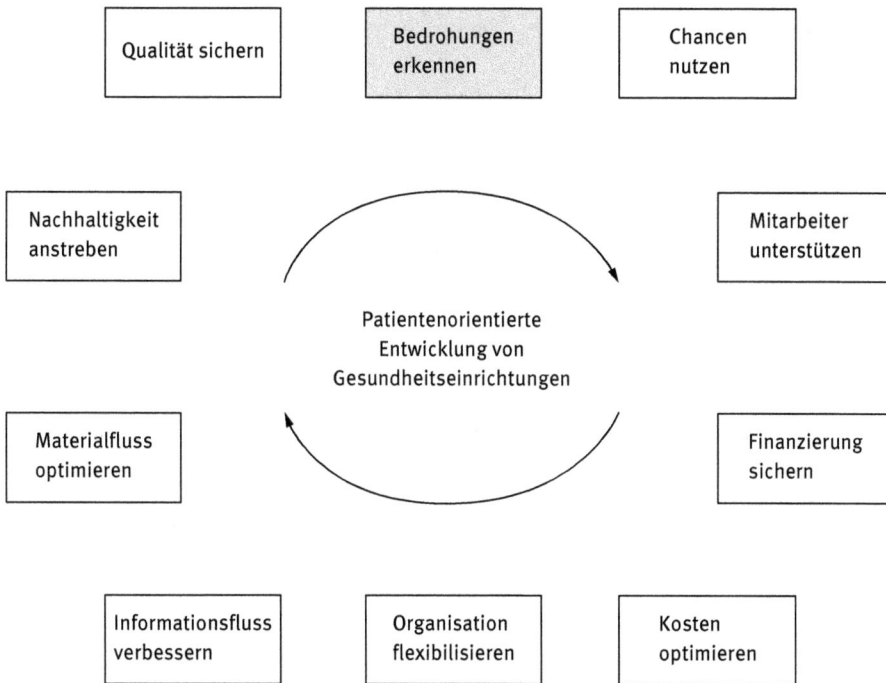

Qualität sichern

Bedrohungen erkennen

Chancen nutzen

Nachhaltigkeit anstreben

Mitarbeiter unterstützen

Patientenorientierte Entwicklung von Gesundheitseinrichtungen

Materialfluss optimieren

Finanzierung sichern

Informationsfluss verbessern

Organisation flexibilisieren

Kosten optimieren

1 Bedrohungen erkennen

1.1 Gesundheitsbetriebliche Frühwarnsysteme

1.1.1 Führungsinformations- und Frühwarnsysteme

Häufig geraten Gesundheitsbetriebe in Schieflage, weil Risiken nicht rechtzeitig erkannt und Bedrohungen nicht als solche wahrgenommen werden. Dadurch verstreicht wertvolle Zeit, die zur Gefahrenabwehr und zur Entwicklung von Gegenmaßnahmen hätte genutzt werden können. Eigentümern, Banken und Beratern bleibt in diesen Situationen oft nur noch übrig zu retten, was noch zu retten ist. Leidtragende sind dabei in erster Linie die Patienten der betreffenden Gesundheitseinrichtung und deren Mitarbeiter mit ihren Familien. Insofern ist es wichtig, sich abzeichnende Probleme möglichst frühzeitig zu erkennen und sich offensiv damit auseinanderzusetzen.

> Der *Verband der Krankenhausdirektoren Deutschlands (VdK)* weist in einer Pressmitteilung vom 11.09.2013 auf die schwierige Lage der Krankenhäuser hin: „Die Krankenhausversorgung in Deutschland ist nicht zukunftsfest. Vor allem die Versorgung in der Fläche ist gefährdet." ... „Im vergangenen Jahr hatten laut Umfrage 46,2 Prozent der Klinikmanager von Allgemeinkrankenhäusern (mit Universitätsklinika, ohne Fachkrankenhäuser) mit einem negativen Jahresabschluss gerechnet. Das traf fast punktgenau zu: 46,1 Prozent schlossen 2012 mit einem Defizit ab." ... „Für 2013 zeichnet die Befragung ein ähnlich düsteres Bild. Für alle Krankenhäuser, einschließlich der Fachkrankenhäuser und psychiatrischen Kliniken, lag der Anteil mit einem Defizit bei 39,5 Prozent. Die Fachkrankenhäuser schnitten aufgrund ihrer Spezialisierung noch am besten ab – 15,8 Prozent wiesen ein Defizit aus. Insgesamt wurde erneut deutlich, dass die Defizite zu einem Großteil systembedingt sind: Kleine Krankenhäuser der Grundversorgung sind massiv benachteiligt und mehrheitlich in ihrem Bestand gefährdet. Sie müssen den ihnen zugewiesenen Versorgungsauftrag erfüllen, erhalten aber im Fallpauschalensystem keine Refinanzierung. Grund ist, dass die Durchschnittskalkulation der Fallpauschalen vor allem auf den Kalkulationen größerer Krankenhäuser beruht." ... „Die Krankenhäuser selbst präferieren zur Verbesserung ihrer Finanzlage zu 17,1 Prozent an erster Stelle Maßnahmen zur Erlössteigerung durch Leistungssteigerung." ... „Es folgen der Abbau von Rückstellungen aus Überstunden und Urlaub (16,6%), Prozessoptimierungen im OP und Sachmitteleinsatz (16,0%), die Optimierung des Einkaufs (15,4%) und erst deutlich danach ein Aufschub von Investitionen (10,4%)." ... „Als allerletzte Optionen stehen bei fast allen betriebsbedingte Kündigungen, Tarifausstieg, Verkauf oder Fusion sowie Schließung von Abteilungen." (*Verband der Krankenhausdirektoren Deutschlands*, 2013, S. 1ff.).

Neben Wachsamkeit und aufmerksamer Beobachtung allgemeiner Entwicklungen in Gesundheitsbetrieben und deren Umfeld, tragen systematische Ansätze und organisatorische Vorkehrungen zu einer Frühwarnung bei.

Zunächst können **Führungsinformationssysteme** (FIS) eingesetzt werden, damit die Leitung einer Gesundheitseinrichtung mit den für Entscheidungen relevanten Daten und Informationen zeitgerecht versorgt wird. Damit ist nicht zwangsläufig der technisch komplizierte Aufbau eines vollumfänglichen Berichtswesens gemeint.

Vielmehr ist zu überlegen, wie die Fülle der in einem Gesundheitsbetrieb vorhanden wirtschaftlichen Daten, Patienten- und Belegungszahlen, Kosteninformationen, Daten aus der Privat- und Kassenliquidation und vieles andere mehr zu aussagekräftigen Informationen zusammengefasst und den Entscheidungsträgern in geeigneter Form zugeführt werden. Wichtig ist hierbei zunächst, dass dies

– regelmäßig,
– mit den wesentlichen Informationen und
– mit vergleichbaren Daten- und Berichtsstrukturen

geschieht. So wie bei einem Schiff über das Radar permanent die eigene Position bestimmt wird, damit möglichen Kollisionen ausgewichen und der eigene Kurs eingehalten werden kann, muss auch der Gesundheitsbetrieb wissen, wo er steht und wohin er sich entwickelt, damit gegebenenfalls steuernd eingegriffen werden kann. Diese, üblicherweise durch das **Controlling** wahrgenommene Steuerungsfunktion hat beispielsweise zur Aufgabe

– Kostenstellen und Kostenträgerrechnungen durchzuführen,
– sich an veränderten Rahmenbedingungen zu orientieren,
– Abweichungen von Einnahmen- oder Kostendeckungszielen im Auge zu behalten,
– notwendige Korrekturen einzuleiten,
– die Einrichtung gegenüber Veränderungen im Umfeld zu wappnen und
– Chancen und Risiken für den Gesundheitsbetrieb systematisch zu erkennen, um seine Existenz langfristig zu sichern und Erfolgspotentiale aufzubauen.

Damit die Steuerungsfunktion des Controllings durch die Leitung eines Gesundheitsbetriebs wahrgenommen werden kann, müssen die dazu notwendigen Daten zusammengetragen und aufbereitet werden. Damit dies nicht manuell, immer wieder neu und mit großem Aufwand geschehen muss, ist hierzu der Einsatz eines Führungsinformationssystems sinnvoll, das die Daten aus Buchhaltungs-, Abrechnungs- oder sonstigen Systemen über Schnittstellen automatisiert zusammenführt. In Krankenhausinformationssystemen (KIS), Heim- oder Praxisverwaltungssystemen (PVS) ist eine derartige Funktion häufig integriert.

Bei kleineren Gesundheitsbetrieben reicht beispielsweise der Einsatz einer monatlich erstellten Excel-Liste aus, in der z. B. aus dem Verhältnis des gesamten investierten Kapitals und des Betriebsumsatzes zum Betriebsgewinn der Return on Investment oder aus dem Verhältnis zwischen Zahlungsmittelbestand und kurzfristigen Verbindlichkeiten der 1. Liquiditätsgrad ermittelt werden kann.

Frühwarnsysteme dienen zur systematisierten Beobachtung und Kontrolle von den Gesundheitsbetrieb bedrohenden Risiken und beziehen zum Zwecke der Schadensvermeidung neben Daten aus internen Verarbeitungssystemen auch zusätzliche Indikatoren mit ein, vor allen Dingen auch externe Informationen. Nach *Emmrich*

(2002, S. 169) und *Hummel* (2001, S. 195) lassen sich hierbei folgende Ansätze unterscheiden:

- Warnung: Frühzeitiges Feststellen von Risiken durch interne Kennzahlen und Prognosen,
- Erkennung: Frühzeitiges Feststellen von Risiken und Chancen durch interne und externe Indikatoren,
- Aufklärung: Wahrnehmen und Steuern von Risiken und Chancen durch Erfolgspotentiale.

Während die Frühwarnung eher vergangenheitsorientiert ist und sich in erster Linie auf gut strukturierte, quantitative Daten der Gesundheitseinrichtung stützt, ist die Frühaufklärung strategisch orientiert und bezieht auch qualitative externe, weniger strukturierte Signale mit ein. Von besonderer Bedeutung ist daher die Auswahl der Indikatoren, die zum Erkennen von Bedrohungen herangezogen werden, wie ihre Werte zu interpretieren sind und auf welche Weise sie in Entscheidungen eingehen.

1.1.2 Frühwarnindikatoren

Die Anforderungen an die Führung eines Gesundheitsbetriebs sind komplexer geworden. Der Umgang mit betrieblichen Risiken gehört nicht nur zu den Sorgfaltspflichten im Gesundheitswesen, sondern stellt auch ein wichtiges Führungsinstrument dar, um Gesundheitseinrichtungen erfolgreich zu steuern. Neben plötzlich auftretenden Risikosituationen, entwickeln sich Risiken häufig eher schleichend, langsam und allmählich, wobei sie als Bedrohungen auch nicht immer sofort erkennbar sind. Es ist daher Aufgabe von **Frühwarnindikatoren** hierfür gewissermaßen als Messgrößen zu fungieren, um möglichen Schaden abzuwenden und rechtzeitiges, zielführendes Handeln auszulösen. Zur Festlegung von für den Gesundheitsbetrieb geeigneten Indikatoren bietet sich beispielsweise folgende, praktikable Vorgehensweise an (vgl. Tab. 1.1).

Häufig wird beispielsweise der Finanzbereich eines Gesundheitsbetriebs als wichtigster Beobachtungsbereich für Frühwarnindikatoren angesehen. Jedoch schlagen sich in finanziellen Auswirkungen oftmals erst relativ spät Entwicklungen nieder, die ihre eigentlichen Ursachen in veränderten Konkurrenzsituationen oder Strukturveränderungen (Stichwort: Fallpauschalen!) haben und sich beispielsweise zeitlich verzögert auf die Einnahmesituation auswirken. Dem Personalbereich wird als Beobachtungsbereich mitunter zu wenig Bedeutung beigemessen, doch gerade im Gesundheitswesen stellen beispielsweise aufgrund einer erhöhten Fluktuationsrate qualitativ nachlassende Behandlungs- und Pflegeleistungen nicht nur ein Problem für die Patientenversorgung, sondern auch für eine nachhaltig erfolgreiche Entwicklung des Gesundheitsbetriebs dar.

Tab. 1.1: Entwicklung von Frühwarnindikatoren.

Schritt	Beschreibung	Beispiele
1	Beobachtungsbereiche festlegen	Allgemeiner Gesundheitsmarkt, Konkurrenzsituation, Patientenentwicklung, wirtschaftliche Entwicklung etc.
2	Indikatoren je Beobachtungsbereich definieren	Fallzahlen, Bettenauslastungsgrad, Niederlassungszahlen, Cash Flow, Liquiditätsgrade, ausstehende Patientenforderungen, Arztdichte, Krankenhausdichte etc.
3	Melde- und Toleranzwerte je Indikator festlegen	Schwellenwerte, ab denen zunächst erhöhte Aufmerksamkeit für die Indikatoren einsetzt und bei weiterer Steigerung Aktivitäten erfolgen.
4	Reporting organisieren	Zusammenfassung regelmäßig gemessener Indikatorenwerte zu aussagefähigen Berichten.
5	Überprüfung durchführen	Halbjährliche oder mindestens jährliche Überprüfung der Indikatoren und Schwellenwerte im Hinblick auf ihre Aktualität und die Zuverlässigkeit des Messverfahrens.

Auch innerhalb einzelner Beobachtungsbereiche gibt es unterschiedliche Präferenzen. So ist im Bereich der Informationstechnik sicherlich der Entwicklungsstand zu verfolgen und der Einsatz veralteter, nicht-kombatibler Techniken risikobehaftet. Mindestens ebenso wichtig sind allerdings beispielsweise die Stabilität und Verfügbarkeit digitaler Steuerungen bei der eingesetzten Medizintechnik und die Berücksichtigung der vorhandenen Ausfallrisiken. Insgesamt ist bei der Definition einzelner Frühwarnindikatoren für Gesundheitseinrichtungen darauf zu achten, dass

- die Indikatorenauswahl möglichst objektiv und nicht willkürlich erfolgt,
- alle wesentliche Risiken beachtet und einzelne Risiken nicht unterschätzt werden,
- die Konzentration bei der Indikatorenanwendung nicht nur auf den Symptomen liegt, sondern vor allen Dingen deren Ursachen berücksichtigt.

Damit ein Frühwarnsystem seiner Warnfunktion nachkommen kann, müssen zunächst Grenz- oder Schwellenwerte festgelegt werden, deren Überschreiten vordefinierte Aktionen auslösen.

So lässt sich beispielsweise für die **Kostenzuwachsrate** (sie stellt die Entwicklung der Betriebskosten dar und ermittelt sich z. B. folgendermaßen: [(Betriebskosten Periode A ÷ Betriebskosten Periode B) × 100] ein Schwellenwert festlegen, der der Inflationsrate entspricht. Dies setzt voraus, dass die Kostenzuwächse durch Einnahmensteigerungen in gleicher Höhe gedeckt werden. Sobald der Schwellenwert überschritten wird, erfolgt im Reporting eine Anzeige, aus der auch die Höhe der Überschreitung hervorgehen muss.

Da das Überschreiten des Schwellenwertes unterschiedliche Ursachen haben kann, sind diese genau zu analysieren, damit kein kontraproduktiver Aktionismus ausgelöst wird. Zumindest ist dabei zu überprüfen, ob es sich um eine einmalige Überschreitung und/oder eine geringfügige handelt. Hilfreich ist dabei die Festlegung von Toleranzbereichen, innerhalb deren höhere, aber auch niedrigere Werte möglich sind und angezeigt werden.

Beispielsweise ist ein anhaltender, sich gar steigender Liquiditätsmangel zweifelsohne für einen Gesundheitsbetrieb existenzbedrohend. Aber auch ein Liquiditätsüberschuss ist z. B. aufgrund nicht genutzter Anlagemöglichkeiten und entgehender Zinsgewinne wirtschaftlich nicht sinnvoll.

Der Einsatz eines sogenannten **Ampelsystems** dient dazu, die Toleranzbereiche hinsichtlich einzuleitender Maßnahmen zu strukturieren (vgl. Abb. 1.1).

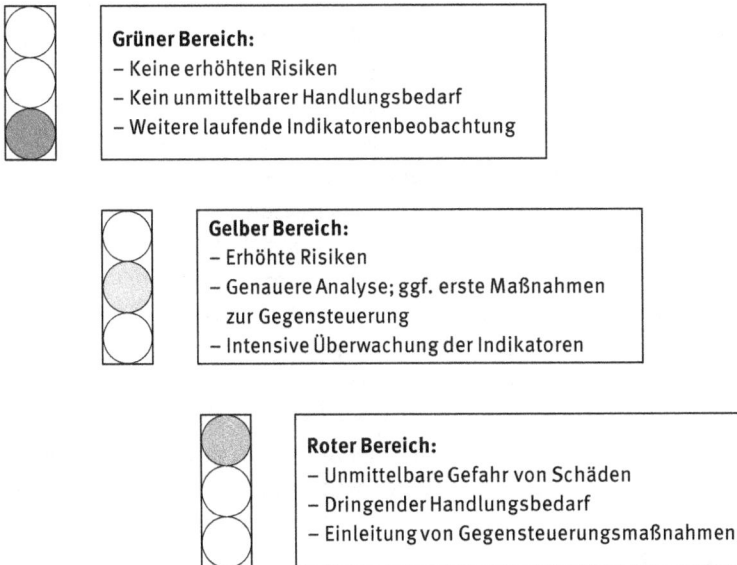

Grüner Bereich:
– Keine erhöhten Risiken
– Kein unmittelbarer Handlungsbedarf
– Weitere laufende Indikatorenbeobachtung

Gelber Bereich:
– Erhöhte Risiken
– Genauere Analyse; ggf. erste Maßnahmen zur Gegensteuerung
– Intensive Überwachung der Indikatoren

Roter Bereich:
– Unmittelbare Gefahr von Schäden
– Dringender Handlungsbedarf
– Einleitung von Gegensteuerungsmaßnahmen

Abb. 1.1: Frühwarnindikatoren im Ampelsystem in Anlehnung an *Wiedemann* (2003, S. 88f.).

Die Indikatoren und ihre definierten Schwellenwerte sind im Sinne eines Regelkreises immer wieder hinsichtlich ihrer Aktualität, Vollständigkeit und Zuverlässigkeit des Messverfahrens zu überprüfen, denn nicht vorhandene Indikatoren können keine Informationen liefern und veraltete Werte führen unter Umständen zu falschen Schlussfolgerungen.

Im Sinne eines aussagekräftigen Berichtswesens geht es in erster Linie darum, keine Zahlenkataloge zu produzieren oder einen Informationsüberfluss zu erzielen, sondern möglichst knapp und prägnant die wesentlichen Entwicklungen darzustellen, damit das Frühwarnsystem von der Leitung einer Gesundheitseinrichtung akzeptiert und auch in Anspruch genommen wird.

1.1.3 Business-Intelligence-Systeme und Balanced Scorecard

Während in einem herkömmlicher Führungs- oder Managementinformationssystem die Versorgung mit entscheidungsrelevanten Daten lediglich auf die Leitung einer Gesundheitseinrichtung beschränkt bleibt, ist es Aufgabe von **Business Intelligence Systemen** (BIS) möglichst alle Daten und Informationen aus internen und externen Quellen, Datenbanken, Archiven so zu organisieren, dass sie im Bedarfsfall möglichst vielen Mitarbeitern des Gesundheitsbetriebs zur Verfügung stehen. Dies ist hinsichtlich der zunehmenden Komplexität der Rahmenbedingungen von Gesundheitseinrichtungen wichtig, um das Mitarbeiterpotential durch Stärkung der Eigenverantwortung besser nutzen zu können, im Hinblick auf mögliche Risiken innerhalb des Gesundheitsbetriebs und aus seinem betrieblichen Umfeld. Hierzu müssen die Mitarbeiter in immer kürzeren Zeitabständen eine ständig größer werdende Menge an Informationen und Daten verarbeiten, aus der sie ihre Entscheidungsgrundlagen zusammenstellen. Herkömmliche Zugriffsmöglichkeiten auf die in der Regel heterogenen Datenquellen erweisen sich dabei als uneffektiv, so dass immer mehr Zeit mit Informations- und Datensammlung, Recherchen oder der Sichtung von Dokumentationen verbracht wird. Der E-Mail-Verkehr, die Recherchemöglichkeiten im Internet oder die Informationsbereitstellung im Intranet der Gesundheitseinrichtung bergen zusätzliche Gefahren der Überversorgung mit Informationen. Deshalb ist es von zunehmender Bedeutung, die wichtigen Daten möglichst auf einer zentralen Datenbank zu sammeln, um durch gezielte Analysen einen raschen Überblick über aktuelle Zustände und Entwicklungen bezogen auf einen Zeitpunkt oder -raum zu erhalten.

Der Aufbau eines BIS umfasst die

- Daten- und Informationssammlung: Übernahme per Schnittstelle aus vorhandenen Systemen, aus bereits durchgeführten elektronischen Auswertungen oder durch manuelle Eingabe.
- Entwicklungsdokumentation: Erfassung sowohl aktueller Informationen über den Ist-Zustand, als auch von Plan- und Vergangenheitsdaten, um Vergleiche anstellen und Entwicklungen aufzeigen zu können.
- Plausibilitäts- und Validitätsprüfung: Ausschluss nachträglicher Datenänderungen, damit der Informations- und Datenbestand konsistent bleibt.
- Konsolidierung: Schaffung einer möglichst homogenen Informationsbasis durch Korrekturen und Abgleiche.

- Reporting: Überstellung in das Berichtswesen unter Vermeidung unterschiedlicher Aktualisierungs- und Detaillierungszustände.

> Als Beispiel für konzeptionelle Überlegungen zur Ausgestaltung derartiger Informationssysteme für Krankenhäuser enthält der vom *Institut für Medizinische Biometrie und Informatik* der *Universität Heidelberg* erstellte *Anforderungskatalog für die Informationsverarbeitung im Krankenhaus* als Aufgabe 4.6 die „Sammlung und Aggregation von Daten zum Betriebsgeschehen zur Bereitstellung von Informationen für alle Entscheidungen des Managements auf Krankenhaus-, Klinik-, Abteilungs- und Stationsebene." (*Institut für Medizinische Biometrie und Informatik der Universität Heidelberg*, 2001, S. 22).

Während das BIS aufgrund heterogener Datenquellen und häufig inkompatibler informationstechnischer Strukturen hohe Anforderungen hinsichtlich Flexibilität und Leistungsfähigkeit an die zur Realisierung notwendigen Softwaretools stellt, ist das Prinzip der **Balanced Scorecard** (BSC) eine einfache, praktikable Möglichkeit zur Überwachung von Indikatoren. Sie dient eigentlich dazu, im Rahmen des Controllings die Erreichung von strategischen Zielen messbar und über die Ableitung von Maßnahmen umsetzbar zu machen. Als Berichts-Scorecard bringt sie die strategischen Kennzahlen mit den operativen Zielen in Verbindung, wobei die strategischen Kennzahlen den Charakter von Frühindikatoren erhalten und strategischen Handlungsbedarf signalisieren. Beispielsweise lenkt sie anhand von Patienten-, Entwicklungs- und Prozessperspektiven im Gegensatz zu klassischen Kennzahlensystemen den Blick auch auf nicht-direkt quantitativ ausdrückbare Indikatoren. In Anlehnung an *Kehl* (2005, S. 27ff.) lassen sich als Felder für eine Scorecard im Gesundheitswesen beispielsweise identifizieren:
- Patienten,
- Mitarbeiter,
- Prozesse,
- Ressourcen.

Auf dieser Grundlage und in Zusammenhang mit der Frühwarnung und dem Management von Risiken lassen sich Scorecards zur Überwachung von Frühwarnindikatoren individuell entwickeln (vgl. Tab. 1.2).

Tab. 1.2: Scorecardbeispiel zur Überwachung von Frühwarnindikatoren.

Frühwarn-Scorecard 2014														
Nr.	SW	TB	Jan	Feb	Mär	Apr	Mai	Jun	Jul	Aug	Sep	Okt	Nov	Dez
1. Finanz-Indikatoren														
1.1														
1.2														
1.3														
2. Patienten-Indikatoren														
2.1														
2.2														
2.3														
3. Mitarbeiter-Indikatoren														
3.1														
3.2														
3.3														
4. Gesundheitsmarkt-Indikatoren														
4.1														
4.2														
4.3														
5. (Medizin-)Technische-Indikatoren														
5.1														
5.2														
5.3														
6. Qualitäts-Indikatoren														
6.1														
6.2														
6.3														
...														
...														
...														

Nr. = Laufende Indikatorennummer/SW = Schwellenwert/TB = Toleranzbereich

1.2 Risikomanagement

1.2.1 Risikoerfassung

Der Umgang mit Risiken, die den Gesundheitsbetrieb, seine Patienten oder Mitarbeiter bedrohen, ist eine wesentliche Aufgabe und Herausforderung zugleich. Dabei ist es nicht nur schwierig, die Risiken zu begrenzen. Zunächst einmal ist es wichtig herauszufinden, welche Risiken überhaupt vorliegen und als solche zu identifizieren sind. Dazu ist es hilfreich, eine Einteilung nach **Risikoarten** vorzunehmen, beispielsweise in

- personelle Risiken: vorsätzlich, fahrlässig oder unwissentlich schadhafte Handlungen durch Mitarbeiter des Gesundheitsbetriebs,
- technische Risiken: Schäden durch Ausfall oder Fehlfunktion (medizin-)technischer Einrichtungen,
- rechtliche Risiken: Vermögensschäden durch Prozessrisiken, fehlerhafte Verträge, Gesetzesänderungen etc.,
- externe Risiken: Schäden durch verunreinigte Medikamente, Einbruch, Hacker-Angriffe, Naturkatastrophen etc.
- organisatorische Risiken: Schäden durch fehlerhafte Abläufe, unzureichende Vorkehrungen, unklare Zuständigkeiten etc.

Anhand der Risikoarten können Überlegungen angestellt werden, ob diese im Gesundheitsbetrieb vorkommen und welche einzelnen Risken ihnen jeweils zugeordnet werden können. Dabei kommt es nicht selten zu Überschneidungen, denn beispielsweise strategische Risiken, die auf grundsätzlichen Entscheidungen der Einrichtungsleitung basieren, Marktrisiken, die auf Veränderungen der Konkurrenzsituation oder des Gesundheitsmarkts zurückzuführen sind, oder durch Rufschädigung entstehende Reputationsrisiken sind oftmals Folgeerscheinungen anderer Risikoarten bzw. können diesen ebenfalls zugeordnet werden.

Um eine möglichst vollständige Risikoerfassung zu erreichen, ist der Einsatz von organisatorischen Hilfsmitteln zweckmäßig. So lässt sich beispielsweise anhand von Aufgabenkatalogen, die für das Qualitätsmanagement oder die Personalbedarfsrechnung bestimmt sind, abfragen, ob die einzelne im Gesundheitsbetrieb wahrzunehmende Aufgabe mit Risiken verbunden ist und, wenn ja, mit welchen.

Beispielsweise können bei der Durchführung eines Belastungs-EKGs aufgrund unzureichender Zwischenmessungen (personelles Risiko) zu hohe Blutdruckwerte des Patienten nicht erkannt werden. Fehlaufzeichnungen aufgrund von Gerätedefekten (technisches Risiko) können zu falschen Schlussfolgerungen führen. Die EKG-Werte können bei der Weitergabe vom Kardiologen zum Hausarzt verloren gehen (organisatorisches Risiko), so dass ohne Sicherungsaufzeichnung eine nochmalige Durchführung erforderlich ist.

Auch kann die Sammlung und Dokumentation von Schadensfällen Hinweise auf bislang nicht erfasste Risiken geben. Dazu zählen auch **Schadensmeldungen** an Versicherungen und deren Leistungen im Rahmen der Schadensregulierung.

Weitere Quellen für Risikohinweise sind beispielsweise

- Patientenbefragungen: Sie haben den Vorteil, dass Patienten mittels Fragebögen anonym die Qualität der Versorgung beurteilen und das, was sie stört, mögliche Unzufriedenheiten oder sogar Missstände dokumentieren können.
- Mitarbeiterbefragungen: Sie geben Anhaltspunkte darüber, wie sich die interne Einschätzung der Situation des Gesundheitsbetriebs aus der Sicht der Mitarbeiter darstellt, wobei diese Kritik üben dürfen, sich frei äußern können und nicht mit Sanktionen durch die Betriebsleitung rechnen müssen.
- Beschwerdemanagement: Es ermöglicht insbesondere Leistungsmängel festzustellen, durch Fehler oder deren Folgen entstehende Kosten zu reduzieren, Fehler von Mitarbeitern aufzudecken, unzufriedene Patienten zu identifizieren, die sich ansonsten abwenden würden, die Servicequalität in der Gesundheitseinrichtung zu steigern und negative Auswirkungen aufgrund Patientenunzufriedenheiten zu begrenzen.

Mitunter entsteht ein Risiko dadurch, dass ein sich bereits im Gesundheitsbetrieb negativ äußernder Patient die Unzufriedenheit auch in das Umfeld der Einrichtung trägt, als Multiplikator wirkt und dadurch eine Art negative Agitation betreibt, so dass die Gefahr einer Rufschädigung durch Gerüchte entstehen kann. Bis diese zur Leitung des Gesundheitsbetriebs vordringen, ist es meistens schon zu spät.

Auf mögliche Risiken weisen auch die von internen und externen **Kontrolleinrichtungen** durchgeführten Überwachungsmaßnahmen hin. Dazu zählen beispielsweise

- die **Aufsichtskontrolle** beispielsweise durch den *Medizinischen Dienst der Krankenversicherung (MDK)*, der Qualitätskontrollen in Pflegeeinrichtungen durchführt, wobei überprüft wird, ob die Leistungen der Pflegeeinrichtungen den vereinbarten Qualitätsstandards entsprechen, stichprobenartige Kontrollen in Räumen von Krankenhäusern vornimmt, um zu prüfen, ob die durchgeführten Leistungen dem Patientenbedarf entsprechen und keine Fehlbelegung vorliegen, oder durch Kontrollen in der Psychiatrie und Psychotherapie feststellt, inwieweit das mit dem Fachpersonal umgesetzte Behandlungskonzept eine ausreichende Qualität aufweist,
- die Kontrolle durch das **Critical Incident Reporting-System** (CIRS), einem anonymisierten Fehlerberichtssystem, welches durch die Meldung kritischer Ereignisse dazu beiträgt, die eigenen Prozesse zu überprüfen, um die gemeldeten Fehler zu vermeiden,
- der **Vergleich** verschiedener Betriebe auf der Basis von messbaren Qualitätsindikatoren nach Vorgaben des *Gemeinsamen Bundesausschusses (GBA)*, durch Festlegung und Auswahl bestimmter Operationen und Diagnosen, Sammlung

vergleichbarer Operations- und Diagnosedaten in einer Vielzahl von Krankenhäusern, Festlegung von Qualitätsmerkmalen, anonymisierte Datenauswertung
anhand der Qualitätsmerkmale, etc.,
- die vorgeschriebene **Prüfungen**, wie beispielsweise die Jahresabschlussprüfung,
die in der Regel nur von Wirtschaftsprüfern und Wirtschaftsprüfungsgesellschaf-
ten vorgenommen werden darf,
- die Kontrollen durch die **Interne Revision**, die beispielsweise die Ordnungsmä-
ßigkeit und Zuverlässigkeit des Finanz- und Rechnungswesens überprüft,
- die radiologische und nuklearmedizinische **Konstanzprüfungen**, die beispielsweise der Qualitätssicherung in der Diagnostik anhand der Kontrolle von festgelegten Bezugswerten, Parametern, Grenzwerten und Prüfkörpern dient.

1.2.2 Risikobewertung

Jedes erfasste Risiko ist zu bewerten, um das Ausmaß der Bedrohung festzustellen,
welches sich für den Gesundheitsbetrieb daraus ergibt. Zumal sich dadurch Bagatellrisiken von wirklich wichtigen Bedrohungen unterscheiden lassen. Gängige Bewer-
tungskriterien des Risikomanagements sind beispielsweise
- die Schadenshöhe und
- die Eintrittswahrscheinlichkeit.

Anhand von Skalierungen der beiden Kriterien lassen sich die Risiken zuordnen
und in verschiedene Gruppen einteilen (vgl. Tab. 1.3).

Tab. 1.3: Beispiele für Risikogruppen.

Risikogruppe	Schadenshöhe in Tsd. Euro			Eintrittswahrscheinlichkeit in %		
	<10	10–100	>100	<1	1–10	>10
1			X			X
		X				X
			X		X	
2	X					X
		X			X	
			X	X		
3		X		X		
	X				X	
4	X			X		

Das in der Tabelle 1.3 wiedergegebene Beispiel zeigt, dass die Risiken der Gruppen 1 und 2 ein höheres Schadenspotential und größere Eintrittswahrscheinlichkeiten aufweisen. Für sie sind gezielte Maßnahmen im Rahmen der Risikosteuerung und -überwachung zu treffen. Das Risikopotenzial der Gruppen 3 und 4 ist hingegen geringer, so dass auch der mit ihnen verbundene Steuerungsaufwand reduziert werden kann.

Ergebnis nach Risikogruppen

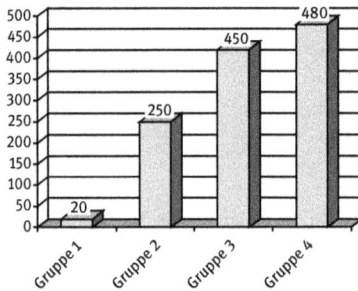

Ergebnis nach Risikoarten

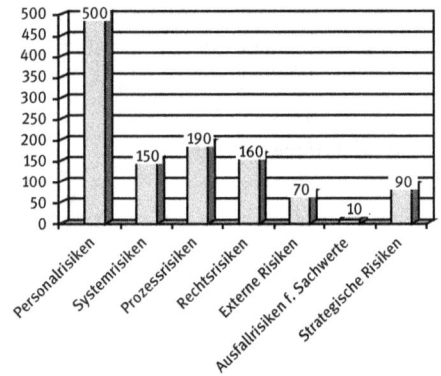

Ergebnis nach Schadenshöhen

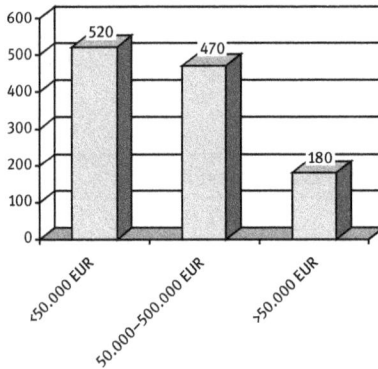

Ergebnis nach Eintrittswahrscheinlichkeiten

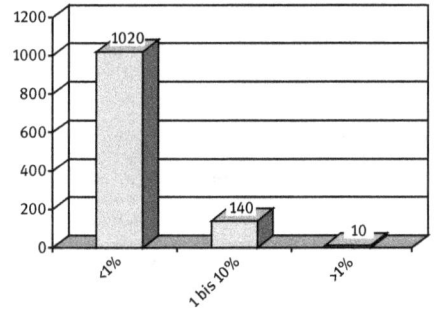

Abb. 1.2: Beispiel für Ergebnisse einer Risikobewertung.

In einem Kreiskrankenhaus wird vergessen, den zentralen Lagerraum für medizinisches Verbrauchsmaterial am Abend abzuschließen. Das Versäumnis wird als personelles Risiko erfasst. Der Sachwert aller dort eingelagerten Materialien beträgt ca. 80.000 Euro. Da der Raum innerhalb eines nur über die Nachtpforte zugänglichen Gebäudes liegt und Diebstähle bislang noch nicht vorkamen, wird die Eintrittswahrscheinlichkeit trotz des Vorkommnisses mit <1% bewertet. Somit kann das Risiko beispielsweise anhand der Einteilung in Tabelle 1.3 der Gruppe 3 zugeordnet werden.

Als Ergebnis der Risikobewertung lässt sich ein Portfolio aller erfassten Risiken einer Gesundheitseinrichtung nach
- Risikoarten,
- Risikogruppen,
- Schadenshöhen und
- Eintrittswahrscheinlichkeiten

erstellen (vgl. Abb. 1.2). Zusätzlich ist es zweckmäßig, die Organisationseinheiten, in denen sie auftreten, festzuhalten und insbesondere die Risiken mit erhöhtem Schadenspotential und größeren Eintrittswahrscheinlichkeiten ausführlicher zu beschreiben, um für sie gezielte Maßnahmen zur Risikobegrenzung festlegen zu können.

1.2.3 Risikobegrenzung

Für den einzelnen Gesundheitsbetrieb lassen sich mögliche Bedrohungen durch Risiken nicht völlig vermeiden. Eine vollständige **Risikovermeidung** ist letztendlich nur mit dem Wegfall der damit verbundenen Aufgabe möglich. Ansonsten verbleiben stets „Restrisiken", auch wenn deren Eintrittswahrscheinlichkeiten und mögliche Schadenshöhen gegen 0 gehen.

Eine **Risikoverringerung** ist beispielsweise durch die Verringerung möglicher Eintrittswahrscheinlichkeiten aufgrund zusätzlicher Kontrollen, Prüfschritte etc. zu erreichen.

Um Abrechnungsfehler zu vermeiden, wird die Privatliquidation einer Zahnarztpraxis kontrolliert, bevor sie in den Postausgang gegeben wird. Zusätzlich erfolgt die Kontrolle nicht durch die ZMV als Erstellerin, sondern von einer anderen fachlich geeigneten Praxisangehörigen. Durch dieses 4-Augen-Prinzip wird das Risiko von Rechts- oder Reputationsrisiken aufgrund fehlerhafter Rechnungen verringert.

Die **Risikoabwälzung** stellt die Verlagerung des Risikos dar, so dass der Gesundheitsbetrieb davon nicht mehr unmittelbar betroffen ist.

Ein MVZ betreibt ein Eigenlabor und ist von den damit verbundenen Risiken direkt betroffen. Mit dem altersbedingten Ausscheiden der MTA werden das Eigenlabor aufgegeben und ein Fremdlabor mit den Laborarbeiten beauftragt. Die mit dem Betreiben des Eigenlabors und die mit den Laboruntersuchungen verbundenen Risiken werden somit auf das Fremdlabor „abgewälzt". Beim MVZ verbleiben allerdings die mit der Auftragsvergabe an das Fremdlabor entstehenden Risiken.

Bei der **Risikoteilung** werden die bestehenden Risiken auf zwei oder mehrere Risikoträger aufgeteilt. Das Risiko verändert sich somit nicht, sondern die Anzahl derjenigen, die davon betroffen sind, wird erhöht.

> Ein Arzt baut seine bisher als Alleininhaber geführte Praxis mit einem hinzukommenden Arztkolle-
> gen zu einer Gemeinschaftspraxis aus. Die sich aus dem Praxisbetrieb ergebenden Risiken teilen
> sich somit auf beide Ärzte auf.

Die **Risikostreuung** stellt letztendlich eine Sonderform der Risikoteilung dar, bei der
die Aufteilung auf möglichst viele Risikoträger erfolgt.

Beim **Risikoausgleich** wird beispielsweise versucht, in Anlehnung an die möglichen Schadenshöhen durch für den Schadensfall abgeschlossene Versicherungen
einen möglichst vollständigen Ausgleich herzustellen. Ein vollständiger Ausgleich im
Schadensfall kann nur stattfinden, wenn keine Unterversicherung vorliegt und auch
eine vollständige Regulierung desselben vorgenommen wird.

> Typische Versicherungsmöglichkeiten im ärztlichen Bereich sind beispielsweise
> – Berufshaftpflicht: Deckung der dienstlichen und freiberuflichen Tätigkeiten; Notarzttätigkei-
>   ten; KV-Notfalldienste; Strafrechtsschutz; Absicherung der persönlichen Haftung aus Praxis-
>   vertretungen, Gutachter oder Konsiliartätigkeiten; Diebstahl aus der Praxis von Patienten-
>   oder Mitarbeitereigentum etc.
> – Praxisversicherung: Schäden am Praxisinventar und Kosten einer Betriebsunterbrechung;
>   Schäden durch Feuer, Leitungswasser, Hagel, Sturm, Einbruchdiebstahl, Vandalismus; Kos-
>   ten einer Betriebsunterbrechung durch Unfall, Krankheit, Quarantäne etc.
> – Ärztliche Unfallversicherung: Unfälle bei der Rettung von Menschenleben; berufsbedingte
>   Infektionen; Unfälle im Umgang mit Röntgen- und Laserstrahlen; Unfälle infolge von Gewalt-
>   anwendungen durch Patienten etc.
> – Ärztlicher Rechtsschutz: Rechtliche Auseinandersetzung mit Krankenkassen, kassenärzt-
>   lichen Vereinigungen; Patienten, Lieferanten; arbeitsrechtliche Konflikte mit Arbeitgeber,
>   Praxis-Partner, Angestellten etc.

Tabelle 1.4 fasst die aufgezeigten Beispiele zur Risikobegrenzung für Gesundheitseinrichtungen anhand wesentlicher Unterscheidungsmerkmale nochmals zusammen.

Tab. 1.4: Beispielmöglichkeiten zur Risikobegrenzung für Gesundheitseinrichtungen.

	Veränderung des Risikos	Veränderung des Risikoträgers	Veränderung von Schadensfolgen
Risikovermeidung	×		×
Risikoverringerung	×		×
Risikoabwälzung		×	
Risikoteilung		×	
Risikostreuung		×	
Risikoausgleich		×	×

1.2.4 Risikoüberwachung

Risiken sind häufig dynamisch und unterliegen im Verlauf der Zeit Veränderungen. Ebenso können sich die Rahmenbedingungen für den Eintritt eines Risikos verändern. Die **Risikoüberwachung** hat daher die Aufgabe zu erkennen, ob beispielsweise

- neue Risiken hinzukommen,
- erfasste Risiken sich ändern (z. B. hinsichtlich Schadenshöhe und Eintrittswahrscheinlichkeit) oder
- Risiken wegfallen (vgl. Abb. 1.3).

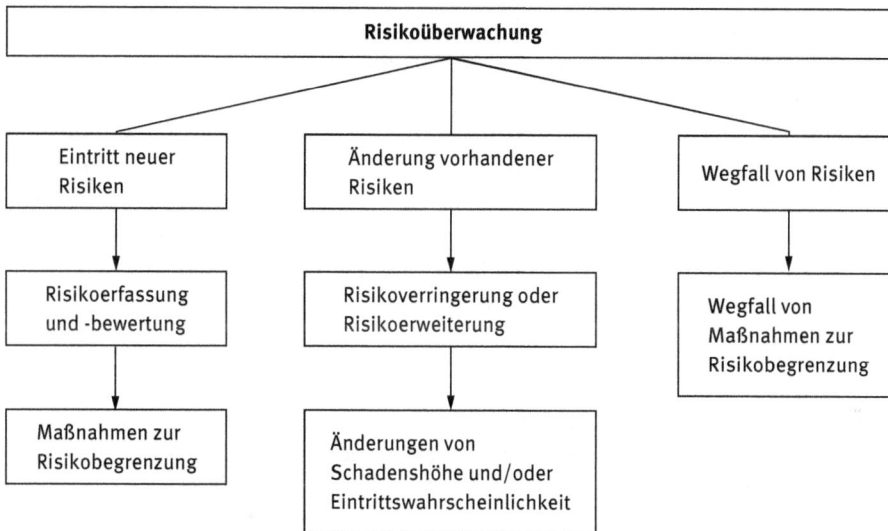

Abb. 1.3: Risikoüberwachung.

Die Übernahme neuer Aufgaben führt in der Regel auch zu neuen Risiken. Diese sind zu erfassen und hinsichtlich Eintrittswahrscheinlichkeiten und möglichen Schadenshöhen zu bewerten. Anschließend sind für sie Maßnahmen zur Risikobegrenzung zu ergreifen. Auf die Änderung vorhandener Risiken ist ebenso zu reagieren. Sie kann eine Verringerung oder Erweiterung bestehender Risiken bedeuten. So können sich beispielsweise Eintrittswahrscheinlichkeiten und mögliche Schadenshöhen verändern. Die Veränderung kann zu einer Eingruppierung in eine höhere Risikogruppe führen. Der Wegfall von Risiken kann beispielsweise auf dem Verzicht einer bislang durchgeführten Aufgabe beruhen. Dies führt dazu, dass Maßnahmen zur Risikobegrenzung für weggefallene Risiken nicht mehr erforderlich sind (z. B. Kündigung von Versicherungen zum bisherigen Ausgleich dieser Risiken).

Die Risikoüberwachung dient aber auch zur Verfolgung von Maßnahmen zur Risikobegrenzung. Sollten diese sich aufgrund womöglich eingetretener Schäden als unwirksam erweisen, ist es Aufgabe der Risikoüberwachung eine Überarbeitung einzuleiten. Dazu muss sie auftretende Schadensereignisse erfassen, ihre Ursachen feststellen und bereits erkannten oder bislang nicht beachteten Risiken zuordnen.

1.3 Kritische Rahmenbedingungen und Krisenmanagement

1.3.1 Gesundheitspolitische Risiken

Das Gesundheitswesen ist aufgrund des Krankenversicherungssystems in besonderem Maße von Rahmenbedingungen abhängig, die beispielsweise Vorgaben für Einnahmen und Leistungen umfassen. Der einzelne Gesundheitsbetrieb ist nicht in der Lage diese Vorgaben zu beeinflussen oder gar Änderungen herbeizuführen. Die sich aus dieser Situation ergebenden Unwägbarkeiten sind im Rahmen der **Risikoakzeptanz** zu tolerieren. Dies bedeutet allerdings nicht, sich sozusagen dem unabänderbaren Schicksal zu ergeben und den Dingen ihren Lauf zu lassen, sondern die sich aus den Rahmenbedingungen ergebenden Bedrohungen ebenfalls zu erfassen, sie zu beobachten und zu bewerten und gegen sich daraus abzeichnende Risiken so gut wie möglich zu wappnen.

Mit zahlreichen Reformen versucht die Gesundheitspolitik die Kosten des Gesundheitssystems unter Berücksichtigung der demographischen Entwicklungen zu begrenzen. Diskutiert werden insbesondere die Modelle der Bürgerversicherung und der Gesundheitsprämie, die individuelle Bewertung der PKV, ab einer Beitragsbemessungsgrenze Risiken nach Krankheitsgeschichte, Alter, Geschlecht etc. pro Versicherungsnehmer festzulegen, die Überprüfung der Dualität von Privater Krankenversicherung (PKV) einerseits und Gesetzlicher Krankenversicherung (GKV), sowie der Familienmitversicherung andererseits, die Überprüfung von Transferleistungen von der gesetzlichen Krankenversicherung zu anderen sozialen Sicherungssystemen, die Senkung der Lohnnebenkosten durch Senkung der Krankenkassenbeiträge, die Kosten nicht mehr wie bislang auf alle gesetzlich Versicherten und die Arbeitgeber paritätisch zu verteilen und viele andere Themen mehr.

Andererseits lässt sich aber auch eine Abkehr von der reinen Kostendämpfungspolitik ausmachen: Während bis in die neunziger Jahre die gewachsenen Strukturen und Anreize in der GKV weitgehend unangetastet blieben und auf der Seite der Gesundheitsbetriebe aufgrund der geltenden Vergütungs- und Finanzierungsformen (Selbstkostendeckungsprinzip in der stationären Versorgung, Einzelleistungsvergütung im ambulanten Sektor etc.) starke Anreize zur Mengenausweitung ausgingen, wurden durch das Gesundheitsstrukturgesetz (GSG) eine Reihe von Steuerungsinstrumenten installiert. Beispielsweise wurden eingeführt der Verlust der Bestandsgarantie für die Krankenkassen aufgrund freier Kassenwahl und Individualisierung des Beitragssatzes, Handlungsmöglichkeiten der Krankenkassen zur Einführung von Selbstbehalten und Beitragsrücker-

stattungen, die Privatisierung von Krankenbehandlungskosten (beispielsweise durch Ausgliede-
rung des Zahnersatzes für alle unter 18-Jährigen aus der Erstattungspflicht der Krankenkassen),
die Möglichkeit, Verträge mit einzelnen Gruppen von Ärzten – und nicht mehr ausschließlich mit
der Kassenärztlichen Vereinigung (KV) als regionaler ärztlicher Monopolvertretung – abzuschließen bzw. auch Verträge mit einzelnen Krankenhäusern zu kündigen und nicht zuletzt Pauschalen
bzw. Individualbudgets bei der Vergütung der Leistungserbringer.

Gerade politische Entwicklungen sind in der Regel langwierige Prozesse, deren Ergebnisse erst nach Anhörungen und Vermittlungen in einem Gesetzgebungsverfahren
münden. Somit zeichnen sich auch in der Gesundheitspolitik mögliche, den einzelnen Gesundheitsbetrieb betreffende Veränderungen frühzeitig ab. Risiken, die sich
daraus ergeben können, treten somit nicht plötzlich und unmittelbar auf. Allerdings
ist es häufig schwer, die genauen Folgen aus veränderten rechtlichen Rahmenbedingungen abzuschätzen, zumal Gesetze auch erst durch Verordnungen, Umsetzungs-
richtlinien etc. in ihren Auswirkungen konkretisiert werden.

Die parlamentarische Beratung und Gesetzgebung beschreibt das *Bundesministerium für Gesundheit* (2013a) folgendermaßen: „Die Beratung im Deutschen Bundestag beginnt mit der 1. Lesung
des Gesetzentwurfs im Plenum. Danach wird der Gesetzesentwurf an den federführenden Bundes-
tagsausschuss und ggf. weitere mitberatende Bundestagsausschüsse zur Beratung überwiesen.
Für den Bereich des Bundesministeriums für Gesundheit ist der Ausschuss für Gesundheit feder-
führend. So wie alle Ausschüsse des Deutschen Bundestages hat er die Aufgabe, die Beratungen
des Plenums fachlich vorzubereiten. Er diskutiert die Vorlagen, die ihm überwiesen werden, holt
Stellungnahmen der mitberatenden Ausschüsse ein und führt gegebenenfalls Anhörungen durch.
Schließlich sendet er die Vorlagen mit sogenannten Beschlussempfehlungen zur abschließenden
Behandlung und Entscheidung an das Plenum zurück. Nach der 2. und 3. Lesung im Plenum erfolgt
dann bei Gesetzen der Gesetzesbeschluss des Deutschen Bundestages, der an den Bundesrat
überwiesen wird." (*Bundesministerium für Gesundheit*, 2013a).

Insofern ist es wichtig, sich zumindest frühzeitig mit sich abzeichnenden gesundheitspolitischen Entwicklungen und deren möglichen Auswirkungen zu befassen.
Falls diese nicht eindeutig zu bestimmen sind, können mit Hilfe der **Szenariotechnik**
zumindest
– die bestmögliche Entwicklung (best case),
– die schlechtmöglichste Entwicklung (worst case) und
– die mit hoher Wahrscheinlichkeit eintreffende Entwicklung

in einem angenommenen Zeithorizont projiziert werden, sodass der Gesundheitsbetrieb versuchen kann, sich darauf so gut wie möglich einzustellen.

Auch mag das Einbringen in den politischen Willensbildungsprozess als zu
aussichtslos erscheinen. Dennoch ist es wichtig, dass die einzelne Gesundheitseinrichtung, der Praxisinhaber, das Klinikmanagement oder die Heimleitung versucht,

durch die Mitwirkung in den jeweiligen Interessensvertretungen Einfluss auszuüben, um mögliche negative Folgen zumindest abzumildern.

Insbesondere ist es auch wichtig, das Umfeld der Gesundheitseinrichtung zu einem möglichst frühen Zeitpunkt auf Veränderungen der Rahmenbedingungen vorzubereiten und in sich daraus ergebende Überlegungen einzubeziehen. Mitunter befindet sich der Träger oder Eigentümer der Einrichtung selbst in einem politischen Umfeld und nimmt beispielsweise eine kommunalpolitische, administrative Funktion gegenüber den Einwohnern wahr. Er muss die sich im Rahmen des Risikomanagements ergebenden Konsequenzen nicht nur mittragen und befürworten, sondern gegenüber den davon betroffenen Bürger auch vertreten.

1.3.2 Instrumente des Krisenmanagements

Das **Krisenmanagement** wird im Gesundheitswesen in erster Linie mit der Bewältigung von Katastrophen als Aufgabe des Bevölkerungsschutzes in Zusammenhang gebracht, der Koordinierung von Einsatz- bzw. Rettungskräften und der Versorgung der Opfer. Nach Angaben des *Bundesministeriums für Gesundheit* setzt „Krisenmanagement im Bereich des Gesundheitswesens" ... „insbesondere dann ein, wenn es bedeutende Engpässe im Rahmen der medizinischen Versorgung bzw. der Arzneimittelversorgung der Bevölkerung gibt." (*Blasius* 2008, S. 28).

Krisensituationen können jedoch auch den einzelnen Gesundheitsbetrieb selbst betreffen, der als Einrichtung Opfer von Bränden, Stromausfällen, Naturkatastrophen, Pandemien etc. werden kann.

> Das *Deutsche Institut für Katastrophenmedizin* in Zusammenarbeit mit dem *TÜV-Süd* weisen beispielsweise auf folgende mögliche Schadensereignisse in Krankenhäusern und Kliniken hin: „Brand und/oder Explosion, technische Betriebsstörungen (Strom, Wasser, Telefon, Computersysteme etc.), Grippe-Pandemie (Schutz von Mitarbeitern und Patienten), Großschadensereignisse wie z. B. ,Verkehrsunfall mit Reisebus/Schulbus' (Massenanfall Verletzter), hochinfektiöse Patienten, chemisch kontaminierte Patienten, Bombendrohung, Geiselnahme, Terroranschlag, Hochwasser, Naturkatastrophen, Einbrüche und Diebstahl." (*Deutsches Institut für Katastrophenmedizin*, 2013)

Die Instrumentarien, sich auf derartige Szenarien sind vielfältig und umfassen insbesondere Analyse-, Organisations-, Schulungs- und Übungsmaßnahmen (vgl. Tab. 1.5).

Eine weitere Art des Krisenmanagements für Gesundheitsbetriebe steht in Zusammenhang mit wirtschaftlichen Krisensituationen, in die die Einrichtung geraten kann.

Nach *Fissenewert* (2006, S. 16f.) läuft eine derartige Krisensituation in verschiedenen, aufeinanderfolgenden Phasen ab, und beispielsweise kann in einer Arztpraxis ein erstes Anzeichen sein, dass die Schein- und Punktzahl je Quartal rückläufig

Tab. 1.5: Beispiele für Maßnahmen des Krisenmanagements in Kliniken und Krankenhäusern, in Anlehnung an *Deutsches Institut für Katastrophenmedizin* (2013).

Maßnahmenbereich	Beispiele
Analyse	Erfassung des Ist-Zustandes und individuelle Gefahrenanalyse; Überprüfung des internen Notfallmanagements (Einsatzleitung, Brandschutzhelfer, Räumungshelfer etc.) und des Zusammenwirkens mit externen Hilfs- und Rettungskräften
Organisation	Bedarfsgerechte Planung des Krisenmanagements – z. B. Alarm-, Krisen- und Einsatzpläne, zugeschnitten auf die jeweils betroffene Personengruppe; individuelle Evakuierungsplanung; Erstellung von Handlungsanleitungen für Krisenfälle, Brandschutzordnungen; Integration des Notfallmanagements in das Intranet bzw. Netzwerk der Einrichtung
Schulungen	Für ärztliches und nichtärztliches Personal; „Presse- und Öffentlichkeitsarbeit in Krisensituationen" für Pressesprecher und Verantwortliche; Brandentwicklungsdemonstrationen durch Feuerwehr
Übungen	Evakuierungs- bzw. Räumübungen; Löschübungen und Simulationen

ist. Zu diesem Zeitpunkt ist die Liquidität womöglich gering, die Existenz aber noch nicht bedroht. Gleichbleibenden oder gestiegenen Kosten stehen allerdings sinkende Umsätze gegenüber. Später nimmt der Liquiditätsengpass zu und die Entwicklung der Umsätze ist weiter rückläufig. Trotz Erhöhung des Kreditrahmens wird der Handlungsspielraum immer geringer. Es wird zunehmend schwierig die Liquidität aufrecht zu erhalten. Das Ertragsverhältnis ist negativ, die Kredite können immer weniger bedient werden und die Zinslast steigt. Die Kündigung des Kontokorrents droht, jeglicher Entscheidungsspielraum geht verloren und es droht der Totalverlust des Vermögens.

Das Krisenmanagement muss daher frühzeitig derartigen Entwicklungen gegensteuern und wirksame Maßnahmen einleiten, um die drohende Abwärtsspirale zu stoppen. Je früher eingegriffen wird, desto größer ist die Wahrscheinlichkeit, dass in dieser Situation ein erfolgreicher **Turnaround** gelingt (vgl. Abb. 1.4).

Die wichtigste Aufgabe ist zunächst die Liquiditätssicherung, um eine drohende Insolvenz zu verhindern. Dazu sind alle Geldreserven auszuschöpfen und die Interessen aller Eigentümer und Gläubiger des Gesundheitsbetriebs zu koordinieren, um im gesamten Umfeld der Einrichtung verlorengegangenes Vertrauen wiederherzustellen. Ferner sind die Kernfunktionen, sowie die Beziehungen zu Patienten und Lieferanten aufrechtzuerhalten und eine Restrukturierungsplanung einzuleiten. Um den Gesundheitsbetrieb zu stabilisieren, sind organisatorische Anpassungen bis hin zur Überprüfung der Personalausstattung in der Regel unumgänglich. Erfolgversprechend sind in einer derartigen Situation oft die Konzentration auf die eigentlichen Kernkompetenzen des Gesundheitsbetriebs und die damit verbundene Neuausrichtung des Leistungsangebots. Risikostreuung und dauerhafte Liquiditätsverbesserung sind

Liquiditäts-sicherung	Turnaround	Struktur-veränderungen	Konsolidierung

Ausschöpfung sämtlicher Geld-reserven	Vertrauensbildung		Risikostreuung und langfristige Liquiditäts-verbesserung
	Aufrechterhaltung der Kern-funktionen, der Patienten- und Lieferanten-beziehungen	Neuausrichtung des Leistungsangebots	
Sofortmaßnahmen			
		Organisatorische Anpassungen	Realisierung zukünftiger Erfolgs-potentiale
Koordination aller Gläubiger- und Eigentümer-interessen			
		Konzentration auf Kernkompetenzen	
	Restrukturierungs-planung		Verbesserung der Produktivität

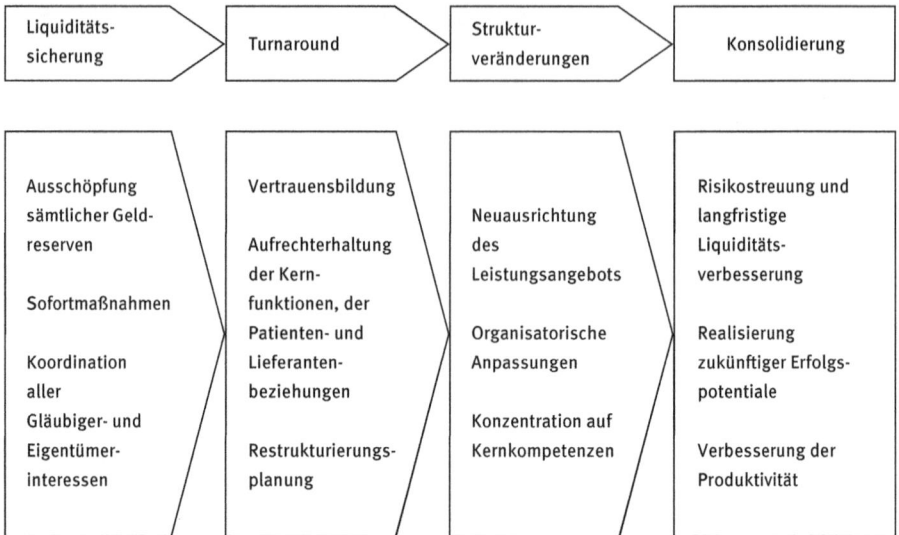

Abb. 1.4: Wirtschaftliches Krisenmanagement in Gesundheitsbetrieben.

notwendig, damit die Stabilisierung nachhaltig wirkt. Mittelfristig stehen schließlich die Realisierung zukünftiger Erfolgspotentiale und eine verbesserte Produktivität im Vordergrund.

Zusammenfassend ist der Erfolg des Krisenmanagements insbesondere abhängig von

- verzugslosem, professionellen Handeln,
- transparenten, vertrauensfördernden Rettungsmaßnahmen,
- überzeugenden Restrukturierungskonzepten,
- deren konsequente Umsetzung und
- realistischen Wachstumsperspektiven.

1.3.3 Leitsätze – Bedrohungen erkennen

Risiken, Bedrohungen und sich abzeichnende Probleme möglichst frühzeitig identifizieren und sich offensiv damit auseinandersetzen.

Zeit zur Gefahrenabwehr und zur Entwicklung von Gegenmaßnahmen gewinnen.

Frühwarnsysteme zur Wachsamkeit und aufmerksamen Beobachtung allgemeiner Entwicklungen in Gesundheitsbetrieben und deren Umfeld einsetzen.

Leitung einer Gesundheitseinrichtung durch Führungsinformationssysteme (FIS) mit den für Entscheidungen relevanten Daten und Informationen zeitgerecht versorgen.

Wesentliche Informationen regelmäßig und mit vergleichbaren Daten- und Berichtsstrukturen bereitstellen.

Controlling als Steuerungsfunktion einsetzen, um beispielsweise Abweichungen von Einnahmen- oder Kostendeckungszielen im Auge zu behalten und notwendige Korrekturen einzuleiten.

Frühwarnindikatoren als Messgrößen festlegen, um sich langsam und allmählich entwickelnde Risiken als Bedrohungen zu erkennen, möglichen Schaden abzuwenden und rechtzeitiges, zielführendes Handeln auszulösen.

Bei der Festlegung der Frühwarnindikatoren darauf achten, dass alle wesentlichen Risiken beachtet, einzelne Risiken nicht unterschätzt und ihre Ursachen berücksichtigt werden.

Frühwarnindikatoren und ihre definierten Schwellenwerte immer wieder hinsichtlich ihrer Aktualität, Vollständigkeit und Zuverlässigkeit des Messverfahrens überprüfen, damit veraltete Werte nicht zu falschen Schlussfolgerungen führen.

Um das Mitarbeiterpotential im Hinblick auf mögliche Risiken innerhalb des Gesundheitsbetriebs und aus seinem betrieblichen Umfeld durch Stärkung der Eigenverantwortung besser nutzen zu können, durch Business Intelligence Systeme (BIS) möglichst alle Daten und Informationen aus internen und externen Quellen, Datenbanken, Archiven so organisieren, dass sie im Bedarfsfall möglichst vielen Mitarbeitern des Gesundheitsbetriebs zur Verfügung stehen.

Das Prinzip der Balanced Scorecard (BSC) als eine einfache, praktikable Möglichkeit zur Überwachung von Indikatoren nutzen und, um die Erreichung von strategischen Zielen messbar und über die Ableitung von Maßnahmen umsetzbar zu machen.

Anhand von Mitarbeiter- und Patientenbefragungen, Beschwerdemanagement, Aufgabenkatalogen oder Schadensmeldungen herausfinden, welche Risiken vorliegen, sie als solche identifizieren und nach Risikoarten einteilen.

Jedes erfasste Risiko anhand von Schadenshöhe und Eintrittswahrscheinlichkeit bewerten, um das Ausmaß möglicher Bedrohungen festzustellen und Bagatellrisiken von wirklich wichtigen Bedrohungen zu unterscheiden.

Versuchen, die erfassten Risiken in ihren möglichen Auswirkungen zu begrenzen, durch
- Vermeidung (z. B. durch Wegfall der damit verbundenen Aufgabe),
- Verringerung (z. B. durch Verringerung möglicher Eintrittswahrscheinlichkeiten aufgrund zusätzlicher Kontrollen),
- Abwälzung (z. B. durch Verlagerung des Risikos an Externe),
- Teilung (z. B. durch Streuung auf mehrere Risikoträger),
- Ausgleich (z. B. durch für den Schadensfall abgeschlossene Versicherungen).

Risiken fortlaufend überwachen, um zu erkennen, ob neue Risiken hinzugekommen sind, bereits erfasste Risiken sich verändert haben, Risiken weggefallen sind und die Maßnahmen zur Risikobegrenzung wirksam sind.

Risikoakzeptanz bedeutet nicht, sich dem Schicksal zu ergeben, sondern die sich aus den Rahmenbedingungen ergebenden Bedrohungen ebenfalls zu erfassen, sie zu beobachten und zu bewerten und gegen sich daraus abzeichnende Risiken so gut wie möglich zu wappnen.

Frühzeitig mit sich abzeichnenden gesundheitspolitischen Entwicklungen und deren möglichen Auswirkungen befassen und versuchen, mit Hilfe der Szenario-Technik sich so gut wie möglich auf die bestmögliche, schlechtmöglichste und die mit hoher Wahrscheinlichkeit eintreffende Entwicklung einzustellen.

Auch wenn es aussichtslos erscheinen mag, als einzelne Gesundheitseinrichtung durch die Mitwirkung in den jeweiligen Interessensvertretungen Einfluss ausüben, um mögliche negative Folgen zumindest abzumildern.

Das Umfeld der Gesundheitseinrichtung, Träger oder Eigentümer der Einrichtung zu einem möglichst frühen Zeitpunkt auf Veränderungen der Rahmenbedingungen vorbereiten und in sich daraus ergebende Überlegungen einbeziehen.

In wirtschaftlichen Krisensituationen möglichst frühzeitig negativen Entwicklungen gegensteuern und wirksame Maßnahmen einleiten, um die drohende Abwärtsspirale zu stoppen.

Im Krisenmanagement die Liquiditätssicherung in den Vordergrund stellen, um eine drohende Insolvenz zu verhindern.

Die Interessen aller Eigentümer und Gläubiger des Gesundheitsbetriebs unverzüglich koordinieren, um im gesamten Umfeld der Einrichtung verlorengegangenes Vertrauen wiederherzustellen.

Kernfunktionen, sowie die Beziehungen zu Patienten und Lieferanten aufrechterhalten und eine Restrukturierungsplanung einleiten.

Risikostreuung und dauerhafte Liquiditätsverbesserung betreiben, damit die Stabilisierung nachhaltig wirkt.

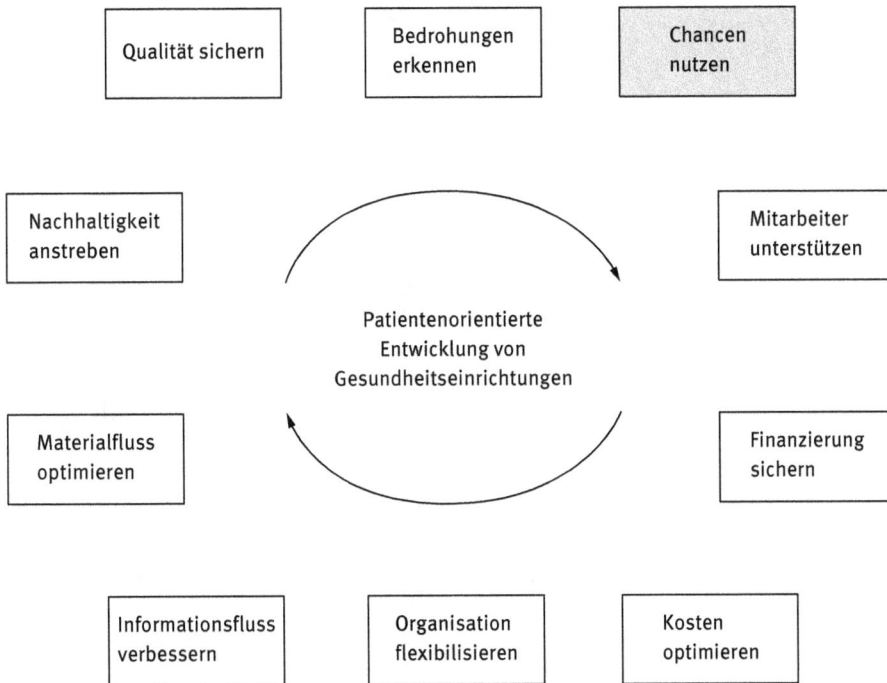

Qualität sichern

Bedrohungen erkennen

Chancen nutzen

Nachhaltigkeit anstreben

Mitarbeiter unterstützen

Patientenorientierte Entwicklung von Gesundheitseinrichtungen

Materialfluss optimieren

Finanzierung sichern

Informationsfluss verbessern

Organisation flexibilisieren

Kosten optimieren

2 Chancen nutzen

2.1 Betriebsführung

2.1.1 Strategieentwicklung

Um die sich ihm bietenden Möglichkeiten gezielt nutzen zu können, muss ein Gesundheitsbetrieb seine Chancen auf dem Gesundheitsmarkt zunächst einmal erkennen. Dies ist Aufgabe der Leitung einer Einrichtung. Sie hat die vorhandenen Mittel nicht nur möglichst gut zu verwalten, sondern auch ihren Bestand nachhaltig zu sichern oder sogar zu mehren. Sich bietende Chancen nicht zu nutzen und sie noch nicht einmal zu prüfen, wird der Aufgabenstellung der Führung eines Gesundheitsbetriebs nicht gerecht. Versäumnisse in diesem Bereich, das „Verschlafen" wichtiger Trends und Entwicklungen, können seinen Fortbestand langfristig sogar gefährden.

> Nach *Frazetta* (2010, S. 2136) ist das Strategie-Thema nicht nur für Unternehmen in der freien Wirtschaft, sondern auch für das Gesundheitswesen von Bedeutung: „Den Unterschied zwischen erfolgreichen und weniger erfolgreichen Unternehmen macht die Strategie aus. Dies gilt genauso für die künftigen Top-Krankenhäuser. Zwei Faktoren sind dabei entscheidend: Inhalt und Methodik. Inhaltlich gilt es Eckpunkte festzulegen, um zum Beispiel vom „Vollsortimenter" zum Anbieter von Spezialleistungen mit Fokus auf einen zu erzeugenden Mehrwert für den Patienten als „Endkunden" zu werden. Es kommt auf die richtigen Investitionen für Patient und Krankenhaus an und weniger auf die anderen Krankenhäuser. Wie aber definiert man die „richtigen" Investitionen? Vernachlässigt wird dabei häufig der zweite Punkt: die Methodik der Strategieentwicklung und die Art und Weise ihrer Umsetzung. Eine Strategie muss von allen Mitarbeitern getragen, akzeptiert und umgesetzt werden, nur dann ist sie erfolgreich und nachhaltig. Dazu ist es notwendig, dass die Strategie, nachdem sie von der Leitung entworfen wurde, von innen, also von den Mitarbeitern entwickelt wird."

Die richtigen Strategien zu wählen und in diesem Zusammenhang die richtigen Entscheidungen zu treffen, gehört zu den wesentlichen und herausfordernden Aufgaben der Betriebsführung. Dazu ist es wichtig, sich zunächst mit geeigneten **Organisationsinstrumenten** einen Überblick über die aktuelle Situation des Gesundheitsbetriebs, seinen Prozessen und seiner Struktur zu verschaffen (vgl. Tab. 2.1).

Auf der Grundlage der gewonnenen Erkenntnisse ist als nächstes eine **Zielsetzung** vorzunehmen, welcher gewünschte Zustand erreicht werden soll. Dabei sind beispielsweise zu berücksichtigen:

– Zielarten: Strategische und operative Ziele, Erfolgs- und Sachziele, langfristige und kurzfristige Ziele.
– Zielbeziehungen: Ober- und Unterziele, Haupt- und Nebenziele, zueinander komplementäre, konkurrierende, indifferente Ziele.
– Zielinhalte: Neben wirtschaftlichen auch soziale und persönliche Ziele.

Tab. 2.1: Beispiele für Analyse- und Erhebungsinstrumente.

Instrument	Beschreibung
Netzplantechnik	Sie dient zur grafischen oder tabellarischen Darstellung logischer Beziehungen zwischen einzelnen Vorgängen und ihre zeitlichen Lage, wodurch Dauer, zeitliche Risiken, kritische Aktivitäten und Maßnahmenauswirkungen von Abläufen ermittelt werden können.
ABC-Analyse	Verfahren zur Analyse und Bewertung von Objekten durch Einteilung in Klassen (ABC), um knappe finanzielle oder personelle Ressourcen auf die Objekte zu konzentrieren, die den höchsten Erfolgsbeitrag erwarten lassen.
Ursache-Wirkungs-Analyse	Mit ihr lassen sich Kausalitätsbeziehungen untersuchen, indem Problemursachen und ihre Auswirkungen in einem Diagramm vorzugsweise mit Pfeilen grafisch dargestellt werden.
Selbstaufschreibung	Umfasst die Erstellung von Berichten durch die Mitarbeiter über ihre ausgeführten Arbeiten, um beispielsweise Auslastungsgrad oder Zeitbedarf in Abhängigkeit von Aufgaben, Qualifikation oder Sachmitteleinsatz zu ermitteln.
Interviewtechnik	Häufig eingesetzte Ist-Aufnahmemethode, die sich als persönliche Befragung einsetzen lässt, um Arbeitsabläufe, Datenflüsse oder komplexe Sachverhalte zu erheben.
Fragebogenerhebung	Ist geeignet, um für statistisch zuverlässige Aussagen eine größere Anzahl von Patienten oder Mitarbeitern durch die Standardisierung von Fragen und Antwortmöglichkeiten schriftlich zu befragen.
Dokumentenanalyse	Eignet sich für die Auswertung bereits dokumentierter Daten aus schriftlichen Informationsquellen.
Zeitaufnahme	Dient zur Ermittlung von Soll-Zeiten durch Messen und Auswerten von Ist-Zeiten, in der Regel durch Fremdbeobachtung.
Multimomentverfahren	Eignet sich, um stichprobenartig aus einer Vielzahl von Augenblickbeobachtungen statistisch gesicherte Mengen- oder Zeitangaben abzuleiten, beispielsweise durch Eintragungen in zu diesem Zweck vorbereitete Formulare oder Strichlisten.

Mehrere vorliegende Ziele sind in einem Zielsystem aufeinander abzustimmen, auf die einzelnen Organisationseinheiten zu verzweigen und für den einzelnen Mitarbeiter zu konkretisieren. Für die Messbarkeit der Zielerreichung sind sie zudem möglichst zu quantifizieren, wobei auf eine realistische Zielerreichung zu achten ist.

Die zur Zielerreichung notwendigen **Strategien** basieren auf dem Selbstverständnis des Gesundheitsbetriebs, seiner Philosophie und seinem Leitbild. Sie sollten sich zudem an zu identifizierenden Erfolgspotentialen orientieren, die beispielsweise besondere Stärken, erfolgversprechende Trends und Märkte, wichtige Eigenschaften oder Abgrenzungsmöglichkeiten von vergleichbaren Gesundheitsbetrieben darstellen können. Zur Ableitung von Strategien eignen sich beispielsweise

- Portfolio-Technik: Dient zur Bestimmung der Marktposition und bewertet das Leistungsangebot einer Gesundheitseinrichtung z. B. nach Marktanteil und Marktwachstumschancen.
- SWOT-Analyse: Bietet die Möglichkeit, Strategien anhand der Stärken (Strengths), Schwächen (Weaknesses), Chancen (Opportunities) und Risiken (Threats) eines Gesundheitsbetriebs abzuleiten.
- Lebenszykluskonzept: Nach ihm lassen sich Strategien anhand von Gründungs-, Wachstums-, Konsolidierungs-, Restrukturierungs- und Degenerierungsphase sowohl für Gesundheitsbetriebe insgesamt, als auch für einzelne Leistungsangebote ableiten.

Als Beispiele für einzelne Strategien lassen sich nennen:
- Diversifizierung: Erschließung zusätzlicher Patientenzielgruppen durch Variation bisheriger Leistungsangebote.
- Konzentration: Beschränkung auf profitable Behandlungsgebiete und/oder Abbau von medizintechnischen und personellen Behandlungskapazitäten.
- Marktentwicklung: Erschließung neuer Patientenzielgruppen.
- Leistungsentwicklung: Angebot zusätzlicher, neuer Behandlungsleistungen.
- Marktdurchdringung: Intensivierung der Marktbearbeitung durch Verbesserung der Patientenzufriedenheit.
- Kooperation: Zusammenarbeit mit anderen Gesundheitsbetrieben.

2.1.2 Planung und Entscheidung

Um Ziele im und mit dem Gesundheitsbetrieb zu erreichen, ist eine **Planung** der Vorgehensweise erforderlich. Dies gilt sowohl für die Umsetzung der Strategien und damit langfristiger, strategischer Planung, als auch für die Bewältigung des Tagesgeschäfts im Rahmen kurzfristiger, operativer Planung.

Nicht nur für den einzelnen Gesundheitsbetrieb sind Planungsprozesse erforderlich, sondern auch in übergeordneten Bereichen finden beispielsweise Versorgungsplanungen im Gesundheitswesen statt. So ist z. B. das Bayerische Gesundheitsministerium „...nach Art. 22 Abs. 1 Nr. 1 Bayerisches Krankenhausgesetz (BayKrG) Krankenhausplanungsbehörde. Es stellt unter Mitwirkung des Bayerischen Krankenhausplanungsausschusses den Krankenhausplan für den Freistaat Bayern auf, der die für die bedarfsgerechte Versorgung erforderlichen Krankenhäuser nach Standort, Bettenzahl, Fachrichtung und Versorgungsstufe darstellt. Der Bayerische Krankenhausplanungsausschuss ist ein vom Gesetzgeber vorgesehenes Expertengremium, das sich aus Mitgliedern der Krankenhausträgerseite, der Ärzteschaft und den Krankenkassen als Kostenträgern zusammensetzt.

Der Krankenhausplan wird jährlich fortgeschrieben. Damit reagiert das Gesundheitsministerium auf den sich ständig wandelnden Bedarf infolge von Veränderungen in der Altersstruktur, der Einwohnerzahl, der Patientenzahlen oder der Verkürzung der Verweildauern als Auswirkungen des medizinischen Fortschritts." (*Bayerisches Staatsministerium für Umwelt und Verbraucherschutz* 2013).

Je nach Planungsebenen und Planungsart lassen sich verschiedene Planungsmöglichkeiten und -ansätze unterscheiden. Während die Finanzplanung eines Gesundheitsbetriebs beispielsweise rollierend verläuft und immer wieder aufgrund sich ändernder Zahlen angepasst werden muss, verlaufen die operativen Planungen eher im Gegenstromverfahren, bei dem Vorgaben einer höheren Organisationsebene in einer mit unteren Organisationsebenen abgestimmten Planung münden (vgl. Abb. 2.1).

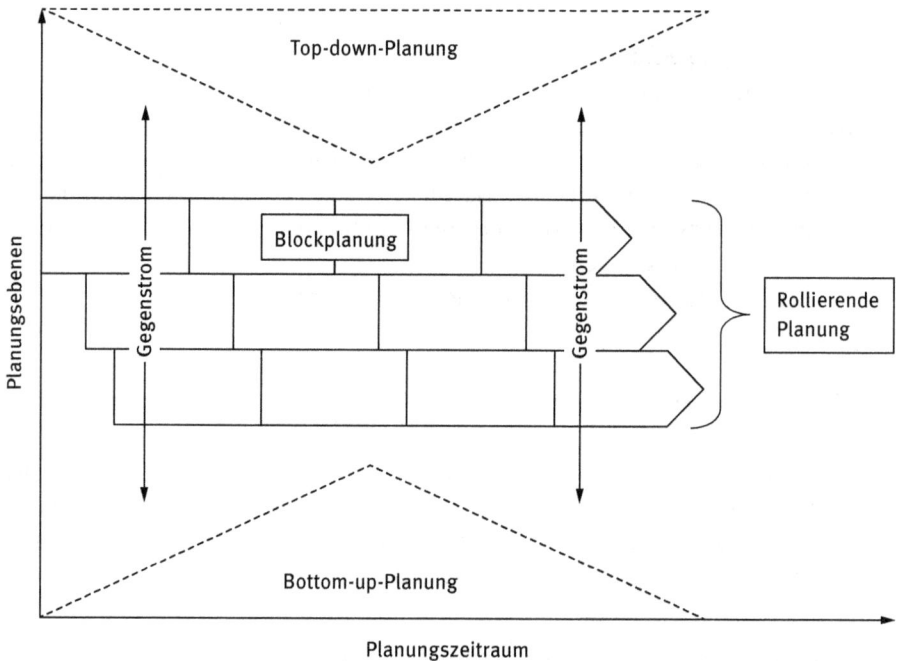

Abb. 2.1: Beispiele für Planungsansätze.

Neben der Planung ist das Treffen von **Entscheidungen** eine wichtige Führungsaufgabe, was zunächst banal klingen mag, aber beispielsweise angesichts häufig anzutreffender „aus dem Bauch heraus " gefällter oder nicht getroffener, und somit „ausgesessener" Entscheidungen ein durchaus problematisches Thema ist. Zumal, wenn es sich um Entscheidungen in Gesundheitseinrichtungen handelt, die schließlich das

Wohl von Patienten betreffen. Mitunter sind es ethisch schwierige Entscheidungen oder Entscheidungen in lebensbedrohenden Situationen und Stresssituationen, die ansonsten in dieser Form im allgemeinen Wirtschafts- und Berufsleben nicht vorkommen.

Planbaren Entscheidungen kann in der Regel ein sorgfältiges Abwägen ohne Zeitdruck vorausgehen. Es lässt sich dabei beispielsweise differenzieren nach Entscheidungen unter

- Sicherheit: Sämtliche Konsequenzen aus einer Handlung lassen sich voraussagen,
- Unsicherheit: Auswirkungen einer Entscheidung und/oder deren Eintrittswahrscheinlichkeiten lassen sich nicht mit völliger Sicherheit voraussagen,
- Ungewissheit: Ihre möglichen Auswirkungen sind bekannt, aber nicht die jeweiligen Eintrittswahrscheinlichkeiten,
- Risiko: Bei ihnen sind die Eintrittswahrscheinlichkeiten beispielsweise durch Berechnung ermittelbar oder lassen sich aus Vergangenheitswerten ableiten.

Entscheidungen unter vollständiger Sicherheit oder Unsicherheit bilden im gesundheitsbetrieblichen Alltag eher die Ausnahme. Um die Sicherheit zu erhöhen und die Unsicherheit zu vermindern, lassen sich Informationen über Auswirkungen und Eintrittswahrscheinlichkeiten einholen und unterschiedliche Entscheidungsalternativen bewerten und miteinander vergleichen.

Häufiger kommen hingegen nichtplanbare, gar spontane Entscheidungen vor, die kein längeres Abwägen zulassen, sondern sofortiges Handeln erforderlich machen. Gerade Notfallsituationen müssen daher trainiert werden, damit Abläufe insbesondere mit mehreren Beteiligten eingespielt sind und der Entscheidungsbedarf dadurch minimiert wird. Eine weitere Maxime in derartigen Situationen kann sein, immer so zu entscheiden, dass Risiken so weit wie möglich minimiert werden. Zu einer verbesserten Entscheidungsqualität trägt auch die Beteiligung mehrerer Personen an der Entscheidungsfindung bei, wobei dies in Notfällen nicht in langwierigen Diskussionen münden darf.

2.1.3 Steuerung

Die schönsten Ziele und ausgefeilte Planungen nützen nichts, wenn man nicht immer wieder überprüft, ob man auf dem richtigen Weg ist. Auch können sich Rahmenbedingungen ändern, Ziele als unrealistisch erweisen und Planungen unvollständig sein. Das eiserne Festhalten an fehlerhaften Strategien und Entscheidungen ist in diesem Zusammenhang ebenso falsch, wie eine fehlende Navigation. Regelrecht gefährlich kann es werden, wenn bei den verantwortlichen Entscheidungsträgern Uneinsichtigkeit hinzukommt.

Steuerung bedeutet eine zumindest regelmäßige Überprüfung der eigenen Position und Nachjustierung bei Bedarf. Dies setzt voraus, dass man den eigenen Standort kennt und über ausreichende Möglichkeiten verfügt, den eigenen Kurs zu beeinflussen. Das mag bei relativ kleinen Gesundheitsbetrieben, wie Arztpraxen oder MVZ ohne größeren Aufwand noch gegeben sein, aber bei großen Einrichtungen, wie Universitätskliniken oder Pflegekonzernen stellt diese Funktion der betrieblichen Führung eine erhebliche Herausforderung dar: Je größer der Betrieb ist, desto umfangreicher ist der Aufwand, ihn zu steuern. Auch wirkt die Einflussnahme der Betriebsführung in der Regel nicht direkt, sondern über die unterschiedlichen Hierarchieebenen hinweg und kommt damit zeitlich verzögert und unter Umständen auch inhaltlich verändert bei dem einzelnen Mitarbeiter an. Für die Wahrnehmung der Steuerungsfunktion bedeutet dies beispielsweise

- den Zeitbedarf zu berücksichtigen und möglichst früh damit zu beginnen, damit die gewünschten Auswirkungen rechtzeitig einsetzen,
- den Kommunikationsbedarf richtig einzuschätzen und die Informationen so zu steuern, dass sie bei dem Einzelnen auch in der beabsichtigten Form ankommen,
- den nötigen Aufwand zu betreiben, der umso höher ist, je kurzfristiger, zielgenauer und zuverlässiger gewünschte Ergebnisse, Verhaltensänderungen etc. erreicht werden sollen (vgl. Tab. 2.2).

Tab. 2.2: Beispiele zum Einfluss der Betriebsgröße auf den Steuerungsaufwand.

Betriebsgröße / Aufwand	Kleinbetriebe	Großbetriebe
Zeitbedarf	kurzfristig möglich; nur wenige Mitarbeiter müssen informiert werden	viele, räumlich verteilte Mitarbeiter müssen informiert werden
Kommunikationsbedarf	direkte Informationsverteilung von der Betriebsführung zum Mitarbeiter	indirekte Informationsverteilung von der Betriebsführung über mehrere Hierarchieebenen zum Mitarbeiter
Personeller und materieller Aufwand	gering, durch direkte mündliche Information	hoch, gegebenenfalls sind mehrer Kanäle notwendig, damit die Informationen wie beabsichtigt ankommen
Fehlsteuerungsrisiko	gering, da bei Feststellung sofort darauf reagiert werden kann	hoch, da Auswirkungen oft erst zeitverzögert festgestellt werden und ein erhöhter Gegensteuerungsaufwand notwendig ist

Daher ist bei einer aktiven Steuerung eines Betriebes die oft genannte „Holschuld" von Informationen durch die Mitarbeiter fehl am Platze. Es besteht dabei die Gefahr, dass die Mitarbeiter nur die Informationen abfragen, die sie interessieren oder die für sie von persönlichem Nutzen sein könnten. Steuern bedeutet „Bringschuld" von Informationen, da nur auf diese Weise einheitliche, auf ein Ziel gerichtete Änderungen von Verhaltensweisen erreicht werden.

Insbesondere im Bereich des Finanz- und Rechnungswesens einer Gesundheitseinrichtung ist Steuerung natürlich auch ohne Beteiligung eine größeren Mitarbeiterzahl oder der gesamten Belegschaft möglich und auch erforderlich. Der bereits erwähnte Begriff des **Controlling** (siehe 1.1.1) wird daher häufig in erster Linie mit diesen Aufgabenbereichen und beispielsweise Funktionen wie Überwachung, Kostenoptimierung, Transparenz, Wirtschaftlichkeit etc. in Verbindung gebracht. Als institutionalisierte betriebliche Steuerung umfasst es jedoch die regelkreisartige Lenkung, Kontrolle und Korrektur, beispielsweise mit der Festlegung von Zielen und Prämissen, der Bestimmung von Terminen zur Zielerreichung, der Bestimmung von Mitarbeitern als Aufgabenträger, der Planung von Ressourcen, der genauen Definition von Problemen und Maßnahmen zu ihrer Behebung, der Überprüfung von Ergebnissen, der Definition von Informations- und Datenquellen z. B. aus der Finanzbuchhaltung, der Zusammenstellung von Kennzahlen zu Kennzahlensystemen, der Festlegung der Informationsempfänger und vieles anderes mehr.

Als Steuerungsinstrumente stehen dem Controlling beispielsweise zur Verfügung:
- Vergleiche: Zeitvergleich, Soll-/Ist-Vergleich, Betriebsvergleich.
- Benchmarking: Sonderform des Betriebsvergleichs.
- Differenzanalyse: Ursachenforschung bei Ergebnisabweichungen.
- Kennzahlen: Absolute- und relative Kennzahlen, Produktivitäts-, Qualitäts- und Rentabilitätskennzahlen.
- Balanced Scorecard: Steuerungstableau anhand von Kennzahlenübersicht und nicht-finanziellen Indikatoren.
- Betriebswirtschaftliche Auswertungen (BWA): Aufbereitetes Zahlenmaterial aus der Finanzbuchhaltung.

Neben den allgemeinen Aufgabenbereichen z. B. eines Personal-, Kosten-, Investitions-, Finanzierungs-, Marketing-, Organisations- und Logistikcontrollings, gibt es Sonderformen im Gesundheitswesen, wie
- Medizincontrolling: Überwiegend in Krankenhäusern und in Zusammenhang mit der DRG-Abrechnung vorkommendes System, das hauptsächlich zu Kodierungszwecken und zur Qualitätssicherung der medizinischen Dokumentation eingesetzt wird.
- Pflegecontrolling: Kommt überwiegend als Berichtswesen mit Informationen über den Personal- und Sachmitteleinsatz im Pflegebereich, den Patientenzustand, den Pflegebedarf und die Dokumentation der geleisteten Pflegemaßnahmen zum Einsatz.

2.2 Beobachtung des Gesundheitsmarkts

2.2.1 Marktpotentiale

Betrachtet man die Entwicklung des Gesundheitsmarkts in den letzten Jahren, so lässt sich feststellen, dass Gesundheit, Wellness und Wohlbefinden im Trend liegen und die Nachfrage nach Leistungen in diesem Bereich steigt. Einher geht damit ein Wachstum in der Gesundheitswirtschaft, das deutlich über der Gesamtwirtschaft liegt.

> Die Bruttowertschöpfung der Gesundheitswirtschaft ist von 203 Mrd. Euro im Jahre 2005 auf 259 Mrd. Euro im Jahre 2012 gestiegen und nimmt mittlerweile einen Anteil von 11.1% an der Gesamtwirtschaft ein. Die durchschnittlichen Wachstumsraten sind mit 3,8% nahezu doppelt so hoch wie in der Gesamtwirtschaft. Der Anteil der Erwerbstätigen der Gesundheitswirtschaft an den Erwerbstätigen in der Gesamtwirtschaft ist von 13,7 im Jahre 2005 auf 14,5 im Jahre 2012 gestiegen. Die höchsten Krankheitskosten verursachen Kreislauferkrankungen (14,5%), gefolgt von Krankheiten des Verdauungssystems (13,7%), psychischen Störungen und Verhaltensstörungen (11,3%), sowie Krankheiten des Muskel-Skelett-Systems (11,2%) (vgl. *Bundesministerium für Wirtschaft und Technologie*, 2013, S. 2ff.).

Aus Sicht des einzelnen Gesundheitsbetriebs stellt sich die Frage, wie sich dieses Potenzial des Gesamtmarkts auf einzelne **Marktsegmente** und damit Untergruppen verteilt, die es hinsichtlich ihrer Marktreaktion und der Marktbearbeitung differenziert zu beachten gilt (vgl. *Meffert* 2000, S. 181ff.). Für das Marktumfeld des eignen Gesundheitsbetriebs sind beispielsweise folgende Segmentierungsmöglichkeiten gegeben (vgl. *Kotler* 2001, S. 418):

- Betrachtung jedes einzelnen Patienten als eigenes Segment und der individuellen medizinischen Behandlung als Unikat, auf die der Patient Einfluss nehmen kann und muss.
- Feinsegmentierung und „Nischenbildung" innerhalb eines Patientensegments, in dem hinsichtlich der Patientenbedürfnisse große Unterschiede bestehen.
- Segmentierung nach größeren identifizierbaren Patientengruppen durch relevante Unterscheidungskriterien, um eine zielgruppengenaue Bearbeitung des Marktsegments vornehmen zu können.
- Keine Unterscheidung innerhalb der Menge der potentiellen Patienten und damit undifferenzierte Bearbeitung des gesamten Patientenmarkts.

Anhand unterschiedlicher **Segmentierungskriterien**, wie beispielsweise demographische Strukturen, Leistungsnachfrage oder geographische Gegebenheiten, lässt sich der Patientenmarkt für den einzelnen Gesundheitsbetrieb genauer einteilen und die einzelnen Teilmärkte mit ihren jeweiligen Potenzialen genauer bearbeiten.

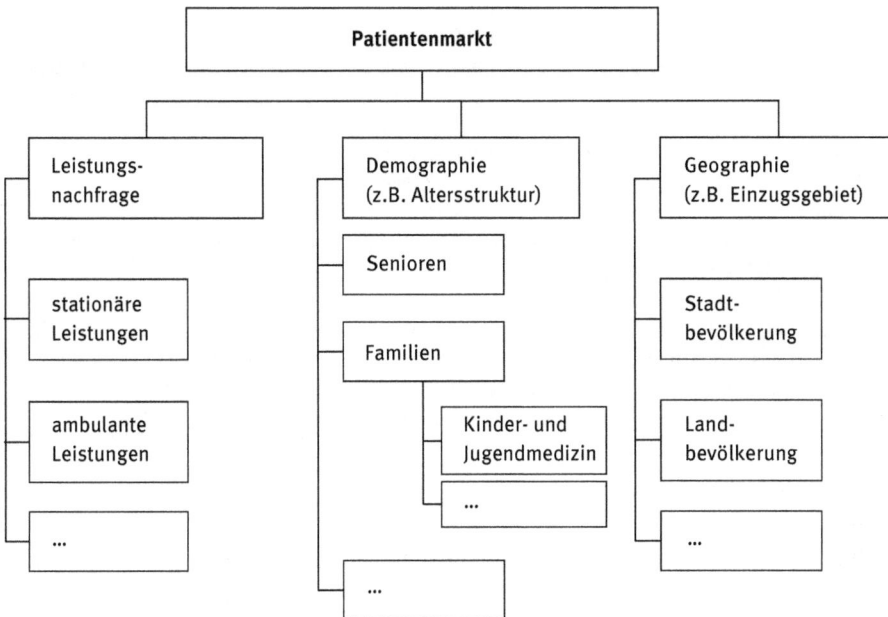

Abb. 2.2: Beispiele für Segmentierungsmöglichkeiten des Patientenmarkts.

Viele Gesundheitseinrichtungen, wie beispielsweise Kreiskrankenhäuser, müssen ein möglichst breites Universalangebot für die medizinische Versorgung der Bevölkerung aufrechterhalten. Doch mitunter lässt sich auch innerhalb des Angebots differenzieren und sind Spezialisierungsmöglichkeiten gegeben, die zu einer Profilierung des Gesundheitsbetriebs und damit zur Erschließung zusätzlicher Marktpotentiale beitragen können.

Um sich Klarheit über das Marktpotenzial in Bezug auf den eigenen Gesundheitsbetrieb zu verschaffen, sind insbesondere Informationen über

– das gesamte Marktvolumen,
– den eigenen Marktanteil,
– die Marktwachstumschancen und
– die Wettbewerbsintensität

notwendig. Dazu lässt sich beispielsweise die eigene Patientenanzahl und der eigene Kassen- und Privatliquidationsumsatz zu den (geschätzten) Anzahlen und Umsätzen der stärksten Konkurrenten sowie der verbleibenden Wettbewerber addieren, so dass aus der Summe der eigene Marktanteil abgeleitet werden kann.

Hinsichtlich der Marktwachstumschancen können zumindest die Entwicklungen als gesichert gelten, die sich aus einer älter werdenden Gesellschaft ergeben.

„Die Zukunft der Gesundheitswirtschaft in Deutschland ist von verschiedenen Einflüssen geprägt – einer der wichtigsten ist der demografische Wandel. Er bewirkt unter anderem, dass die Zahl und der Anteil Älterer in der Bevölkerung in den nächsten Jahren und Jahrzehnten stark zunehmen werden. So machen heute in Deutschland Kinder und junge Menschen unter 20 Jahren 19 Prozent der Bevölkerung aus, 61 Prozent sind zwischen 20 und 64 Jahre alt, und 20 Prozent der Bevölkerung sind 65 Jahre oder älter. Im Jahr 2060 wird dagegen jeder Dritte (34 Prozent) mindestens 65 Lebensjahre durchlebt haben. Diese Verschiebung bringt eine wachsende Nachfrage nach Gesundheitsleistungen mit sich, denn sie steigt üblicherweise mit zunehmendem Alter an. Aber auch Effekte wie zunehmende Multimorbidität und die Zunahme chronischer Erkrankungen, die auch in jüngeren Jahren bereits diagnostiziert werden, führen in Kombination mit dem medizinisch-technischen Fortschritt und einer auch weltweit wachsenden Nachfrage nach Gesundheitsleistungen aus Deutschland zu einem expandierenden Gesundheitswesen. Gleiches gilt für die angrenzenden industriellen Branchen und Dienstleistungsbereiche – und damit für die Gesundheitswirtschaft insgesamt." (*Deutscher Industrie- und Handelskammertag DIHK*, 2011, S. 4)

2.2.2 Konkurrenzanalyse

Wettbewerb ist im Gesundheitswesen politisch ausdrücklich beabsichtigt und wird als entsprechende Zielsetzung verfolgt. Die einzelnen Gesundheitsbetriebe müssen also, ob sie wollen oder nicht, mit bereits bestehender oder zukünftiger Konkurrenz rechnen.

Ziel der Bundesregierung ist es, „...den Wettbewerb im Gesundheitswesen zu stärken, denn mehr Wettbewerb nützt den Patientinnen und Patienten. Sie erhalten so eine größere Wahlfreiheit und am Ende eine bessere Behandlung. Mehr Wettbewerb im Gesundheitswesen steht für eine bessere medizinische Qualität, mehr Effizienz, geringere Kosten sowie weniger Bürokratie. Um dies zu erreichen muss sich der Wettbewerbsgedanke in allen Bereichen des Gesundheitswesens stärker durchsetzen: zwischen den Krankenkassen, zwischen den Anbietern medizinischer Leistungen und im Verhältnis der Krankenkassen zu den Leistungserbringern – insbesondere zu Ärzten und Krankenhäusern." (*Bundesministerium für Gesundheit*, 2013b).

Das Herausarbeiten der eigenen Stärken und Schwächen ist eine wichtige Voraussetzung, um im Wettbewerb zu bestehen. Jedoch reicht es nicht, die Schwachpunkte zu beheben und die Stärken auszubauen, sondern von mindestens ebenso großer Bedeutung ist die Beobachtung der Konkurrenten. Dazu sind diese zunächst als solche zu identifizieren, denn aus einer zunächst als harmlos erachteten Wettbewerbssituation kann durch Niederlassungen, Praxisübernahmen, Neugründen, Zusammenschlüssen, Klinikansiedlungen, Neuausrichtungen etc. ernsthafte Konkurrenz entstehen, deren eventuell vorhandener Vorsprung in der Regel nur schwer aufzuholen ist. In einer Wettbewerbssituation ist es ohnehin schwer, mindestens genau so gut zu sein, wie der beste Konkurrent oder sich ihm gegenüber sogar Wettbewerbsvorteile zu verschaffen. Beides ist mühsam und verlangt in der Regel nach permanenter Anstrengung.

Aufgabe der **Konkurrenzanalyse** ist es daher, zunächst Informationen über die Wettbewerbssituation zu sammeln, um Konkurrenten besser einschätzen und auf deren zu erwartenden Handlungen reagieren zu können (vgl. Tab. 2.3).

Tab. 2.3: Beispiele für Wettbewerbsmerkmale.

Merkmal	Beschreibung
Konkurrentenidentifizierung	Vorhandene und mögliche Konkurrenten feststellen
Patientenmeinung	Patientenmeinung über das eigene Image und das der Konkurrenz durch Befragungen etc. einholen
Marktstellung	Marktposition und Marktführerschaft klären
Leistungsangebot	Angebotene Behandlungs- und Pflegeleistungen und deren Qualität feststellen
Zielgruppe	Patientenzielgruppe(n) identifizieren, an die sich das Leistungsangebot der Konkurrenz richtet
Patientenkommunikation	Werbemaßnahmen, Serviceleistungen, Zahlungsbedingungen für Selbstzahler etc. in Erfahrung bringen
Schwachstellen	Mögliche Schwächen der Konkurrenz ausfindig machen
Reaktionen	Mögliche Reaktionen (aggressiv, zurückhaltend etc.) der Konkurrenz einbeziehen
Abwehr	Gegen Angriffe der Konkurrenz wappnen und eigene Ideen schützen

Aus den gesammelten Informationen lässt sich beispielsweise ableiten, in welchen Bereichen der/die Wettbewerber nicht besonders stark und daher „angreifbar" sind. Auch lassen sich Schlüsse darüber ziehen, mit welchem Aufwand und in welchem Zeitraum ein eventueller Vorsprung der Konkurrenz aufgeholt werden kann.

Gleichzeitig ist dabei auch darauf zu achten, welche Angriffsflächen man der Konkurrenz bietet und wie erarbeitete Wettbewerbsvorteile so geschützt werden können, dass sie durch Konkurrenten nicht ohne weiteres kopier- oder nachahmbar sind.

Grundsätzlich ist auch im medizinischen Bereich ein **Markenschutz** möglich, der dazu beiträgt, medizinische Produkte und Leistungen eines Gesundheitsbetriebs von denjenigen anderer Einrichtungen zu unterscheiden und der es ermöglicht, gegen Verletzer des Markenrechts Unterlassungsansprüche geltend zu machen.

Die Klasseneinteilung der Waren und Dienstleistungen des *Deutschen Patent- und Markenamts* (vgl. *Deutsches Patent- und Markenamt*, 2011) sehen beispielsweise unter anderem folgenden Waren in Klasse 5 vor:
- Pharmazeutische Erzeugnisse,
- Hygienepräparate für medizinische Zwecke,
- diätetische Lebensmittel und Erzeugnisse für medizinische Zwecke, Babykost,
- Nahrungsergänzungsmittel,

- Pflaster, Verbandmaterial,
- Zahnfüllmittel und Abdruckmassen für zahnärztliche Zwecke,
- Desinfektionsmittel,
- Fungizide, Herbizide.

Relevante Dienstleistungen sind in Klasse 44 enthalten:
- medizinische Dienstleistungen,
- Gesundheits- und Schönheitspflege.

2.3 Leistungsgestaltung

2.3.1 Leistungsangebot

Im Hinblick auf eine Optimierung des Leistungsangebotes gibt es im Wesentlichen zwei erfolgversprechende Ansätze: Die Nutzung von Verbesserungsmöglichkeiten
- der medizinischen Behandlungs- und Pflegeleistungen und
- der zusätzlichen Leistungen im Bereich des Patientenservice und der Patienten-kommunikation.

Es ist schwierig zu verallgemeinern, in welchem der beiden Bereiche ein stärkeres Abgrenzungspotential gegenüber möglichen Wettbewerbern vorhanden wäre. Dies kann beispielsweise sowohl aufgrund einer Spezialisierung auf bestimmte Behandlungsleistungen der Fall, als auch in einem besonderen Patientenservice begründet sein.

Zumindest ist festzustellen, dass die Einführung von Fallpauschalen und Klinischen Pfaden auf eine stärkere Standardisierung von Behandlungs- und Pflegeleistungen hinweist. Es wird somit zunehmend schwierig, sich in diesem Bereich des Leistungsangebots abzugrenzen. Dennoch gibt es nach wie vor Unterschiede in der Art und Weise, wie eine medizinische Behandlungs- und Pflegeleistung erbracht wird, auch wenn sie mit einer pauschalen Honorierung abgegolten wird. Ein wesentliches Problem besteht allerdings in der Tatsache, dass beispielsweise ein „Mehr" an Zuwendung gegenüber dem Patienten eben nicht durch den Kostenträger honoriert wird. Der Versuch einer Abgrenzung in diesem Bereich muss somit durch die pauschalierten Einnahmen abgedeckt werden, und zusätzliche Erlösquellen lassen sich für die Zwecke kaum erschließen.

Umso wichtiger ist die Ausbildungs- und Arbeitsqualität des Behandlungs- und Pflegepersonals, die die Art und Weise, wie medizinische Behandlungs- und Pflegeleistungen erbracht werden, maßgeblich bestimmen. So kann beispielsweise eine Arzthelferin, die Sorgen und Nöte der Patienten ernst nimmt und ihnen vermittelt, in der Hausarztpraxis gut aufgehoben zu sein, bereits im Patientenempfang wesentlich zum Praxiserfolg beitragen. Eine der großen Herausforderungen im Gesundheitswesen wird daher in den nächsten Jahren auch der Wettbewerb um geeignetes Personal sein.

„Die für den bundesdeutschen Durchschnitt prognostizierte Entwicklung der Altenquotienten verdeutlicht bereits, dass die demografische Entwicklung das Gesundheitswesen und hier vor allem die Pflege künftig vor erhebliche Herausforderungen stellt. Einer steigenden Nachfrage nach Gesundheits- und Pflegeleistungen infolge einer stark anwachsenden Kohorte der Hochbetagten steht ein schrumpfendes Arbeitskräftepotenzial gegenüber, das die erforderlichen Leistungen zu erbringen vermag. Dies wirft schon hier die Frage nach einer generationenspezifischen Versorgung auf, die den Kriterien der Nachhaltigkeit, Effizienz und Effektivität bzw. Qualität genügt." (*Deutscher Bundestag*, 2009, S. 77f.)

Für das **Leistungsangebot** selbst stehen grundsätzlich verschiedene Möglichkeiten der Veränderung zur Verfügung, um sich von Wettbewerbern abzugrenzen und das Angebotsspektrum zukunftsfähig zu gestalten (vgl. Tab. 2.4).

Tab. 2.4: Beispiele für eine Neugestaltung des Leistungsangebots.

Leistungsveränderung		Beschreibung
Innovation		Behandlungs- und Pflegeleistungen, die am Gesundheitsmarkt völlig neu sind oder für den Gesundheitsbetrieb eine Neuheit darstellen.
Differenzierung		Ergänzung bestehender Leistungsangebote um neue Varianten.
Diversifikation	horizontal	Erweiterung um Leistungen mit einem sachlichen Zusammenhang zum bisherigen Leistungsangebot.
	vertikal	Erweiterung des Angebots um Leistungen aus vor- und nachgelagerten Prozessen.
Eliminierung		Verzicht auf einzelne Leistungen aus dem bisherigen Leistungsangebot.

Im Bereich des **Patientenservice** und der Patientenkommunikation lassen sich viele Maßnahmen generieren, zumal sich das Wettbewerbsverbot, dass diesen Bereich stark einschränkte, in den letzten Jahren doch deutlich gelockert hat. Dazu zählen die Schaffung von Mehrwerten für die Patienten, zielgruppenorientierte Patientenserviceleistungen und Informationsangebote, bis hin zu einem Beschwerdemanagement, das dazu beiträgt Leistungsmängel festzustellen, negative Auswirkungen aufgrund Patientenunzufriedenheiten zu begrenzen und die Servicequalität des Gesundheitsbetriebes insgesamt zu erhöhen.

Einfache Beispiele für einen verbesserten Patientenservice sind das Bereithalten von Leselupen für Senioren, Reinigungstücher für Familien mit Kleinkindern oder ein kostenloser Internetzugang für jüngere Praxisbesucher. Dazu zählen z. B. aber auch flexible Zahlungsmodalitäten für Selbstzahler, wie die Ratenzahlung, Zahlung auf Ziel oder das Einräumen von Skonti.

2.3.2 Behandlungsoptimierung

Auch im Behandlungsbereich trägt eine gute Planung nicht nur zur Patientenzufriedenheit, sondern auch zu einer Optimierung der betriebsinternen Abläufe in der Gesundheitseinrichtung bei.

In Zusammenhang mit der Behandlungsoptimierung werden beispielsweise klinische **Behandlungspfade** diskutiert, die in der Regel auf klinischen Leitlinien und Algorithmen basieren, bei der Versorgung von Patienten mit bestimmten Diagnosen oder Behandlungen angewendet und zur Koordination der optimalen Abfolge und Terminierung aller Fachgebiete, die mit der Behandlung des Patienten betraut sind, beitragen sollen. Neben den **Klinischen Leitlinien** ist insbesondere die **Evidenzmedizin** ein weiteres Konzept, um zu einer Optimierung der Behandlung beizutragen (vgl. Tab. 2.5).

Tab. 2.5: Beispiele für Konzepte zur Behandlungsoptimierung.

Konzept	Beschreibung
Behandlungspfade	Basieren in der Regel auf klinischen Leitlinien und Algorithmen und sollen bei der Versorgung von Patienten mit bestimmten Diagnosen oder Behandlungen zur Koordination, der optimalen Abfolge und Terminierung aller Fachgebiete, die mit der Behandlung des Patienten betraut sind, beitragen.
Klinische Leitlinien	Orientierungshilfen und Vorgaben, die die diagnostischen und therapeutischen Entscheidungen über eine angemessene Versorgung für spezifische klinische Umstände unterstützen und dazu in definierten Situationen einen Handlungsspielraum vorgeben.
Evidenzmedizin	Medizinische Behandlungen auf der Grundlage empirisch nachgewiesener Wirksamkeit durch randomisierte, kontrollierte Studien bzw. klinische Berichte.
Klinischer Algorithmus	Graphisches Format zur schrittweisen Darstellung klinischer Leitlinien mit Hilfe logischer Bedingungen.

Das Angebot vorhandener Behandlungskapazitäten besteht beispielsweise aus den verfügbaren Behandlungseinrichtungen, Diagnosegeräten, OP-Räumlichkeiten etc. und der gegebenen Personalausstattung. Es richtet sich z. B. nach der Nutzungsdauer der Geräte für Computertomographie oder Ultraschalldiagnostik, nach Rüstzeiten, Verteilzeiten, Arbeitsbeginn, Arbeitsende, Pausendauer oder auch der Anzahl der Einzelkapazitäten oder der Mitarbeiter mit bestimmten Qualifikationen. Auf der anderen Seite ist im Bedarf festgelegt, welchen Leistungsumfang die geplanten Behandlungsmaßnahmen an den verschiedenen Behandlungsplätzen benötigen. Für einen Ausgleich von Angebot und Bedarf stehen Maßnahmen zur Verfügung, wie beispielsweise die Verschiebung von Behandlungsterminen, Überstunden, Einsatz von Leihpersonal einerseits, aber auch Kurzarbeit, Reduzierung der Schichtzahl etc. andererseits.

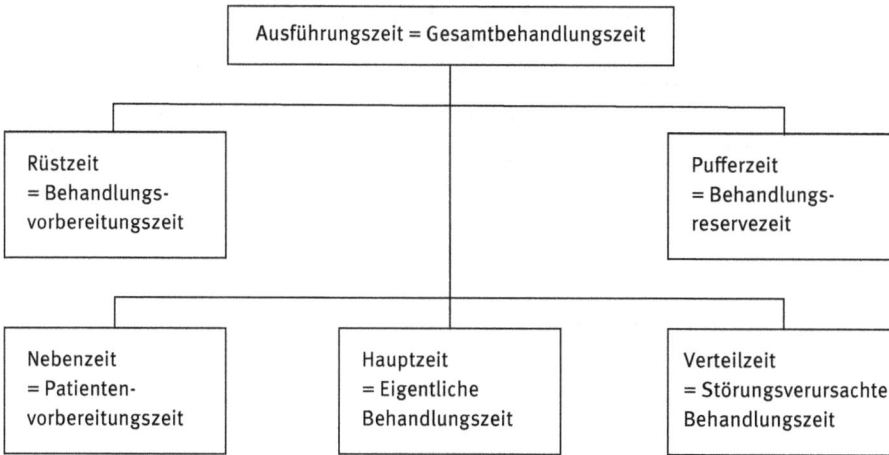

Abb. 2.3: Beispiele für Vorgabezeiten zur Behandlungsplanung.

Zur organisatorischen Behandlungsoptimierung trägt vor allen Dingen eine Verbesserung der **Behandlungsplanung** bei. Dazu ist der sich abzeichnende Bedarf durch vorgesehene Behandlungsmaßnahmen dem Angebot an vorhandenen personellen und materiellen Behandlungskapazitäten gegenüber zu stellen, mit den Zielen der Einhaltung der Behandlungstermine und einer möglichst gleichmäßigen hohen Auslastung.

Ein wichtiger Bestandteil der Behandlungsplanung ist die **Behandlungsterminierung**, die prüfen muss, ob für den geplanten Termin ausreichend freie Kapazität zur Verfügung steht. Sie ist möglichst so vorzunehmen, dass keine Leerlaufzeiten entstehen, aber die Termine auch nicht zu eng liegen und aufgrund der fehlenden Pufferzeiten Verzögerungen resultieren. Gerade im Gesundheitswesen lassen sich benötigte Behandlungszeiten nicht immer minutiös planen. Auftretende Komplikationen oder ein erhöhter Zuwendungsbedarf lassen sich zumindest jedoch durch **Vorgabezeiten** berücksichtigen, die aus Beobachtungen über einen längeren Zeitraum hervorgehen und als Zeitwerte für gleiche Behandlungsarten herangezogen werden können. Idealerweise werden dazu beispielsweise in Anlehnung an *REFA*-Konzepte folgende Arten von Vorgabezeiten eingesetzt:

- Ausführungszeit: Gesamtzeit für die Durchführung der Behandlung.
- Rüstzeit: Vorbereitung der Behandlung (Vorbereitung der Behandlungsinstrumente, Einrichtung medizintechnischer Geräte etc.).
- Freie Pufferzeit: Zeit, die den frühest möglichen Beginn bzw. das Ende des nachfolgenden Vorgangs nicht gefährdet.
- Hauptzeit: Zeitraum, in dem die Behandlung vorgenommen wird.
- Verteilzeit: Durch Störungen, Unterbrechungen unregelmäßig auftretende Behandlungszeiten.
- Nebenzeit: Vorbereitung des Patienten.

Die Ausführungszeit setzt sich somit aus Rüst-, Verteil-, Neben-, Haupt- und Puffer-zeit zusammen, wobei die Hauptzeit den eigentlichen Zeitanteil darstellt, in dem die Behandlung am Patienten vorgenommen wird (vgl. Abb. 2.3).

Darüber hinaus kommt der sorgfältigen Vorbereitung von Behandlungsmaßnah-men bei der Behandlungsplanung eine besondere Bedeutung zu. Fehlen Röntgen-bilder, Laboruntersuchungsergebnisse oder Kostenvorausschätzungen für selbst zah-lende Patienten, so kann dies zu vermeidbaren Verzögerungen führen.

2.4 Patientenorientierung

2.4.1 Managed Care und Patientenadhärenz

Die **Patientenorientierung** gilt als wesentlicher Grundsatz im Gesundheitswesen. Sie ist Verpflichtung, Forderung und Chance zugleich:
- Alle Pflege- und Behandlungsmaßnahmen müssen sich am Wohle des Patienten orientieren, zu seiner Gesundung und Gesunderhaltung beitragen.
- Bei der Organisation der medizinischen Leistungserbringung soll der Patient im Vordergrund stehen.
- Individuelle Betreuung, Zuwendung und medizinische Hilfe sind Ansatzmöglich-keiten für eine erfolgreiche Positionierung im Gesundheitsmarkt.

Aus der Sicht des einzelnen Gesundheitsbetriebs stehen zunächst das Angebot und die Inanspruchnahme der eigenen medizinischen Leistungen im Vordergrund. Im Sinne eines ganzheitlichen Ansatzes gibt es jedoch verstärkt Überlegungen, die ein-zelne Einrichtung als Teil einer notwendigen Gesamtversorgung für den Patienten zu sehen: Insbesondere dann, wenn mehrere Akteure und Leistungen erforderlich sind, die über das eigene Angebot hinausgehen, wirft die erfolgreiche Heilung als Gesamt-ergebnis aus Sicht des Patienten auch ein positives Bild auf den einzelnen daran beteiligten Gesundheitsbetrieb. Dieser eher strategische Ansatz, der die medizinische Gesamtleistung in den Vorgrund stellt, basiert im wesentlichen auf dem übergeordne-ten Sichtweise des **Managed Care**.

„Managed Care bedeutet im weitesten Sinne ‚gesteuerte Versorgung'. Managed Care ist insbe-sondere sinnvoll bei Behandlungsprozessen, die ein abgestimmtes Zusammenwirken verschie-dener ärztlicher und nichtärztlicher Gesundheitsberufe erfordern – unter Umständen auch über die Grenzen verschiedener Versorgungssektoren hinweg. Hier sorgt der Einsatz von Managed-Care-Instrumenten – wie etwa Gatekeeping, Fallmanagement und Disease Management – dafür, dass das Versorgungshandeln aller Beteiligten auf das übergeordnete Ziel hin ausgerichtet wird, die Qualität und Wirtschaftlichkeit in der Gesamtversorgung der Patienten zu verbessern." (*AOK-Bundesverband*, 2013).

Wenn der einzelne Gesundheitsbetrieb nicht in der Lage ist, die Gesamtversorgung eines Patienten zu übernehmen, so kann er doch zumindest die Lotsenfunktion wahrnehmen, wie sie beispielsweise auch der **Hausarztzentrierten Versorgung** (HzV) zugedacht ist. Patientenorientierung bedeutet dabei, den Patienten nicht einfach zu überweisen und damit „weiterzureichen", sondern ihn zu begleiten und seinen Heilungsprozess aktiv mitzugestalten. Dies ermöglicht eine enge Patientenführung, damit verbunden, einen verbesserten Therapieerfolg und das deutlichere Herausstellen des eigenen gesundheitsbetrieblichen Anteils an der Gesundung.

Eine wesentliche Voraussetzung für einen erfolgreichen Heilungsprozess ist eine möglichst hohe **Patientenadhärenz**, die ebenfalls durch eine verstärkte Patientenorientierung und damit verbundene enge Patientenführung erreicht werden kann. Ihr liegt der Gedanke zugrunde, dass sich die Behandlungseinrichtung und der Patient die Verantwortung für eine möglichst erfolgreiche Behandlung teilen. Die Verantwortung des Patienten liegt darin, sich an vereinbarte Therapieempfehlungen und Medikamenteneinnahmen zu halten. Damit dies bestmöglich geschieht, sind beispielsweise seine individuellen Bedürfnisse, seine Lebensbedingungen, sein bisheriger Krankheitsverlauf und eventuelle Therapiegefährdungen zu berücksichtigen und in eine gemeinsam entschiedene Behandlungsplanung und diesbezügliche Zielvereinbarung einzubinden. Dazu gehören beispielsweise auch das Entstehen von Ängsten zu vermeiden, Selbstbewältigungskompetenzen zu unterstützen und das Erreichen der gemeinsamen Behandlungsziele regelmäßig zu kontrollieren.

Der mit einer stärkeren Patientenadhärenz verbundene Aufwand an Zuwendung und Patientenführung basiert auf der Annahme, dass sich dadurch nicht nur der Therapieerfolg verbessert, sondern auch die Patientenbindung nachhaltig erhöht.

2.4.2 Patientenbindung

Neue Kunden zu gewinnen, ist für jedes Unternehmen keine einfache Aufgabe. Bei der Patientengewinnung mag dies Gesundheitseinrichtungen in großen Einzugsgebieten oder Ballungsräumen leichter fallen. Mindestens ebenso wichtig ist es jedoch, Patienten langfristig an sich zu binden und von den eigenen Leistungsangeboten dauerhaft zu überzeugen. Eine langfristige Patientenbindung basiert nicht auf dem Verständnis von einer Behandlung als einmalige medizinische Dienstleistung, sondern als Anfang einer Vertrauensbeziehung zwischen der Gesundheitseinrichtung und den Patienten.

Eine wesentliche Rolle spielen dabei die **Erwartungen**, mit denen sich Patienten in eine Gesundheitseinrichtung begeben und die Erfahrungen, die sie dort machen. Die Erwartungen werden beispielsweise beeinflusst durch Vorerfahrungen aus anderen Gesundheitsbetrieben, sich selbst angeeigneten medizinischen Laienwissen, aber auch durch Informationen, Empfehlungen, Aussagen und Beschreibungen anderer Patienten oder sonstigen Personen. Sie werden verglichen mit dem eigenen, subjektiven Eindruck und den persönlich gewonnen Erfahrungen, was dazu führt, dass in der Regel eine niedrige Erwartungshaltung durch positive Erfahrungen Zufriedenheit mit den selbst erlebten Behandlungs- und Pflegeleistungen erzeugt.

Ebenso können zu hohe Erwartungen jedoch enttäuscht werden, was auch unabhängig vom tatsächlichen Qualitätsniveau der Behandlungsleistung zu Beanstandungen, Abwanderung zu anderen Gesundheitseinrichtungen oder gar zum verbreiten negativer Äußerungen führen kann.

Umso wichtiger ist es zu wissen, wie hoch der Grad der Zufriedenheit des Patienten mit den Behandlungs- und Pflegeleistungen ist. Ziel ist es über die Zufriedenheit treue, loyale Patienten zu gewinnen und daraus einen Patientenstamm aufzubauen. Eine Möglichkeit dazu bietet die **Befragung** von Patienten unter Verwendung von standardisierten Fragebögen oder Interviews. Von Interesse sind dabei beispielsweise nicht nur die Beurteilung von Diagnosesicherheit, Wirksamkeit von Behandlungsmethoden, Begleiterscheinungen oder Schmerzfreiheit, sondern auch Anfahrtswege, Wartezeiten, kurzfristige Termineinräumung oder auch der Zeit für Gespräche und Zuwendung. Daraus lässt sich ableiten, ob die Erwartungen und Vorstellungen des Patienten dauerhaft erreicht und vielleicht sogar noch übertroffen wurden, oder aber die Qualität der Behandlungs- und Pflegeleistungen noch besser dargestellt werden muss, damit sie der Patient auch bewusster wahrnehmen kann. Um einen möglichst hohen Patientenbindungsgrad zu erzielen, ist somit ein dauerhaftes Bemühen um den Patienten und ein langfristig gesichertes Leistungsniveau durch ein wirksames Qualitätsmanagement erforderlich.

Bei der Durchführung der Befragung ist auf deren Zeitpunkt und die damit verbundene Qualität der Ergebnisse zu achten (vgl. Tab. 2.6).

Tab. 2.6: Mögliche Defizite bei einer Patientenbefragung.

Patienten	Befragungszeitpunkt	Mögliche Befragungsdefizite
Aktuelle	Behandlungsbeginn	Behandlung kann noch nicht umfassend beurteilt werden.
	Behandlungsende	Rückmeldung über die gesamte Behandlung ist möglich, kann aber beispielsweise durch Erleichterung über das Behandlungsende verfälscht sein.
Ehemalige	nachträglich	Rückmeldung über die gesamte Behandlung einschließlich Entlassung und Nachsorge ist möglich, kann aber durch Erinnerungsfehler verfälscht sein.

Zur Aufrechterhaltung des für eine langfristige Bindung notwendigen **Kontakts** zu den Patienten können beispielsweise Maßnahmen dienen, wie
- Recall-Systeme,
- Vorsorgetermine,
- medizinische Vorträge und prophylaktische Beratung,

- Patienteninformationen,
- Hauszeitschriften,
- Newsletter,
- Presse- und Öffentlichkeitsarbeit.

Zu einer Verbesserung der Patientenbindung oder überhaupt zu deren Zustandekommen trägt auch die Art und Weise des Umgangs mit **Beschwerden** bei. Um die Zufriedenheit des Patienten wiederherstellen und Stabilität in gefährdete Patientenbeziehungen bringen zu können, ist es insbesondere wichtig, dass
- die Patienten Anlaufstellen für Ihre Beschwerden in der Gesundheitseinrichtung kennen,
- für das Entgegennehmen und Prüfen der Patientenanliegen klare Zuständigkeiten vorhanden sind,
- eine schnelle und ausreichende Reaktion auf die Beschwerde erfolgt, auch um eine weitere Eskalation und eventuelle rechtliche Auseinandersetzungen zu vermeiden,
- die Suche nach einer wenn möglich raschen Problemlösung stattfindet, um das Vertrauen wiederherzustellen und Problemlösungskompetenz zu zeigen,
- betriebsintern besprochen wird, warum das Problem überhaupt entstanden ist und wie es zukünftig vermieden werden kann.

Die einrichtungsinterne Aufarbeitung ist auch deshalb von Bedeutung, um den Mitarbeitern zu zeigen, dass das Feedback der Patienten, ihre Anfragen und Verbesserungsvorschläge für den Lernprozess im Gesundheitswesen wichtig sind, auch um Leistungsmängel festzustellen, Hinweise auf Stärken und Schwächen zu erhalten, betriebliche Abläufe zu optimieren und durch Fehler entstehende Kosten zu reduzieren. Eine dadurch gesteigerte Servicequalität trägt auch zu einer höheren Patientenzufriedenheit und damit einer verbesserten Patientenbindung bei.

2.4.3 Individuelle Gesundheitsleistungen und Selbstzahlermedizin

Die Verlockung ist groß, durch das Angebot **Individueller Gesundheitsleistungen** (IGeL) im Rahmen der **Selbstzahlermedizin** die Einnahmeseiten eines Gesundheitsbetriebs positiv zu gestalten. Oft genug wird herausgestellt, dass dies im Gesundheitssystem eine der wenigen noch verbleibenden Möglichkeiten beispielsweise für eine Arztpraxis sei, ihre Kosten zu decken und ein zufriedenstellendes wirtschaftliches Ergebnis zu erzielen. Tatsächlich mögen manche Gesundheitseinrichtungen damit sehr erfolgreich und ein zumindest kurzfristiger fiskalischer Effekt vorhanden sein.

Eher selten wurde bislang dabei die Frage diskutiert, wie die Patientenschaft dieses Angebot aufnimmt, insbesondere dann, wenn sie die nicht der Leistungspflicht der GKV unterliegenden, aus ärztlicher Sicht aber zumindest vertretbaren Leistungen als

„Abzocke" oder „Geldmacherei" empfindet. Häufig erfährt die Gesundheitseinrichtung gar nichts von dieser Einschätzung der Patienten, denn die Leistung wird zähneknirschend bezahlt oder der Gesundheitsbetrieb wird bereits vorher gewechselt.

Andererseits ist eine zunehmende Zahl von Patienten bereit, für empfehlenswerte Gesundheitsleistungen, die außerhalb der GKV-Zuständigkeit liegen, auch zusätzlich zu zahlen. Jede Gesundheitseinrichtung würde wichtige Möglichkeiten ungenutzt lassen, wenn sie nicht im Rahmen der gesetzlichen Möglichkeiten für dieses Klientel gewünschte Leistungen im Rahmen der Selbstzahlermedizin anbieten würde.

> „Im Kernbereich der Gesundheitswirtschaft werden ca. 70% der Ausgaben durch die sozialen Sicherungssysteme finanziert. Allein die Ausgaben der GKV betrugen im Jahr 2012 rd. 185 Milliarden Euro. Die Privaten Krankenversicherungsunternehmen weisen für 2011 knapp 28 Milliarden Euro für Gesundheits- und Pflegeleistungen aus. Im zweiten Gesundheitsmarkt werden knapp 59,5 Milliarden Euro ausgegeben (2009)." (*Bundesministerium für Gesundheit*, 2013c).

Im Kern geht es vielmehr darum, welcher Weg für einen Gesundheitsbetrieb der richtige ist, um einerseits nicht in die Reputationsfalle der Abzockerei zu geraten und andererseits sich die ihm im Rahmen der Individuellen Gesundheitsleistungen und der Selbstzahlermedizin bietenden Chancen auch konsequent zu nutzen. Die stärkere Verlagerung von der akuten Versorgung von Krankheiten hin zu einer präventiven Gesundheitsförderung bietet die Möglichkeit zur stärkeren Individualisierung der Leistungsangebote, die Bedürfnisse der einzelnen Patienten dabei besser zu erkennen und auf ihre unterschiedliche Lebenssituationen optimaler eingehen zu können.

Dazu gilt es zunächst dem Patienten Hilfestellung dahingehend zu leisten, die für den medizinischen Laien nur schwer zu durchschaubaren Leistungen des **Zweiten Gesundheitsmarkts** beurteilbar zu machen und sie ihm qualitätsgesichert anzubieten. Dies ist für die Gesundheitsbetriebe und ihre Mitarbeiter keine einfache Situation, denn sie bewegen sich auf einem relativ freien Markt in einer zunehmenden Wettbewerbssituation zwischen konkurrierenden hochpreisigen Angeboten und Leistungen zum Discountpreis. Umso wichtiger ist es, für den Patienten Transparenz über den Umfang, die Art und die nachgewiesene Qualität der einzelnen Angebote herzustellen und dabei ein Vertrauensverhältnis aufzubauen, indem ihm ausführlich die Qualität, Kosten und Folgen vor der Behandlung erläutert werden. Für das Vertrauensverhältnis ist von besonderer Bedeutung, dass dies ohne Druck geschieht und unter Einräumung ausreichender Bedenkzeit.

Eine Möglichkeit, Vertrauen in die Qualität der medizinischen Leistungsangebote zu schaffen, bietet die **Evidenzmedizin**, die zu einer verbesserten klinischen Entscheidungsfindung, aber auch zur Beurteilung des Nutzens von diagnostischen und therapeutischen Maßnahmen beitragen kann, insbesondere bei der Beurteilung gerade im Zweiten Gesundheitsmarkt häufig anzutreffender neuer medizinischer Technologien und in der Berücksichtigung von Behandlungsrichtlinien. Gerade bei der Evidenzmedizin steht die Beurteilung der Wirksamkeit einer Behandlung anhand von für den Patienten relevanten Kriterien im Vordergrund, was den Forderungen nach der Zulässigkeit der Leistungen (bspw. entweder notwendig oder aus ärztlicher Sicht empfehlenswert bzw. sinnvoll, zumindest aber vertretbar), sachlicher Information, korrekter und transparenter Indikationsstellung sowie seriöser Beratung entspricht. Insofern kann die Evidenzmedizin zu einer kritischen Beurteilung von neuen therapeutischen und diagnostischen Entwicklungen beitragen. Insbesondere dann, wenn bei der Selbstzahlermedizin und individuellen Gesundheitsleistungen aus ethischen oder praktischen Gründen kontrollierte Studien als Entscheidungsgrundlage nicht möglich sind, ist die Einbeziehung der individuellen Patientenbedürfnisse umso wichtiger.

Mitunter lassen sich auch alternative, nicht evidenzbasierte Heilverfahren oft erfolgreich anwenden, was den Einsatz von Therapiekonzepten mit anthrosophischen, homöopathischen, oder auch kunsttherapeutischen Leistungen ermöglicht.

Die mittlerweile starke Verbreitung der Selbstzahlermedizin kann auch dazu führen, dass ein entsprechendes Angebot von bestimmten Patientengruppen sogar erwartet wird. Für den Gesundheitsbetrieb bedeutet dies unter Umständen individuelle Gesundheitsleistungen anbieten zu müssen, um konkurrenzfähig zu bleiben und es dem Patienten zu ermöglichen, gezielte Wahlentscheidungen zur Realisierung individueller Gesundheitsbedürfnisse zu treffen. In diesem Sinne sind Selbstzahlermedizin und individuelle Gesundheitsleistungen auch für den Gesundheitsbetrieb von Freiwilligkeit und Zwanglosigkeit geprägt, stellen aber zweifelsohne eine Chance dar, das Leistungsangebot des Gesundheitsbetriebs weiterentwickeln, neue Behandlungsmethoden und – verfahren aufnehmen und neue Anwendungsindikationen in die Behandlung zu integrieren. Allerdings muss es dabei gelingen, das für die Erzielung von Heilerfolgen notwendige Vertrauen und die emotionale Bindung zu bewahren und diese nicht durch Honorarverhandlungen, Angstmacherei und Verunsicherungen zu zerstören. Langfristig und mit erheblichen Aufwand aufgebaute Patientenbeziehungen können daran innerhalb kürzester Zeit zerbrechen, und ein derartiges Verhalten ist auch dazu geeignet, mögliche neue Patienten abschrecken.

2.4.4 Leitsätze – Chancen nutzen

Chancen auf dem Gesundheitsmarkt zu erkennen und wichtige Trends und Entwicklungen nicht zu „verschlafen" als wichtige Führungsaufgabe verstehen.

Mit geeigneten Organisationsinstrumenten sich einen Überblick über die aktuelle Situation des Gesundheitsbetriebs, seinen Prozessen und seiner Struktur verschaffen.

Zielsetzung vornehmen, auf eine realistische Zielerreichung achten und mehrere vorliegende Ziele in einem Zielsystem aufeinander abstimmen, für den einzelnen Mitarbeiter konkretisieren und für die Messbarkeit der Zielerreichung quantifizieren.

Strategien zur Zielerreichung entwickeln, die auf dem Selbstverständnis des Gesundheitsbetriebs, seiner Philosophie und seinem Leitbild basieren und die sich an Erfolgspotentialen orientieren, wie beispielsweise besonderen Stärken, erfolgversprechenden Trends und Märkten, wichtige Eigenschaften oder Abgrenzungsmöglichkeiten von vergleichbaren Gesundheitsbetrieben.

Planungen der Vorgehensweise für die Umsetzung der Strategien (langfristige, strategische Planung) und für die Bewältigung des Tagesgeschäfts (kurzfristige, operative Planung) vornehmen, um Ziele im und mit dem Gesundheitsbetrieb zu erreichen.

Planbare Entscheidungen unter sorgfältigem Abwägen und ohne Zeitdruck treffen.

Um die Entscheidungssicherheit zu erhöhen, Informationen über Auswirkungen und Eintrittswahrscheinlichkeiten einholen und unterschiedliche Entscheidungsalternativen bewerten und miteinander vergleichen.

Bei nichtplanbaren, spontanen Entscheidungssituationen, die sofortiges Handeln erforderlich machen (z. B. Notfallsituationen) Abläufe insbesondere mit mehreren Beteiligten trainieren, wenn möglich diese an der Entscheidungsfindung beteiligen und so entscheiden, dass Risiken so weit wie möglich minimiert werden.

Begreifen, dass das eiserne Festhalten an fehlerhaften Strategien und Entscheidungen ebenso falsch ist, wie eine fehlende Steuerung und dass es gefährlich wird, wenn bei den verantwortlichen Entscheidungsträgern Uneinsichtigkeit hinzukommt.

Steuerung als regelmäßige Überprüfung der eigenen Position und Nachjustierung bei Bedarf verstehen, die einen bestimmten Aufwand, Zeit und ausreichende Kommunikation benötigt: Je größer der Betrieb ist, desto umfangreicher ist der Aufwand, ihn zu steuern.

Steuern bedeutet „Bringschuld" von Informationen, da nur auf diese Weise einheitliche, auf ein Ziel gerichtete Änderungen von Verhaltensweisen erreicht werden.

Anhand unterschiedlicher Segmentierungskriterien, wie beispielsweise demographische Strukturen, Leistungsnachfrage oder geographische Gegebenheiten, den Patientenmarkt für den eigenen Gesundheitsbetrieb einteilen und die einzelnen Teilmärkte mit ihren jeweiligen Potenzialen bearbeiten.

Innerhalb des eigenen Angebots differenzieren und Spezialisierungsmöglichkeiten nutzen, die zu einer Profilierung des Gesundheitsbetriebs und damit zur Erschließung zusätzlicher Marktpotentiale beitragen können.

Durch Informationen über das gesamte Marktvolumen, den eigenen Marktanteil, die Marktwachstumschancen und die Wettbewerbsintensität sich Klarheit über das Marktpotenzial in Bezug auf den eigenen Gesundheitsbetrieb verschaffen.

Mit bereits bestehender oder zukünftiger Konkurrenz rechnen.

Im Rahmen der Konkurrenzanalyse Informationen über die Wettbewerbssituation sammeln, um Konkurrenten besser einschätzen und auf deren zu erwartenden Handlungen reagieren zu können.

Aus den gesammelten Informationen ableiten, in welchen Bereichen der/die Wettbewerber nicht besonders stark und daher „angreifbar" sind oder mit welchem Aufwand und in welchem Zeitraum ein eventueller Vorsprung der Konkurrenz aufgeholt werden kann.

Darauf achten, welche Angriffsflächen man der Konkurrenz bietet und wie erarbeitete Wettbewerbsvorteile so geschützt werden können (z. B. durch Markenschutz), dass sie durch Konkurrenten nicht ohne weiteres kopier- oder nachahmbar sind.

Zur Optimierung des Leistungsangebotes Verbesserungsmöglichkeiten im Bereich der medizinischen Behandlungs- und Pflegeleistungen und der zusätzlichen Leistungen im Bereich des Patientenservice und der Patientenkommunikation nutzen.

Berücksichtigen, dass die Ausbildungs- und Arbeitsqualität des Behandlungs- und Pflegepersonals, die die Art und Weise, wie medizinische Behandlungs- und Pflegeleistungen erbracht werden, maßgeblich bestimmen und in Zukunft noch an Bedeutung gewinnen.

Durch Leistungsinnovationen, -differenzierung und -diversifizierungen sich von Wettbewerbern abgrenzen und das Angebotsspektrum zukunftsfähig gestalten.

Durch Schaffung von Mehrwerten für die Patienten, zielgruppenorientierten Patientenserviceleistungen und Informationsangeboten negative Auswirkungen aufgrund von Patientenunzufriedenheiten begrenzen und die Servicequalität des Gesundheitsbetriebes insgesamt erhöhen.

Mit einer guten Behandlungsplanung nicht nur zur Patientenzufriedenheit, sondern auch zu einer Optimierung der betriebsinternen Abläufe in der Gesundheitseinrichtung beitragen.

Den sich abzeichnenden Bedarf durch vorgesehene Behandlungsmaßnahmen dem Angebot an vorhandenen personellen und materiellen Behandlungskapazitäten gegenüber stellen, mit den Zielen der Einhaltung der Behandlungstermine und einer möglichst gleichmäßigen hohen Auslastung.

Die Behandlungsterminierung möglichst so vornehmen, dass keine Leerlaufzeiten entstehen, aber die Termine auch nicht zu eng liegen, so dass aufgrund fehlender Pufferzeiten Verzögerungen entstehen.

Auftretende Komplikationen oder ein erhöhter Zuwendungsbedarf durch Vorgabezeiten (z. B. Rüstzeiten, Nebenzeiten) berücksichtigen, die aus Beobachtungen über einen längeren Zeitraum hervorgehen und als Zeitwerte für gleiche Behandlungsarten herangezogen werden können.

Die Patientenorientierung in den Vordergrund stellen, so dass alle Pflege- und Behandlungsmaßnahmen sich am Wohle des Patienten orientieren, zu seiner Gesundung und Gesunderhaltung beitragen und bei der Organisation der medizinischen Leistungserbringung der Patient an erster Stelle steht.

Die medizinische Lotsenfunktion wahrnehmen, den Patienten dabei nicht einfach überweisen und damit „weiterreichen", sondern ihn begleiten und seinen Heilungsprozess aktiv mitgestalten, was eine enge Patientenführung, damit verbunden, einen verbesserten Therapieerfolg und das deutlichere Herausstellen des eigenen gesundheitsbetrieblichen Anteils an der Gesundung ermöglicht.

Eine möglichst hohe Patientenadhärenz erreichen, durch Berücksichtigung seiner individuellen Bedürfnisse, seiner Lebensbedingungen, seines bisherigen Krankheitsverlaufs und eventueller Therapiegefährdungen und der Einbindung in eine gemeinsam entschiedene Behandlungsplanung und diesbezügliche Zielvereinbarung.

Das Entstehen von Ängsten vermeiden, Selbstbewältigungskompetenzen unterstützen und das Erreichen der gemeinsamen Behandlungsziele regelmäßig kontrollieren, um den Therapieerfolg zu verbessern und die Patientenbindung nachhaltig zu erhöhen.

Die Erwartungshaltung von Patienten in Erfahrung bringen, um Patienten langfristig an sich zu binden und von den eigenen Leistungsangeboten dauerhaft zu überzeugen.

Durch Befragung von Patienten z. B. die Beurteilung von Diagnosesicherheit, Wirksamkeit von Behandlungsmethoden, Begleiterscheinungen oder Schmerzfreiheit, Anfahrtswege, Wartezeiten, kurzfristige Termineinräumung oder auch der Zeit für Gespräche und Zuwendung ermitteln, um daraus ableiten zu können, ob die Erwartungen und Vorstellungen des Patienten dauerhaft erreicht und vielleicht sogar noch übertroffen wurden, oder aber die Qualität der Behandlungs- und Pflegeleistungen noch besser dargestellt werden muss, damit sie der Patient auch bewusster wahrneh-men kann.

Einen möglichst hohen Patientenbindungsgrad durch dauerhaftes Bemühen um den Patienten und ein langfristig gesichertes Leistungsniveau mittels eines wirksamen Qualitätsmanagements erzielen.

Zur Aufrechterhaltung des für eine langfristige Bindung notwendigen Kontakts zu den Patienten Maßnahmen ergreifen, wie z. B. Recall-Systeme, Vorsorgetermine, medizi-nische Vorträge und prophylaktische Beratung, Patienteninformationen, Hauszeit-schriften etc.

Beschwerdemanagement einrichten, um die Zufriedenheit des Patienten wiederherzu-stellen, Stabilität in gefährdete Patientenbeziehungen zu bringen und den Mitarbeitern zu zeigen, dass das Feedback der Patienten, ihre Anfragen und Verbesserungsvor-schläge für den Lernprozess im Gesundheitswesen wichtig sind, auch um Leistungs-mängel festzustellen, Hinweise auf Stärken und Schwächen zu erhalten, betriebliche Abläufe zu optimieren und durch Fehler entstehende Kosten zu reduzieren.

Das Angebot Individueller Gesundheitsleistungen (IGeL) positiv vermitteln und den Eindruck von „Abzocke" oder „Geldmacherei" vermeiden.

Den Patienten Hilfestellung dahingehend leisten, die für den medizinischen Laien nur schwer zu durchschaubaren Leistungen des Zweiten Gesundheitsmarkts beurteil-bar zu machen und sie ihm qualitätsgesichert anzubieten.

Für den Patienten Transparenz über den Umfang, die Art und die nachgewiesene Qualität der einzelnen Angebote herstellen und dabei ein Vertrauensverhältnis auf-bauen, indem ihm ausführlich die Qualität, Kosten und Folgen vor der Behandlung erläutert werden, ohne Druck und unter Einräumung ausreichender Bedenkzeit.

Dabei das für die Erzielung von Heilerfolgen notwendige Vertrauen und die emotio-nale Bindung bewahren und diese nicht durch Honorarverhandlungen, Angstmache-rei und Verunsicherungen zerstören, denn langfristig und mit erheblichem Aufwand aufgebaute Patientenbeziehungen können daran innerhalb kürzester Zeit zerbre-chen, und ein derartiges Verhalten ist auch dazu geeignet, mögliche neue Patienten abzuschrecken.

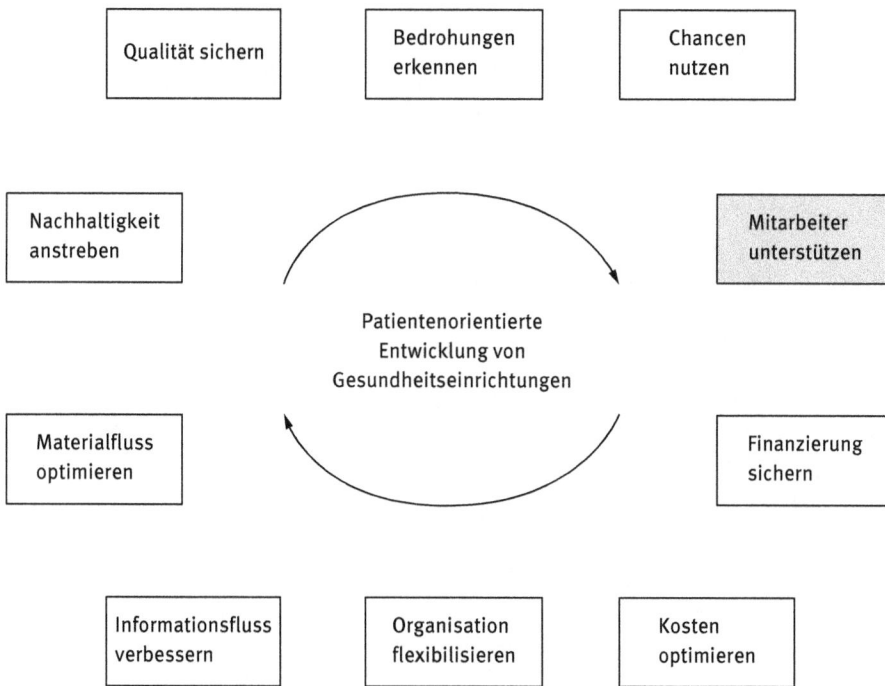

Qualität sichern

Bedrohungen erkennen

Chancen nutzen

Nachhaltigkeit anstreben

Mitarbeiter unterstützen

Patientenorientierte Entwicklung von Gesundheitseinrichtungen

Materialfluss optimieren

Finanzierung sichern

Informationsfluss verbessern

Organisation flexibilisieren

Kosten optimieren

3 Mitarbeiter unterstützen

3.1 Führungsverantwortung

3.1.1 Vorbildfunktion

Die Mitarbeiter einer Gesundheitseinrichtung sind zugleich ihr größtes Potenzial. Auf diese eigentlich hinreichend bekannte Feststellung kann gar nicht oft genug hingewiesen werden. Eine konsequente Patientenorientierung benötigt Mitarbeiter, die sich für ihre Einrichtung engagieren, mit Leistungsbereitschaft und Motivation auf einem hohen Niveau. Um dies zu erreichen bedarf es einer Führungsverantwortung, die auf Vertrauen und Respekt als wichtigen Grundlagen einer positiven und erfolgreichen Zusammenarbeit basiert.

Die Mitarbeiter von Gesundheitseinrichtungen sehen sich zunehmend schwieriger werdenden Rahmenbedingungen gegenüber: Ein dynamisches gesundheitspolitisches Umfeld, die verstärkte Marktorientierung und die Anwendung neuer Behandlungs- und Informationstechnologien wirken auf die Aufgaben und Arbeitsabläufe im Gesundheitswesen ein. Die Mitarbeiter werden in vielen Bereichen einer Gesundheitseinrichtung immer stärker von komplexen Aufgabenstellungen beansprucht. Ihr Anforderungsprofil ist umfangreicher und anspruchsvoller geworden, wobei insbesondere eine stärkere Patientenorientierung neben soliden medizinfachlichen Fähigkeiten und Fertigkeiten Eigenschaften, wie methodische und soziale Kompetenzen, erforderlich macht. Kommunikationsfähigkeit, Einfühlungsvermögen und Flexibilität sind mehr denn je erforderlich, um den wachsenden individuellen Bedürfnissen der Patienten gerecht werden zu können.

Engagierte und eigenverantwortliche Mitarbeiter, Kooperationsbereitschaft und Teamfähigkeit erreicht man nicht durch „von oben herab" verkündete Anordnungen, sondern durch das Schaffen von Vertrauen, durch Zuhören und Verbindlichkeit, sowie durch Mitbeteiligung, die im Zentrum einer ärztlichen Führungskultur bzw. des Selbstverständnisses von Führungskräften in Medizin und Pflege stehen sollte. Da die Führungskräfte im Gesundheitswesen neben ihren patientenorientierten, medizinischen Aufgaben beispielsweise als Arzt, Leitende Zahnmedizinische Verwaltungshelferin oder Pflegeleiterin auch Führungsfunktionen wahrnehmen müssen, ist ihre **Vorbildfunktion** in beiderlei Hinsicht von Bedeutung. Ihr Verhalten wird von den Mitarbeitern und Patienten beobachtet und als Maßstab und Orientierung für das eigene Handeln angesehen, was unterschiedliche Ursachen und Ausprägungen haben kann (vgl. Tab. 3.1).

Wenn eine Führungskraft somit beispielsweise umweltfreundliches Verhalten von ihren Mitarbeiterinnen und Mitarbeitern erwartet, so muss sie selbst dazu bereit sein und dies im täglichen Handeln auch demonstrieren, damit ihr Verhalten als nachahmenswert empfunden wird. Die Glaubwürdigkeit ist dabei von großer Bedeutung. Die Mitarbeiter stellen schnell fest, wenn es sich nur um Lippenbekennt-

Tab. 3.1: Theoriebeispiele zu Ursachen und Ausprägungen der Vorbildfunktion.

Autor	Konzept
S. Freud	Psychodynamischer Prozess, mit dem Ziel, einer Angleichung des eigenen Ich zu dem zum Vorbild genommenen Ich, um letztendlich Idealen oder dem Erfolg des Vorbildes durch Nacheifern möglichst nahe zu kommen.
R. Merton	Muster für spezifische Rollen oder für eine generelle Lebensweise, die nachgeahmt werden.
A. Bandura	Orientierung an einem Vorbild oder Rollenmodell kann zum Auslösen, Hemmen oder auch Enthemmen bereits vorhandener Verhaltensmuster sowie zum Erwerb neuer Verhaltensweisen führen.
A. Tausch	Insbesondere die Vorbilder gelten als attraktiv, die hohes Ansehen genießen, erfolgreich sind und zu denen eine gute Beziehung besteht.

nisse handelt und die Führungskraft sich in Sachen Umweltschutz durch das Fahren eines PS-starken Autos mit hohem Spritverbrauch entlarvt. Der dadurch entstehende Glaubwürdigkeitsverlust ist in der Regel immens und kann zum grundsätzlichen Problem werden, was von vielen Führungskräften unterschätzt wird. Auch Rechtfertigungsversuche nützen in einer derartigen Situation nur wenig, da sie den entstandenen Vertrauensverlust häufig nicht ausgleichen können.

Gerade im Hinblick auf die Patientenorientierung ist es wichtig, sich der Vorbildfunktion bewusst zu sein und sie mit Leben zu füllen, um sie auch gezielt für positive Verhaltensbeeinflussungen bei den Patienten nutzen zu können. Ein rauchender, übergewichtiger Hausarzt wird seine Patienten sicherlich schwerer davon überzeugen können, möglichst gesund zu leben, als ein Arzt der mit seinem persönlichen Konsumverhalten auch in dieser Hinsicht ein Vorbild darstellt.

Im Verhalten gegenüber den Mitarbeitern bedeutet dies, beispielsweise verlässlich und berechenbar zu sein, gerecht und fair zu handeln, Zusagen und Vereinbarungen einzuhalten und die Ansprüche an die Mitarbeiter hinsichtlich Teamfähigkeit, Flexibilität und dem Einhalten von Regeln auch gegen sich selbst gelten zu lassen. Die Vorbildfunktion gilt auch für das Mittragen des Selbstverständnisses, der Grundprinzipen und der gemeinsamen Ziele einer Gesundheitseinrichtung und bildet somit die Basis für eine gelebte Organisationskultur, als Rahmen für die Erfüllung aller medizinischen und pflegenden Aufgaben.

3.1.2 Ethik

Die ethischen Fragen in einer Gesundheitseinrichtung befassen sich zunächst und selbstverständlich mit den medizinischen Fragen in Zusammenhang mit Herausforderungen durch neue Entwicklungen in der Medizin, moralischen Problemen von Stammzellenforschung, Herz- oder Hirntod, Schwangerschaftsunterbrechung, Organtransplantationen, Missbrauch ärztlichen Wissens und Ehrgeizes und vieles andere mehr.

Beispiele für medizinische Ethikeinrichtungen und ihre Themenschwerpunkten sind
- Deutscher Ethikrat: Folgen für Individuum und Gesellschaft, in Zusammenhang mit der Forschung und den Entwicklungen insbesondere auf dem Gebiet der Lebenswissenschaften und ihrer Anwendung auf den Menschen.
- Deutsches Referenzzentrum für Ethik in den Biowissenschaften: Grundlagen, Normen und Kriterien der ethischen Urteilsbildung in den Biowissenschaften.
- Zentrale Ethikkommission Bundesärztekammer: Stellungnahmen zu ethischen Fragen bezüglich Fortschritt in der Medizin und Pflichten bei der ärztlichen Berufsausübung.
- Zentrum für Medizinische Ethik: Angewandte und biomedizinische Ethik.

Ärzte, Pflegekräfte und medizinisches Personal sind in ihrer täglichen Arbeit immer wieder konfrontiert mit dem Lebensschutz, der Unantastbarkeit der Menschenwürde oder der Patientenautonomie. Ethische Probleme aus dem klinischen Alltag, bei der medizinischen Behandlung, Pflege und Versorgung von Patienten werden in der Regel in einem betrieblichen **Ethikkomitee** beraten, das bei auftretenden moralischen Konflikten wertvolle Unterstützung leisten kann. Es kann im Umgang mit Schwerstkranken und Sterbenden letztendlich zwar keine Entscheidung abnehmen, aber aufgrund seiner in der Regel interdisziplinären Zusammensetzung zu ihrer Absicherung beitragen.

Neben Fragestellungen der Ethik in Medizin und Pflege unterliegen Gesundheitsbetriebe auch einer *betrieblichen* Ethik im Sinne einer Unternehmens- und Wirtschaftsethik, die versucht Fragen beispielsweise nach dem Umgang mit knappen Ressourcen im Gesundheitswesen, den Umgang mit den Mitarbeitern oder einem möglichen Gewinnstreben zu beantworten. Moralische Wertvorstellungen im Bereich von Solidarität, Humanität und Verantwortung sind für den Gesundheitsbetrieb wichtig, um nicht seine Anerkennung durch die Gesellschaft zu verlieren, die aus seinem Beitrag für das Gesundheitswesen, aber auch für nachhaltiges Handeln und betriebliche soziale Gerechtigkeit besteht. Maßstäbe sind dabei nicht nur die moralischen Ideale der Gesundheitseinrichtung als Ganzes, sondern vor allen Dingen auch die nach innen und außen wirkende Individualethik ihrer Führungskräfte und Mitarbeiter.

Da ist zum einen die *soziale* Gesellschaftsverantwortung zu nennen, die über die gesetzlichen Mindestanforderungen und die eigentliche medizinische oder pflegerische Versorgung hinaus, freiwillige Beiträge durch Selbstverpflichtungen, soziale Einzelengagements, Einhaltung von Arbeits- und Umweltstandards, Verzicht auf Leiharbeitskräfte aus dem Niedriglohnsektor, Nachhaltigkeitsberichte, Vermeidung des Bezugs von Artikeln aus Kinderarbeit, Umweltschutzbeiträge etc. leistet, um bestimmte Wertebereiche wie Humanität, Solidarität oder Gerechtigkeit durch das eigene Handeln positiv zu beeinflussen. Die Herausforderung besteht insbesondere darin, gesellschaftlicher Werte und soziale Normen ausreichend zu berücksichtigen und dabei auch die ökonomische Verantwortung so einzubeziehen, dass einerseits zumindest kostendeckend gewirtschaftet wird und andererseits ökonomische Erfolge möglichst nachhaltig sind und auch nicht zu Lasten beispielsweise von Patienten-, Pflege- oder Betreuungsleistungen gehen. Die Integration gemeinnütziger Aktivitäten, die über die ohnehin gesellschaftlich angesehenen Aufgaben im Gesundheitswesen hinausgehen, das Freistellen und von Mitarbeitern für soziale oder ökologische Tätigkeiten und das Fördern von Engagement in diesem Bereich tragen zu einer nachhaltigen und verantwortungsbewussten Entwicklung von Gesundheitseinrichtungen und ihrem gemeinnützigen, gesellschaftlichen Erfolg bei.

Die betriebliche Ethik umfasst auch Verhaltensmaßnahmen, um Veruntreuung, Korruption, Geldwäsche, Betrug oder andere strafbare Handlungen im Gesundheitswesen zu vermeiden. In der Regel wird ein System aus Kontrolleinrichtungen und freiwilligen Maßnahmen eingesetzt:

- Aktive Sicherungsmaßnahmen (Compliance) beispielsweise in Form von Regelungen zur Annahme von Geschenken, von Dienstanweisungen, Vieraugenprinzip oder Funktionstrennungen.
- Freiwillige Selbstverpflichtung (Verhaltenskodex) beispielsweise zur Vermeidung von Interessenskonflikten, Aufgabenwahrnehmung mit größtmöglicher Sorgfalt und Integrität oder transparenter und für andere nachvollziehbarer Arbeitsweise.

Diese Maßnahmen sollen das berechtigte Vertrauen der Patienten und Mitarbeiter in die Gesundheitseinrichtung sichern und signalisieren, dass Bestechung und Korruption verfolgt werden. Gleichzeitig stellt deren Einhaltung und aktives Vorleben durch die Führungskräfte auch eine positive Vorbildfunktion im Hinblick auf die Erwartungshaltung an die Mitarbeiter dar.

Auch Grundsätze einer verantwortungsbewussten Betriebsführung im Gesundheitswesen (Coporate Governance) können zu einer positiven Anwendung und Umsetzung betrieblicher Ethik beitragen. Wichtige Regelungsbereiche sind in diesem Zusammenhang beispielsweise

- Zusammenwirken von Vorstand und Aufsichtsgremien,
- Regelung der Zuständigkeiten,
- Organisation,
- Vergütungen,
- Rechnungslegung,
- Buchhaltung,
- Abschlussprüfung,
- Qualitätssicherung.

Standards in guter und verantwortungsvoller Führung einer Gesundheitseinrichtung schaffen klare Strukturen und tragen zur Verhinderung von Rechtsverstößen bei.

3.1.3 Führungsstil, Teamgeist und Betriebsklima

Wertschätzung und Respekt sind wichtige Grundlagen einer vertrauensvollen Zusammenarbeit. Für manche Führungskräfte sind jedoch ein schneidiges Auftreten und ein forscher Umgangston immer noch Attribute eines durchsetzungsfähigen Führungsverhaltens. Tatsächlich ist es viel einfacher, mit „Befehl und Gehorsam" zu führen, als sich mit den Argumenten, dem Wissen und der Erfahrung der eigenen Mitarbeiter auseinandersetzen zu müssen. Ein Befehlston allerdings gehört auf den Kasernenhof, nicht in eine Gesundheitseinrichtung und schon gar nicht mehr in die heutige Zeit. Damit erreicht man vielleicht das Gehör der Mitarbeiter, aber nicht ihr Herz und nicht ihren Verstand.

In manchen Fällen ist ein derartiges Führungsverhalten auch Ausdruck von Unsicherheit und Überforderung. Als Vorgesetzter Fehler einzuräumen und damit souverän umzugehen, ist allerdings keine Schwäche, sondern eine Stärke. Viele Führungsprobleme in Gesundheitseinrichtungen lassen sich daher auf zu geringe oder fehlende **Führungskompetenzen** zurückzuführen. Zudem fehlt im Gesundheitswesen oft die Gelegenheit, sich diese in ausreichendem Maße anzueignen. Zu den wichtigsten Kompetenzen in diesem Bereich zählen:

- Führungserfahrung: Anzahl und Dauer von Führungsfunktionen, Umfang der Führungsverantwortung, Anzahl und Homogenität direkt unterstellter Mitarbeiter, Unterschiedlichkeit einzelner Führungsfunktionen und Aufgabengebiete etc.
- Führungsqualifikation: Notwendige Fertigkeiten, Fähigkeiten, Kenntnisse und Eigenschaften, um positive Führungsergebnisse zu erzielen, im Bereich von Fach-, Methoden- und Sozialkompetenzen etc.
- Führungskommunikation: Zeigen von Interesse, Aufmerksamkeit, Zuwendung, Rückmeldung durch Häufigkeiten der Kommunikation und aktives Zuhören, unter geeignetem Einsatz von Körperhaltung, Blickkontakt, Gestik, Mimik etc.

Fehlende Führungskompetenzen lassen sich beispielsweise in Weiterbildungseinrichtungen des Gesundheitswesens und je nach Führungsaufgabe mit unterschiedlichen Schwerpunktsetzungen, wie beispielsweise Konfliktmanagement, Teamentwicklung, Projektmanagement, Zielvereinbarungsgespräche etc., oder aber auch durch Übertragung von Führungsfunktionen auf Probe, Urlaubs- und Abwesenheitsvertretungen, stellvertretende Leitungsfunktionen etc. erwerben.

Die Art und Weise des Umgangs mit den Mitarbeitern, die innerer Haltung und Einstellung, aber auch Anstand und Benehmen prägen den **Führungsstil** einer leitenden Person. Im Gegensatz zu autokratischen, patriarchalischen, autoritären oder hierarchischen Führungsverhalten, setzen sich kooperative Führungsstile mehr und mehr durch. Dies ist nahezu unumgänglich, da sich gerade auch im Gesundheitswesen die Betriebs- und Arbeitsumwelt ändert und hinsichtlich des demographischen Wandels, einer Abnahme des Angebots an Fachkräften und einer stärkeren

Patientenorientierung höhere Anforderungen an den Einsatz und die Zusammenarbeit des Gesundheitspersonals ergeben: Die Förderung der Leistungsbereitschaft, die Weitergabe von Informationen, die Stärkung kooperativer Zusammenarbeit, die Übernahme von Verantwortung, das Zulassen von Kreativität, Selbständigkeit und Handlungsaktivität erfordert Delegation, Kollegialität und Partizipation sowie ein partnerschaftliches Verhältnis gegenseitiger Achtung und Anerkennung. Eine möglichst hohe Arbeitszufriedenheit und hervorragende Arbeitsresultate sind heutzutage oft das Ergebnis eines mehrdimensionalen Führungsverhaltens mit einer kooperativen Grundausrichtung und einer situationsbezogenen Führung, die jeweils notwendige Stilelemente und dadurch das auf die jeweilige Führungssituation angemessene Führungsverhalten einbezieht. Führung muss immer versuchen, Sinn und die Bedeutung der gemeinsamen Ziele und Ideale zu vermitteln. Sinnhaftigkeit, Motivation, positive Einstellung und Identifikation der Mitarbeiter mit ihrer Tätigkeit und ihrem Gesundheitsbetrieb setzen die Fähigkeit zur Kooperation voraus, was auch für die Führungskräfte gilt und gerade im Hinblick auf die Patientenzufriedenheit und einen bestmöglichen Heilungs- oder Pflegerfolg notwendig ist.

> Im Rahmen einer repräsentativen Benchmark Studie wurden im Auftrag der Deutschen Gesellschaft für Qualität (DGQ) Entscheidungsträger aus 300 Gesundheitseinrichtungen hinsichtlich der Bedeutung von Führungskompetenz befragt: „Als größtes Managementdefizit in Gesundheitseinrichtungen nennen die Befragten einen Mangel an Führungskompetenz und sozialen Fähigkeiten. 44 Prozent bewerten die Führungsqualitäten in ihrer Einrichtung als durchschnittlich. Betriebe in öffentlich-rechtlicher Trägerschaft und kleinere Rehabilitationseinrichtungen mit weniger als 99 Betten schneiden etwas schlechter ab. Auch Mitarbeiterorientierung und Mitarbeiterzufriedenheit in der eigenen Organisation seien nur Mittelmaß, meinen 40 Prozent der Gesundheitsmanager. Dies trifft vor allem für öffentlich-rechtliche Trägerschaften und größere Einrichtungen ab 200 Betten zu." (*Flintrop*, 2011, S. 79)

Funktionierende zwischenmenschliche Beziehungen und ihre Qualität sind gerade auch im Gesundheitswesen von wesentlicher Bedeutung für die Arbeitszufriedenheit und -attraktivität. Die Notwendigkeit zur möglichst reibungslosen Zusammenarbeit in Medizin und Pflege setzt den gegenseitigen, problemfreien Austausch zwischen Mitarbeitern und Patienten voraus. Die individuell empfundene Qualität der Zusammenarbeit, die Art und Weise des Zusammenwirkens und das erlebte Arbeits- und Sozialverhalten ist für die Motivation der Mitarbeiter von wesentlicher Bedeutung. Forschungsergebnisse der Organisationspsychologie weisen darauf hin, dass sich Veränderungen von Arbeitsbedingungen mit dem Ziel verstärkter Verständnis, Hilfsbereitschaft und Toleranz positiv auf das **Betriebsklima**, das professionelle Selbstverständnis der Mitarbeiter im Gesundheitswesen, die gesundheitliche Versorgung der Patienten und die Attraktivität der Gesundheitsberufe ausübt. Anerkennung und Sinnvermittlung, sowie Teamgeist und eine Betriebskultur, die durch das gegenseitig wertschätzende Auftreten und Benehmen der Mitarbeiter und Führungskräfte eines

Gesundheitsbetriebs untereinander sowie gegenüber den Patienten geprägt ist, hat auch eine positive Ausstrahlung nach außen. Dies lässt sich erreichen, indem beispielsweise starre hierarchische Strukturen, ein Misstrauensklima, übermäßige Kontrollfunktionen und schlecht kommunizierte Entscheidungen vermieden werden. Stattdessen sollten z. B. Aufgabenklarheit, Mitarbeiterverantwortung, die Berücksichtigung der Mitarbeiterbedürfnisse und eine vertrauensvollen Betriebskultur im Vordergrund stehen.

3.2 Mitarbeiterentwicklung

3.2.1 Coaching

Die Mitarbeiterentwicklung besteht nicht nur aus einem möglichst großen Aus- und Weiterbildungsangebot. Manche Gesundheitseinrichtungen bieten gar umfangreiche Weiterbildungskataloge an und sind verwundert, wenn die damit verbundenen enormen Kosten nicht zum gewünschten Erfolg führen.

Die Mitarbeiter in ihrer Entwicklung zielgerichtet zu unterstützen bedeutet mehr, als sie nur auf Seminare zu schicken. Ihre Potenziale, ihre Stärken und Schwächen werden allerdings oft von ihnen selbst gar nicht erkannt und können auch nur festgestellt werden, wenn man sich für sie interessiert und mit ihrer Person befasst. Das setzt einen kooperativen Führungsstil voraus und geht aber über diesen hinaus, denn es stehen nicht die operativen Führungsziele im Vordergrund, sondern der Mitarbeiter. Es geht darum zu klären, wie er welchen Beitrag zur Gesamtzielerreichung leisten kann und wo er mit welchen Aufgaben bestmöglich eingesetzt ist, um an dieser Stelle seine Stärken gezielt nutzen und weiter entwickeln zu können.

Das **Coaching** stellt in diesem Zusammenhang eine intensive Beratung, Analyse und Begleitung des Mitarbeiters dar.

Der *Deutsche Bundesverband Coaching (DBVC) e. V.* versteht beispielsweise unter anderem darunter:
– Beratung, Begleitung und Unterstützung,
– Weiterentwicklung von individuellen Lern- und Leistungsprozessen,
– Steigerung und Erhalt der Leistungsfähigkeit,
– Verbesserung der beruflichen Situation,
– Optimierung der menschlichen Potenziale,
– Kombination aus individueller Unterstützung zur Bewältigung verschiedener Anliegen und persönlicher Beratung,
– Erkennen von Problemursachen,
– Identifikation und Lösung der zum Problem führenden Prozesse,
– Förderung der Selbstreflexion und -wahrnehmung,
– Erweiterung bzw. Verbesserung der Möglichkeiten bzgl. Wahrnehmung, Erleben und Verhalten. (Vgl. *Deutscher Bundesverband Coaching*, 2013)

Coaching ist nicht unumstritten und mitunter wird es als andere Bezeichnung für personenorientierte Führung oder Beratung von Führungskräften gesehen. Auf die Mitarbeiter bezogen bedeutet es, längerfristige Entwicklungsprozesse zur Förderung der Anlagen und Fähigkeiten auszulösen und aus der eigenen Überzeugung heraus Verhaltensweisen zu entwickeln, die eine engagierte und eigenverantwortliche Aufgabenerfüllung ermöglicht. Insbesondere müssen sie in der Lage sein, sich abzeichnende Trends zu erkennen und zukünftige Herausforderungen zu meistern, um die Zukunftsfähigkeit des Gesundheitsbetriebs mit zu sichern und sich für die Einrichtung ergebende Chancen zu nutzen. Mitdenken, Mithandeln und ein gemeinsames Aufgabenverständnis mitzutragen sind dabei wichtige Eigenschaften, die es zu entwickeln gilt.

Ein autoritärer Führungsstil vermag dies nicht zu leisten. Er mag zwar für Vorgaben einer exakten Aufgabenerfüllung geeignet sein, aber nicht für komplexe Aufgabenstellungen, die über die Bewältigungsmöglichkeiten der Führungskraft hinausgehen. Letztendlich tragen starke, hochqualifizierte Mitarbeiter jedoch auch zu ihrem Führungserfolg bei, was sich viele Führungskräfte allerdings nicht eingestehen mögen und oft herunterzuspielen versuchen.

Bei der **Beurteilung** von Mitarbeitern steht in diesem Zusammenhang nicht eine Leistungsbewertung im Vordergrund, sondern seine Potenziale und Entwicklungsmöglichkeiten.

Die häufig anzutreffende jährliche Bewertung von Leistungen stellt für jede Gesundheitseinrichtung einen enormen Aufwand dar, da jeder einzelne Mitarbeiter bewertet und dieses „Zeugnis" ihm üblicherweise in einem Jahresgespräch eröffnet werden muss. In der Summe sind dies für größere Betriebe hunderte von Stunden, in denen Führungskräfte mit in der Regel unterschiedlichen Bewertungsmaßstäben versuchen, die Leistung von Mitarbeitern einzuschätzen und ihnen diese zu kommunizieren. Das Ergebnis lässt sich erahnen, wenn Mitarbeiter nur eine durchschnittliche oder gar schlechte Leistung attestiert bekommen. Vorgegebene Beurteilungsformulare, die nur die Zielorientierung, Leistungsbeurteilung und Weiterbildungsmaßnahmen beinhalten, verbessern die Ausgangssituation für eine möglichst positive Personalentwicklung auch nicht gerade. Zumal der Beitrag zu einer optimierten Gesamtzielerreichung für den Gesundheitsbetrieb insgesamt durch diesen jährlichen Beurteilungsmarathon ohnehin fraglich erscheint. Hinzukommt, dass durch Führungsfehler bei Leistungsprämien mitunter auch besonders genehme Mitarbeiter begünstigt werden, deren Leistung dies objektiv nicht rechtfertigt, was zusätzlich Unruhe stiftet.

Aufgrund dieser Erfahrungen mit der Leistungsbeurteilung aus den vergangenen Jahrzehnten geht man heutzutage neue Wege, indem man die Gesamtleistung einer Gesundheitseinrichtung in den Vordergrund stellt und alle gleichermaßen am Erfolg beteiligt. Das bedeutet, wenn es etwas zu verteilen gibt, bekommen alle etwas, und im Falle von negativen Ergebnissen konsequenterweise niemand. Diese Orientierung an einem gemeinsamen Leistungsziel schweißt die Belegschaft wesentlich besser zusammen, und auch diejenigen, die weniger leisten, werden mitgezogen. Gleichzeitig verringern sich die bei individueller Leistungsbeurteilung erzeugte Unruhe und der damit verbundene Aufwand erheblich.

Die Führungskraft im Gesundheitsbetrieb muss vom Leistungsbeurteiler zum Entwicklungspartner seiner Mitarbeiter werden. Dazu gehört, dass sie selbst auch in der Lage ist, sich gegenüber dem ihr anvertrauten Personal zu öffnen, um die notwendige Glaubwürdigkeit zu erlangen. Die vorbereitende Entwicklung gemeinsamer Wege zu einer optimalen Aufgabenerfüllung sollte von Verantwortung und Fairness geprägt sein. Vertrauen, Respekt und Verbindlichkeit zählen, wie bereits erwähnt, zu den wichtigsten Grundlagen einer positiven und erfolgreichen Zusammenarbeit. „Von oben herab" geführte Gespräche, einseitige Zieldiktate und geringe Wertschätzung oder gar Verletzungen vermitteln Interessenlosigkeit am Mitarbeiter und sind kontraproduktiv. Stattdessen sollten die gemeinsame Festlegung von Zielen, realistische Entwicklungsmöglichkeiten, aktive Beteiligung, Übertragung von Verantwortung und keine Unter- oder Überforderung im Vordergrund eines begleitenden Coaching für den Mitarbeiter stehen.

3.2.2 Aus- und Weiterbildung

„Viel hilft viel!" Dieser Grundsatz gilt in der Aus- und Weiterbildung zumindest nicht. Die Menge an Seminaren, Workshops und Weiterbildungsveranstaltungen ist nicht entscheidend, sondern die **Weiterbildungsqualität** und damit die Art und Weise wie Wissen und Fertigkeiten für Medizin und Pflege vermittelt werden.

Alle Angehörigen der Gesundheitsberufe wissen, dass erst die Erfahrung und immer wiederkehrende Durchführung von Tätigkeiten Sicherheit im Umgang mit Neuerungen im Behandlungs- und Pflegebereich erzeugen. Eine einmalige Schulung, bei der ein Verfahren oder eine Software nur vorgestellt werden, reicht in der Regel hierzu nicht aus. In derartige Veranstaltungen wird oft ein Maximum an Informationen hineingepackt, die die Teilnehmer darin überfordern, alles aufzunehmen und anwenden zu können. Auch das immer häufiger eingesetzte E-Learning und damit die Verwendung von elektronischen, digitalen Medien für die Anwendung von Lernmaterialien und den Einsatz multimedialer Lernsysteme in der medizinischen Weiterbildung, die zumindest die Vorteile eines zeit- und ortsunabhängigen Lernens bieten, können nur begrenzt dazu beitragen, beispielsweise Entscheidungsfähigkeit zu trainieren und eine Differenzialdiagnose zu erstellen. Wichtiger ist vielmehr, die Menge an Information zu reduzieren, sich auf das Wichtigste zu konzentrieren und den Schwerpunkt auf das anwendungsbezogene Üben und Trainieren zu legen. Soweit es möglich ist, erscheint es daher zweckmäßig, mit Weiterbildungsveranstaltern, Dozenten und Trainern eher kleinere Schulungs- und Trainingseinheiten zu vereinbaren und diese möglichst nachhaltig zu gestalten. Erst wenn ein Lernmodul auch in der Praxis ausreichend eingeübt ist, sollte mit den nächsten darauf aufgebaut werden.

Die Mitarbeiter im Gesundheitswesen unterscheiden sich beispielsweise nicht nur hinsichtlich Alter, Ausbildungsstand etc, sondern auch hinsichtlich Lerntempo, Wissensaufnahme und Lerntechniken. Darauf ist Rücksicht zu nehmen, was in Standardseminaren nicht immer gelingt und auch nicht möglich ist. Während es jüngeren Mitarbeitern mit einer höheren Technikaffinität möglicherweise leichter fällt, mit einer neuen Software umzugehen, stellt dies für ältere Kolleginnen und Kollegen eine große Herausforderung dar, sich von vertrauten, altbewährten technischen Lösungen zu trennen. Auch hier ist es besonders wichtig, in Ruhe Vertrauen in beispielsweise neue medizintechnische Lösungen zu gewinnen, um auch den Patienten gegenüber Sicherheit und technische Beherrschbarkeit auszustrahlen.

Weniger kritisch sind hingegen reine Informationsseminare, die z. B. Kenntnisse über medizinrechtliche Neuerungen vermitteln. Hierbei stehen zunächst oft die Übertragbarkeit der erhaltenen Informationen auf die eigene Einrichtung oder die Prüfung von Umsetzungsmöglichkeiten und die Erarbeitung von dazu notwendigen Konzeptionen im Vordergrund.

Die **Weiterbildungsintensität** im Gesundheitswesen ist jedoch insgesamt rückläufig. So ist nach Angaben des *Bundesministeriums für Bildung und Forschung* der durchschnittliche Zeitaufwand pro Teilnehmer im Bereich der Medizin seit dem Jahr 2000 deutlich zurückgegangen (vgl. Tab. 3.2).

Tab. 3.2: Teilnahme und Zeitaufwand an beruflicher Weiterbildung in der Medizin und im Gesundheitswesen (vgl. *Bundesministerium für Bildung und Forschung*, 2006, S. 176ff.).

	1997	2000	2003
Teilnahmequote in %	48	47	45
Zeitaufwand in Stunden pro Teilnehmer	100	101	74
Zeitaufwand in Stunden alle Erwerbstätige	48	46	33

Somit besteht nicht nur die Gefahr, dass für Mitarbeiter in Gesundheitsbetrieben nicht immer die erforderliche Qualität der Weiterbildung vorhanden ist, sondern dass sie auch insgesamt an Stellenwert verliert. Doch die Weiterbildung ist wichtig für die Verbesserung der persönlichen und fachlichen Qualifikation der Mitarbeiter, zur Schulung neuer Behandlungsmethoden, des Umgangs mit Patienten, medizintechnischer Neuerungen oder einer neuen Abrechnungssoftware. Sie stellen Investitionen in das Humankapital im Gesundheitswesen dar und zeigen den Mitarbeitern auch die Bedeutung, die sie in ihrer Gesundheitseinrichtung haben. Der gerade in Medizin und Pflege notwendige aktuelle Wissenstand lässt sich auch nicht alleine aus Fachzeitschriften aneignen, da wesentliche Entwicklungen oftmals erst längere Zeit nach ihrem erfolgreichen Einsatz umfassend publiziert werden, was zwar hinsichtlich ihrer Evidenz positiv ist, andererseits aber auch einen zeitlichen Verzug bedeutet.

Die **Ausbildung** in Medizin und Pflege ist hingegen weitestgehend staatlich organisiert, was dazu beiträgt, möglichst einheitliche Qualitätsmaßstäbe sicherzustellen. Ein großer Teil beispielsweise der dualen Ausbildung, die den ausbildungsbegleitenden Schulbesuch durch die praktische Ausbildung im Gesundheitsbetrieb ergänzt, wird jedoch individuell organisiert in der jeweiligen Gesundheitseinrichtung durchgeführt. Zwar sind die zu vermittelnden Fertigkeiten und Kenntnisse verbindlich als Mindestqualifikationen, die zur Erlangung des Berufsausbildungsabschlusses notwendig sind, festgelegt, doch die Erstellung eines sachlich und zeitlich gegliederten Ausbildungsplans mit den betrieblichen Besonderheiten ist Aufgabe der jeweiligen Ausbildungsstätte. Jede Gesundheitseinrichtung ist somit für die Qualität ihrer betrieblichen Ausbildung selbst verantwortlich und legt in ihr die Grundsteine für einen Großteil der durch ihre Mitarbeiter erbrachten Behandlungs- und Pflegequalität.

Dies gilt im Grunde genommen auch für die ärztliche Ausbildung, deren praktische, in Gesundheitseinrichtungen durchzuführenden Anteile, wie die zusammenhängende praktische Ausbildung in Krankenanstalten oder der Krankenpflegedienst durch den jeweiligen Gesundheitsbetrieb durchgeführt werden. Auch hier setzt die Förderung wichtiger Schlüsselqualifikationen, wie patientenorientiertes Denken und Handeln oder Kommunikationsfähigkeit, ein Lernen durch Erleben und Erfahren voraus. Zur Erlangung der Fähigkeit, medizinische Probleme selbständig lösen zu können, ist es durchaus wichtig auch mit realen Situationen konfrontiert zu werden, die ein Problemlösungsverhalten erforderlich machen. Auch praktische Übungen und Erfahrungen, wie beispielsweise bei der Desinfektion und Sterilisation von Instrumenten, Geräten und Apparaten, bei einfachen Laborarbeiten, insbesondere Harn-, Stuhl- und ausgewählten Blutuntersuchungen oder aber auch bei der Durchführung der Abrechnung mit Krankenkassen und sonstigen Kostenträgern sowie Selbstzahlern unter Anwendung der einschlägigen ärztlichen Gebührenordnungen und Bestimmungen.

3.3 Motivationstheorien

3.3.1 Klassische Motivationstheorien

Häufig stellen sich Führungskräfte und Leitungsorgane von Gesundheitsbetrieben die Frage, wie die Mitarbeiter zu bestmöglichen Leistungen motiviert werden können. Die Motivationstheorien gehen allerdings überwiegend davon aus, dass kein aktives „Motivieren" durch eine Führungskraft erforderlich ist, sondern dass das mit **Motivation** beschriebene Wollen und Streben eines Mitarbeiters grundsätzlich als eigener Antrieb vorhanden ist. Die eigentliche Aufgabe ist es vielmehr, diesem Antrieb genügend Freiraum zu lassen und ihn in die richtigen Bahnen zu lenken.

Da das Thema Mitarbeitermotivation im Gesundheitswesen gerade im Hinblick auf die Patientenorientierung große Bedeutung einnimmt, ist es wichtig zu wissen, was Behandlungs- und Pflegekräfte dazu bringt, gut zu arbeiten, oder, was sie daran hindert. Einige, vor Jahrzehnten entwickelten Theorien haben dabei kaum an Bedeutung eingebüsst, sodass es lohnenswert ist, sich nach wie vor mit ihnen zu beschäftigen.

Die hinreichend bekannte pyramidenförmige Darstellung der **Bedürfnishierarchie**, die *Maslow* 1943 in seiner Theorie über menschliche Motivation veröffentlichte, geht davon aus, dass der Mensch zunächst elementare physiologische und Sicherheitsbedürfnisse zu befriedigen sucht, bevor er nach sozialer Anerkennung, individueller Wertschätzung und Selbstverwirklichung strebt. Dieser Ansatz lässt sich auf die Arbeitswelt übertragen (vgl. *Hentze*, 2005, S. 114ff.) und bedeutet, dass das Streben nach Sicherheit beispielsweise auch ein geregeltes, ausreichendes Einkommen beinhaltet. Wenn dies nicht gewährleistet ist, könnte ein Mitarbeiter in Niedriglohnbereichen des Gesundheitswesens versuchen, durch Nebentätigkeiten auskömmliche finanzielle Verhältnisse zu erwirtschaften. Erst wenn sich diese Situation für den Mitarbeiter hinreichend positiv darstellt, wendet er sich der nächsten Stufe nach sozialer Anerkennung zu. Im beruflichen Umfeld stehen dabei soziale Beziehungen und die Zugehörigkeit zu einer Gruppe im Vordergrund. Auf der nächsten Stufe sind für ihn berufliche Wertschätzung und Anerkennung wichtig. Sie sind Voraussetzungen, um im Rahmen der Selbstverwirklichung seine Potenziale und Fähigkeiten auszuschöpfen zu können.

Selbst wenn man die Kritik an dieser hierarchischen Bedürfnisstruktur (vgl. unter anderem *Myers*, 2008, S. 515f.) teilt, und beispielsweise nicht der Auffassung ist, dass die einzelnen Stufen zwangsläufig aufeinander aufbauen müssen, so lässt sich aus diesem Ansatz zumindest ableiten, was die menschliche Arbeitsleistung im Gesundheitswesen beeinflusst und auf was in diesem Zusammenhang zu achten ist. Sie stellt ferner heraus, wie wichtig auch gute soziale Beziehungen, Wertschätzung und eine wirtschaftliche Absicherung für das Arbeitsumfeld eines Mitarbeiters im Gesundheitswesen sind.

Die 1959 von *Herzberg* veröffentlichte **Zweifaktorentheorie** geht davon aus, dass die Arbeitszufriedenheit von zwei Faktorengruppen beeinflusst wird (vgl. *Ulich*, 2005, S. 203ff.): Es gibt als selbstverständlich erachtete Hygienefaktoren, die Unzufriedenheit vermeiden und Motivatoren, die zur Zufriedenheit beitragen und die Arbeitsleistungen positiv beeinflussen können.

> Das in manchen Gesundheitseinrichtungen übliche Weihnachtsgeld stellt beispielsweise einen Hygienefaktor dar, der erst dann zur Unzufriedenheit beiträgt, wenn er wegfällt. Die Zahlung wird am Jahresende vorausgesetzt und eine höhere Zufriedenheit wird dadurch in der Regel nicht erzeugt. Eine überraschende Beförderung stellt einen Motivator dar und erzeugt zusätzliche Zufriedenheit. Ihr Nichteintreten hätte nicht zu Unzufriedenheit beigetragen (vgl. Abb. 3.1).

Je nachdem, wie stark Hygienefaktoren und Motivatoren eingesetzt werden und ausgeprägt sind, ergeben sich verschiedene Arbeitssituationen (vgl. Tab. 3.3). Auch wenn

Tab. 3.3: Einwirkung der Faktoren auf die Arbeitssituation.

Hygienefaktoreinsatz Motivatoreinsatz	hoch	niedrig
hoch	Unzufriedenheit wird vermieden und Zufriedenheit erzeugt → Idealzustand und hohe Motivation	Unzufriedenheit, aber auch Anerkennung sind vorhanden → engagierter Arbeitseinsatz trotz schlechter Arbeitssituation
niedrig	Unzufriedenheit wird vermieden; es kommt aber keine Anerkennung zum Einsatz → gute Arbeitsbedingungen, aber Motivation ist gering	Unzufriedenheit ist vorhanden; es kommt auch keine Anerkennung zum Einsatz → Frustration, Dienst nach Vorschrift, innere Kündigung

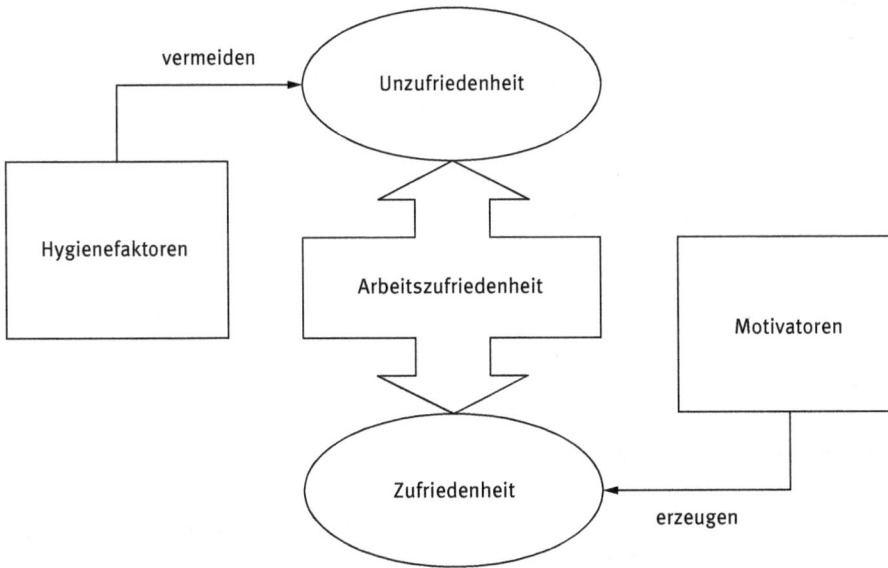

Abb. 3.1: Beeinflussung der Arbeitszufriedenheit nach der Zweifaktorentheorie.

an dieser Theorie beispielsweise kritisiert wird, dass sich die Faktoren nicht vollständig trennen lassen oder auch andere Faktorengruppen auf die Arbeitszufriedenheit einwirken, so lässt sich aus ihr jedoch ebenfalls ein hoher Stellenwert von Anerkennung, Wertschätzung und respektvollem Umgang ableiten, die möglicherweise sogar Unzufriedenheit zumindest kurzfristig und teilweise ausgleichen können. Ebenso wichtig ist die Schaffung optimierter Arbeitsbedingungen, die eine wesentliche Voraussetzung dafür sind, dass sich die Arbeitsleistung in einer Gesundheitseinrichtung bestmöglich entfalten und zusätzlich durch den Einsatz von Motivatoren eventuell sogar steigern lassen kann. Andererseits wird aufgezeigt, dass die Wirkung von dauerhaft gleichmäßig gewährten Leistungen mit der Zeit als selbstverständlich erachtet wird. Eine Verknüpfung der Leistungen an den Gesamterfolg und das Gesamtergebnis des Gesundheitsbetriebs sowie die damit verbundene Abhängigkeit ihrer jeweiligen Höhe, lassen diesen Hygienefaktor zum Motivator werden.

Etwa zeitgleich begründete *McGregor* die **XYZ-Theorie**, die einerseits von einem arbeitsunwilligen Menschentypus X ausgeht, der einer engen Führung mit Kontrollen und Sanktionen bedarf, sowie dem Menschentypus Y, der leistungsbereit nach Selbstverwirklichung strebt und für den ein delegierendes, kooperatives Führungsverhalten besser geeignet erscheint. Der später hinzugefügte Typus Z stellt eine Synthese der beiden vorgenannten Menschentypen dar, was für die Praxis ein möglichst situatives, an die jeweilige Situation angepasstes und durch Kooperation und Verantwortungsübernahme geprägtes Führungsverhalten geeignet erscheinen lässt.

Ebenfalls in den 60er Jahren erlebte die **Anreiz-Beitrags-Theorie**, wie sie beispielsweise von *March/Simon* in Zusammenhang mit der Mitarbeitermotivation vertreten wurde, eine erste große Verbreitung. Nach ihr werden die Mitarbeiter durch verschiedene Anreize dazu bewegt, Arbeitsbeiträge zu leisten. Die Beitragsleistung entspricht dem Anreizempfang und umgekehrt das Anreizangebot den geleisteten Beiträgen, sodass sich beide in einer Art Gleichgewicht befinden. Aus dieser Theorie lässt sich beispielsweise ableiten, dass der Gesundheitsbetrieb nicht nur eine bestmögliche Arbeitsleistung seiner Mitarbeiter erwarten kann, sondern dafür auch die nötigen Anreize, wie gute Arbeitsbedingungen, ausreichende Entlohnung sowie Wertschätzung und Anerkennung leisten muss.

3.3.2 Neuere Motivationsansätze

Auf den klassischen Motivationstheorien aufbauend wurde eine Vielzahl von Konzepten entwickelt, die beinhalten
- unterschiedliche Bedürfnisstrukturen (existenzielle Bedürfnisse, Beziehungen, Kontakte, Erfolge, eigene Entwicklung, Macht, Geltung etc.),
- die Auswirkungen der Arbeitszufriedenheit und des Arbeitsumfelds,
- den Grad der grundsätzlichen Leistungsbereitschaft und des Leistungsvermögens, sowie
- von außen gesetzte Anreize.

Barbuto/Scholl fassen diese und andere Merkmale 1998 beispielsweise zu extrinsischer und intrinsischer Motivation zusammen, wonach die Motivationsquellen zu suchen sind in

- Extrinsisch: z. B. Aussicht auf konkrete Vorteile, Anforderungen des Umfelds, Beiträgen zur gemeinsamen Zielerreichung,
- Intrinsisch: z. B. erfüllende Aufgaben, Spaß an der Arbeit, eigenen Idealen.

Zusammenfassend lässt sich festhalten, dass Mitarbeiter in Gesundheitseinrichtungen nicht unbedingt durch von außen gesetzte Anreize motiviert werden müssen oder zu motivieren sind. Sie lassen sich zwar zusätzlich einsetzen, aber mindestens ebenso wichtig sind beispielsweise als gut erachtete Rahmenbedingungen, eine hohe Arbeitszufriedenheit, gute soziale Beziehungen im Gesundheitsbetrieb und vieles andere mehr, die in der Summe eine wesentliche Grundlage für erfolgreiche Arbeitsleistungen darstellen.

Von großer Bedeutung sind auch der Nutzen und die Erwartungen, die der Einzelne mit seiner Arbeitsleistung verbindet. Dabei spielt nicht nur der persönliche Nutzen, sondern selbstverständlich auch der Patientennutzen eine wichtige Rolle, um die Aufgabe als sinnvoll und anstrengenswert zu erachten. Auch muss mit der Aufgabe die Erwartung verbunden sein, dass sich mit ihrer Durchführung beispielsweise eine Verbesserung der Situation für den Patienten oder auch der eigenen Situation erzielen lässt.

Zu den Erwartungen gehören auch Reaktionen, deren Ausbleiben sich negativ auf den inneren Antrieb auswirken kann. Wenn ein Mitarbeiter feststellt, dass zusätzliche Anstrengungen nicht wertgeschätzt werden, so wird er auf diese ausbleibende Reaktion vielleicht seinerseits mit weniger Engagement reagieren. Fehlende Anerkennung tritt in diesem Zusammenhang häufig bei der Mitarbeitermotivation negativ in Erscheinung.

Die Gerechtigkeitsdiskussion ist ebenfalls ein Thema der Mitarbeitermotivation und als solche nicht zu unterschätzen. Dabei geht es weniger darum, was objektiv gerecht ist, sondern wie es empfunden wird. Die Mitarbeiter haben eine sehr feine Sensorik für eine fehlende Gleichbehandlung und stellen Bevorzugungen sehr schnell fest. Auch die ausführlichsten und dennoch oftmals hilflos wirkenden Begründungen verhindern nicht die Feststellung, dass in manchen Fällen mit zweierlei Maß gemessen wird. Die Antwort darauf ist allerdings nicht, die Mitarbeiter möglichst alle identisch zu behandeln, was unmöglich ist, sondern fair mit ihnen umzugehen. Fairness statt Machtdemonstrationen, Überlegenheitsbeweisen oder Meinungsunterdrückungen beeinflusst das Verhalten, Denken und Handeln der Mitarbeiter positiv. Werden Mitarbeiter durch Machtmissbrauch unfair behandelt, haben sie häufig kaum Möglichkeiten sich dagegen zu wehren. Darunter leidet nicht nur die Arbeitsleistung und als Konsequenz steht womöglich am Ende das Verlassen Gesundheitseinrichtung. Leider sind davon in der Regel gute Mitarbeiter betroffen, denn fehlgeleitete Machtausübung und unfaire Verhaltensweisen sind oft Ausdruck von Unsicherheiten von Führungskräften im Umgang mit ihnen.

3.4 Mitarbeitereinsatz

3.4.1 Arbeitsstrukturierung

Die Arbeitszufriedenheit hängt auch in hohem Maße davon ab, wie die Mitarbeiter in einer Gesundheitseinrichtung eingesetzt werden. Sie sind entsprechend ihren Qualifikationen den jeweiligen Stellen anforderungsgerecht zuzuordnen und ihr Einsatz ist bedarfsgemäß einzuplanen. Zielsetzung ist der Mitarbeitereinsatz in der richtigen Anzahl, zur richtigen Zeit, am richtigen Ort, mit den richtigen Qualifikationen und zu den richtigen Rahmenbedingungen. Die Herausforderung für die Praxis besteht darin, beispielsweise die aktuelle Bettenauslastung oder Behandlungsplanung, die für die jeweilige Arbeitsleistung benötigten Qualifikationen, die Freizeitbedürfnisse der Mitarbeiter und die arbeitszeitrechtlichen Rahmenbedingungen in Einklang zu bringen. Je flexibler und anpassungsfähiger die strukturellen Vorgaben des Mitarbeitereinsatzes dabei sind, desto eher wird eine optimale, rasche und der jeweiligen Situation und Auslastung angemessene Allokation der Personalressourcen gelingen. Dazu sind mögliche Arbeitszeitmodelle, individuelle Betriebsvereinbarungen und tarifliche Alternativen zu nutzen.

> So gibt es beispielsweise neben den hinreichend bekannten Vollzeit-, Teilzeit-, Gleitzeit- oder Schichtarbeitsmodellen seltener gewählte Modelle, wie Baukastenmodelle, bei denen die Arbeitszeit in Form von täglichen, wöchentlichen oder monatlichen Modulen organisiert wird, versetzte oder gestaffelte Arbeitszeiten, die mehrere aufeinander folgende, gleichlang andauernde Arbeitszeiten zur Auswahl mit Anwesenheitspflicht für eine Gruppe von Mitarbeitern darstellen, bis hin zu zeitautonomen Modellen, bei denen Mindestbesetzung und Betriebszeit vorgegeben sind und eine Mitarbeitergruppe selbst über Planung und Anordnung ihrer eigenen Arbeitszeiten entscheidet.

In der Praxis führen insbesondere Unklarheiten hinsichtlich der Abgrenzung von Aufgabengebieten, Verantwortlichkeiten, Zuständigkeiten etc. zu Unzufriedenheiten, Konflikten und Auseinandersetzungen. Umso wichtiger sind klare Strukturen, die derartige Probleme erst gar nicht entstehen lassen. Wichtige aufbauorganisatorische Instrumentarien und Hilfsmittel sind in diesem Zusammenhang:

- Stellenbeschreibung: Beschreibung aller wesentlichen Merkmale einer Stelle wie Arbeitsplatzbezeichnung, Rang, Unter- und Überstellungsverhältnis, Stellvertretungsregelung, Einzelaufgaben, Befugnisse, Stellenanforderungen etc.
- Organigramm: Grafische Darstellung der Aufbauorganisation, die das Verteilungssystem der Aufgaben und die Zuordnung von Teilaufgaben auf die einzelnen Stellen wiedergeben.
- Stellenbesetzungsplan: Ausweis der personalen Besetzung einzelner Stellen.
- Funktionendiagramm: Verknüpfen die Aufgaben und Befugnisse mit den Stellen in Form einer Zuordnungsmatrix.

Von besonderer Bedeutung ist auch, dass zur Stellenbildung eine sorgfältige Aufgabenanalyse durchgeführt wird, bei der die Gesamtaufgaben des Gesundheitsbetriebs in ihre einzelnen Bestandteile anhand von Gliederungsmerkmalen wie Verrichtung, Objekt, Rang, Phase, Zweckbeziehung aufgespaltet werden. Danach müssen die ermittelten Einzelaufgaben in einer anschließenden Aufgabensynthese so zusammengefügt werden, dass sie auch von einem Mitarbeiter mit Normalkapazität und der erforderlichen Eignung bzw. Übung bewältigt werden können. Ist dies nicht der Fall, können beispielsweise Überforderungen entstehen, die zu Unzufriedenheit beitragen. Auch muss der Mitarbeiter auf seiner Stelle über die erforderliche Ausstattung verfügen, damit er seine Arbeitsleistung bestmöglich erbringen kann. Dazu zählen beispielsweise Entscheidungsbefugnis, Anordnungsbefugnis, Sachmittel und vieles andere mehr.

Ein weiteres wichtiges Kriterium ist die Führungsspanne, die die Anzahl der optimal betreubaren direkten Untergebenen beschreibt, da jeder Vorgesetzte nur eine begrenzte Zahl bestmöglich betreuen kann. Ist sie zu umfangreich, bleibt für den einzelnen Mitarbeiter zu wenig Zeit, und er hat bei Rückfragen und Entscheidungen im Bedarfsfall mitunter keinen kompetenten Ansprechpartner zur Verfügung.

Mit dem Abweichen von einer festgelegten Arbeitsstrukturierung kann die Arbeitszufriedenheit mitunter auch erhöht werden. So kann beispielweise die Erweiterung von Tätigkeiten um anspruchsvollere Aufgaben auf einem höheren Anforderungsniveau zu einer Arbeitsbereicherung führen, ein systematischer Austausch von Aufgaben und Tätigkeiten durch regelmäßige und organisierte Stellenwechsel stattfinden oder eine Veränderung der Arbeitsorganisation auf dem gleichen Anforderungsniveau durch Übernahme zusätzlicher Tätigkeiten. Sie tragen dazu bei, einseitige Belastungen und Monotonie zu vermeiden, körperliche und auch psychische Belastungen besser zu verteilen und auszugleichen, die Arbeit abwechslungsreicher zu gestalten und durch die Übertragung verantwortungsvoller Aufgaben auch Anerkennung für die bisher geleisteten Tätigkeiten zum Ausdruck zu bringen. Allerdings ist dabei darauf zu achten, dass es nicht zu einer Ausweitung der Aufgabenmengen insgesamt kommt.

Auch Dienst- und Einsatzpläne tragen zur Arbeitsstrukturierung bei, indem sie die Arbeitszeiten des benötigten Personals regeln, die jederzeitige Patientenversorgung sicherstellen und, insbesondere im Falle der Schichtarbeit, in der Regel auch zu einer besseren Kapazitätsauslastung beitragen bzw. auch sogar Steigerungen des Leistungsangebots ermöglichen. Idealerweise legen sie jedoch nicht nur Arbeitsbeginn und Arbeitsende, die Verteilung der Arbeitszeiten auf einzelne Tage, den Arbeitsort und anderes mehr fest, sondern berücksichtigen eine arbeitswissenschaftlich möglichst günstige Arbeitszeitgestaltung für die Mitarbeiter. Hierzu sind beispielsweise möglichst viele Tätigkeiten der Nachtdienste in die Tagdienste zu integrieren oder den Wünschen nach einer Begrenzung von Nacht- und Spätdiensten, vielen freien Tagen hintereinander und vollständig freien Wochenenden so weit wie möglich zu entsprechen. Die Bundesanstalt für Arbeitsschutz und Arbeitssicherheit bietet z. B.

Rahmendienstpläne und Dienstplanbeispiele, die derartige Gesichtpunkte versuchen zu berücksichtigen.

3.4.2 Arbeitsplatzgestaltung

Die Arbeitsbedingungen für die Mitarbeiter in Gesundheitseinrichtungen und damit auch deren Arbeitszufriedenheit werden auch erheblich dadurch beeinflusst, wie die Arbeitsplätze gestaltet sind. Die bestmögliche Anpassung der Arbeitsbedingungen an den Menschen als Arzt, Pflegehelfer oder Patient ist Aufgabe der ergonomischen Gestaltung von Arbeits- und Behandlungseinrichtungen. Die Forderung, die fachliche Methodik und ihre medizinischen, medizintechnischen und hygienischen Gesichtspunkte mit optimalen physiologischen Arbeitsbedingungen weitestgehend in Einklang zu bringen, erfüllen zeitgemäße Behandlungsplätze, medizintechnische Geräte, Praxiseinrichtungen oder Laborausstattungen in der Regel. Jedoch sind im Rahmen der **Arbeitsergonomie** über den Einsatz moderner Technik hinaus geeignete Arbeitsbedingungen und eine menschgerechte Gestaltung der Arbeitsplätze zu schaffen, um eine möglichst effiziente und fehlerfreie Arbeitsausführung sicherzustellen und die Mitarbeiter im Gesundheitsbetrieb vor gesundheitlichen Schäden auch bei langfristiger Ausübung ihrer Tätigkeit zu schützen.

So stellt beispielsweise die Berufsgenossenschaft für Gesundheitsdienst und Wohlfahrtspflege unter anderem folgende Arbeitsplatzanforderungen an Arztpraxen (vgl. *Berufsgenossenschaft für Gesundheitsdienst und Wohlfahrtspflege*, 2013, S. 2f.):
- ausreichend große Arbeitsfläche (1,5 qm) für die Mitarbeiter am Empfangstresen,
- freier Fußraum unter dem Arbeitstisch,
- ergonomische Arbeitsstühle mit flexibler Rückenlehne und mit für den jeweiligen Bodenbelag geeigneten Rollen,
- Kabel müssen in Kabelkanälen verlegt oder sicher fixiert werden,
- Headsets für die telefonische Patientenannahme,
- möglichst Einfall von Tageslicht, ohne dass Blend- und Reflexionswirkungen auftreten,
- Vorhandensein von Vorhängen oder Rollos, wenn nötig,
- Bildschirmpositionen möglichst im rechten Winkel zum einfallenden Licht,
- leicht erreichbare Handwaschplätze mit fließend warmen und kaltem Wasser,
- Arbeitsflächen, Liegenoberflächen, Untersuchungsstühle müssen leicht zu reinigen und zu desinfizieren sein,
- vorzugsweise Wandarmaturen, Einhebelmischer, Einmalhandtücher, Händedesinfektionsmittel, Mittel für Hautschutz, Hautreinigung und Hautpflege im Wandspender,
- Vorhandensein von Mülleimer mit Deckel für benutzte Verbrauchsmaterialien, ausreichend Sitzgelegenheiten für alle Mitarbeiter, gesonderten Kühlschrank nur für Lebensmittel, abschließbaren Fach für jeden Mitarbeiter,
- Vermeiden von Liegen mit Stoffauflagen, Arbeit mit Gefahrstoffen, biologischen Arbeitsstoffen und deren Lagerung

Die Arbeitsplatzgestaltung geht jedoch über die Ausstattung mit geeigneten Sachmitteln hinaus und bezieht eine Vielzahl von weiteren organisatorischen, technologischen und ergonomischen Merkmalen mit ein (vgl. Tab. 3.4).

Tab. 3.4: Gestaltung von Arbeitsplätzen im Gesundheitswesen.

Merkmale		Beispiele
organisatorisch	arbeitsinhaltlich	Strukturierung der Behandlungs- und Pflegeaufgaben
	arbeitszeitmäßig	Festlegung von Rahmenarbeits- und Schichtzeiten
	arbeitsteilig	Ablaufplanung in Zusammenhang mit anderen Arbeitsplätzen
technologisch	mechanisch, elektronisch	Unterstützung durch Medizintechnik
ergonomisch	physiologisch	körperliche Belastung durch Wärme, Feuchtigkeit, Gerüche
	psychologisch	Belastung durch problematische Patienten
	anthropometrisch	körpergerechte Arbeitsstühle mit flexiblen Rückenlehnen
	sicherheitstechnisch	Ausstattung mit kippsicheren Arbeitsstühlen

Die Einbeziehung der Mitarbeiter bei der Gestaltung ihrer Arbeitsplätze ist dabei von wesentlicher Bedeutung. Zum einen können dadurch ihre individuellen Bedürfnisse berücksichtigt und andererseits auch gute Ideen, die den Arbeitsalltag erleichtern oder auch Abläufe vereinfachen, umgesetzt werden.

3.4.3 Leitsätze – Mitarbeiter unterstützen

Führungsverantwortung praktizieren, das auf Vertrauen und Respekt als wichtigen Grundlagen einer positiven und erfolgreichen Zusammenarbeit basiert.

Vertrauen schaffen durch Zuhören und Verbindlichkeit sowie Beteiligung der Mitarbeiter, die im Zentrum einer ärztlichen Führungskultur bzw. des Selbstverständnisses von Führungskräften in Medizin und Pflege stehen sollte.

Sich der Vorbildfunktion bewusst sein und sie mit Leben füllen, um sie auch gezielt für positive Verhaltensbeeinflussungen bei Mitarbeitern und Patienten nutzen zu können.

Als Führungskraft verlässlich und berechenbar sein, gerecht und fair handeln, Zusagen und Vereinbarungen einhalten und die Ansprüche an die Mitarbeiter hinsichtlich Teamfähigkeit, Flexibilität und dem Einhalten von Regeln auch gegen sich selbst gelten lassen.

Ethische Probleme aus dem klinischen Alltag, bei der medizinischen Behandlung, Pflege und Versorgung von Patienten in betrieblichen Ethikkomitees beraten, die bei auftretenden moralischen Konflikten wertvolle Unterstützung leisten können.

Im Rahmen der Unternehmensethik auch gesellschaftliche Werte und soziale Normen ausreichend berücksichtigen und dabei auch die ökonomische Verantwortung so einbeziehen, dass einerseits zumindest kostendeckend gewirtschaftet wird und andererseits ökonomische Erfolge möglichst nachhaltig sind auch nicht zu Lasten beispielsweise von Patienten-, Pflege- oder Betreuungsleistungen gehen.

Veruntreuung, Korruption, Geldwäsche, Betrug oder andere strafbare Handlungen im Gesundheitswesen durch Sicherungsmaßnahmen (Compliance) und Selbstverpflichtung (Verhaltenskodex) vermeiden.

Durch Standards in guter und verantwortungsvoller Führung einer Gesundheitseinrichtung (Coporate Governance) klare Strukturen schaffen, die zur Verhinderung von Rechtsverstößen beitragen.

Mitarbeitern gegenüber Wertschätzung und Respekt zeigen, als wichtige Grundlagen einer vertrauensvollen Zusammenarbeit.

Führungskompetenzen wie Führungserfahrung, -qualifikation und -kommunikationsfähigkeit im Bereich von Fach-, Methoden- und Sozialkompetenzen mit unterschiedlichen Schwerpunktsetzungen, wie beispielsweise Konfliktmanagement, Teamentwicklung, Projektmanagement, Zielvereinbarungsgespräche etc. erwerben, um dadurch notwendige Fertigkeiten, Fähigkeiten, Kenntnisse und Eigenschaften zu erlangen und positive Führungsergebnisse zu erzielen.

Situationsbezogenen Führungsstil mit einer kooperativen Grundausrichtung, Delegation, Kollegialität und Partizipation sowie ein partnerschaftliches Verhältnis gegenseitiger Achtung und Anerkennung pflegen, um die Förderung der Leistungsbereitschaft, die Weitergabe von Informationen, die Stärkung kooperativer Zusammenarbeit, die Übernahme von Verantwortung, das Zulassen von Kreativität, Selbständigkeit und Handlungsaktivität zu erreichen.

Ein positives Betriebsklima erzielen durch Aufgabenklarheit, Mitarbeiterverantwortung, die Berücksichtigung ihrer Bedürfnisse, eine vertrauensvolle Betriebskultur und durch das Vermeiden von starren hierarchische Strukturen, Misstrauensklima, übermäßigen Kontrollfunktionen und schlecht kommunizierten Entscheidungen.

Mitarbeitercoaching betreiben und sie in ihrer Entwicklung zielgerichtet unterstützen, ihre Potenziale, Stärken und Schwächen feststellen und klären, wie sie welchen Beitrag zur Gesamtzielerreichung leisten können und wo sie mit welchen Aufgaben bestmöglich eingesetzt sind, um an dieser Stelle ihre Stärken gezielt nutzen und weiter entwickeln zu können.

Längerfristige Entwicklungsprozesse zur Förderung der Anlagen und Fähigkeiten der Mitarbeiter auslösen, um aus der eigenen Überzeugung heraus Verhaltensweisen wie Mitdenken, Mithandeln und ein gemeinsames Aufgabenverständnis zu entwickeln, die eine engagierte und eigenverantwortliche Aufgabenerfüllung ermöglichen.

Bei der Leistungsbeurteilung neue Wege gehen, indem man die Gesamtleistung einer Gesundheitseinrichtung in den Vordergrund stellt und alle gleichermaßen am Erfolg beteiligt, was als Orientierung an einem gemeinsamen Leistungsziel die Belegschaft wesentlich besser zusammenschweißt und die bei individueller Leistungsbeurteilung erzeugte Unruhe und den damit verbundenen jährlichen Gesamtaufwand erheblich reduziert.

Als Führungskraft im Gesundheitsbetrieb vom Leistungsbeurteiler zum Entwicklungspartner seiner Mitarbeiter werden.

Sich gegenüber dem anvertrauten Personal öffnen, um die notwendige Glaubwürdigkeit zu erlangen.

„Von oben herab" geführte Gespräche, einseitige Zieldiktate und geringe Wertschätzung oder gar Verletzungen vermeiden, da sie Interessenlosigkeit am Mitarbeiter vermitteln und kontraproduktiv sind.

Gemeinsame Festlegung von Zielen, realistische Entwicklungsmöglichkeiten, aktive Beteiligung und Übertragung von Verantwortung anstreben.

Die Weiterbildungsqualität steigern, denn nicht die Menge an Seminaren, Workshops und Weiterbildungsveranstaltungen ist entscheidend, sondern die Art und Weise wie Wissen und Fertigkeiten für Medizin und Pflege vermittelt werden.

Die Menge an Information reduzieren, sich auf das Wichtigste konzentrieren und den Schwerpunkt auf das anwendungsbezogene Üben und Trainieren legen.

Mit Weiterbildungsveranstaltern, Dozenten und Trainern eher kleinere Schulungs- und Trainingseinheiten vereinbaren und diese möglichst nachhaltig gestalten.

In Ruhe Vertrauen in neue medizintechnische Lösungen gewinnen, um auch den Patienten gegenüber Sicherheit und technische Beherrschbarkeit auszustrahlen.

Der Motivation der Mitarbeiter als vorhandenen, eigenen Antrieb, Wollen und Streben genügend Freiraum lassen und in die richtigen Bahnen lenken.

Berücksichtigen, wie wichtig gute soziale Beziehungen, Wertschätzung und eine wirtschaftliche Absicherung für das Arbeitsumfeld eines Mitarbeiters im Gesundheitswesen sind.

Hohen Stellenwert von Anerkennung, Wertschätzung und respektvollem Umgang berücksichtigen, die möglicherweise sogar Unzufriedenheit zumindest kurzfristig und teilweise ausgleichen können.

Optimierte Arbeitsbedingungen schaffen, die eine wesentliche Voraussetzung dafür sind, dass sich die Arbeitsleistung in einer Gesundheitseinrichtung bestmöglich entfalten und zusätzlich durch den Einsatz von Motivatoren eventuell sogar steigern lassen kann.

Die nötigen Anreize, wie gute Arbeitsbedingungen, ausreichende Entlohnung sowie Wertschätzung und Anerkennung leisten, damit eine bestmögliche Arbeitsleistung der Mitarbeiter erwartet werden kann.

Zusätzliche Anstrengungen wertschätzen, da auf das Ausbleiben vielleicht mit weniger Engagement reagiert wird, denn fehlende Anerkennung tritt häufig bei der Mitarbeitermotivation negativ in Erscheinung.

Nicht versuchen, die Mitarbeiter möglichst alle identisch zu behandeln, sondern fair mit ihnen umgehen, denn Fairness statt Bevorzugungen, Ungerechtigkeiten, Machtdemonstrationen, Überlegenheitsbeweisen, Meinungsunterdrückungen beeinflusst das Verhalten, Denken und Handeln der Mitarbeiter positiv.

Die Mitarbeiter entsprechend ihren Qualifikationen den jeweiligen Stellen anforderungsgerecht zuordnen und ihren Einsatz bedarfsgemäß einplanen, mit der Zielsetzung des Mitarbeitereinsatzes in der richtigen Anzahl, zur richtigen Zeit, am richtigen Ort, mit den richtigen Qualifikationen und zu den richtigen Rahmenbedingungen.

Damit Unklarheiten hinsichtlich der Abgrenzung von Aufgabengebieten, Verantwortlichkeiten, Zuständigkeiten etc. nicht zu Unzufriedenheit, Konflikten und Auseinandersetzungen führen, klare Strukturen mit Hilfe aufbauorganisatorischer Instrumentarien wie Stellenbeschreibung, Organigramm, Stellenbesetzungsplan oder Funktionendiagramm schaffen.

Die richtige Führungsspanne festlegen, denn ist sie zu umfangreich, bleibt für den einzelnen Mitarbeiter zu wenig Zeit, und er hat bei Rückfragen und Entscheidungen im Bedarfsfall mitunter keinen kompetenten Ansprechpartner zur Verfügung.

Arbeitszufriedenheit erhöhen durch das Abweichen von festgelegten Arbeitsstrukturierungen, z. B. durch Erweiterung von Tätigkeiten um anspruchsvollere Aufgaben auf einem höheren Anforderungsniveau, einen systematischen Austausch von Aufgaben und Tätigkeiten durch regelmäßige und organisierte Stellenwechsel oder eine Veränderung der Arbeitsorganisation auf dem gleichen Anforderungsniveau durch Übernahme zusätzlicher Tätigkeiten, wobei darauf zu achten ist, dass es nicht zu einer Ausweitung der Aufgabenmengen insgesamt kommt.

Schichtpläne so gestalten, dass arbeitswissenschaftlich möglichst günstige Arbeitszeitgestaltungen für die Mitarbeiter berücksichtigt werden, wie z. B. möglichst viele Tätigkeiten der Nachtdienste in die Tagdienste integrieren oder den Wünschen nach einer Begrenzung von Nacht- und Spätdiensten, vielen freien Tagen hintereinander und vollständig freien Wochenenden so weit wie möglich entsprechen.

Im Rahmen der Arbeitsergonomie über den Einsatz moderner Technik hinaus geeignete Arbeitsbedingungen und eine menschengerechte Gestaltung der Arbeitsplätze schaffen, um eine möglichst effiziente und fehlerfreie Arbeitsausführung sicherzustellen und die Mitarbeiter im Gesundheitsbetrieb vor gesundheitlichen Schäden auch bei langfristiger Ausübung ihrer Tätigkeit zu schützen.

Die Mitarbeiter bei der Gestaltung ihrer Arbeitsplätze einbeziehen, damit ihre individuellen Bedürfnisse berücksichtigt und ihre Ideen, die den Arbeitsalltag erleichtern oder auch Abläufe vereinfachen, umgesetzt werden.

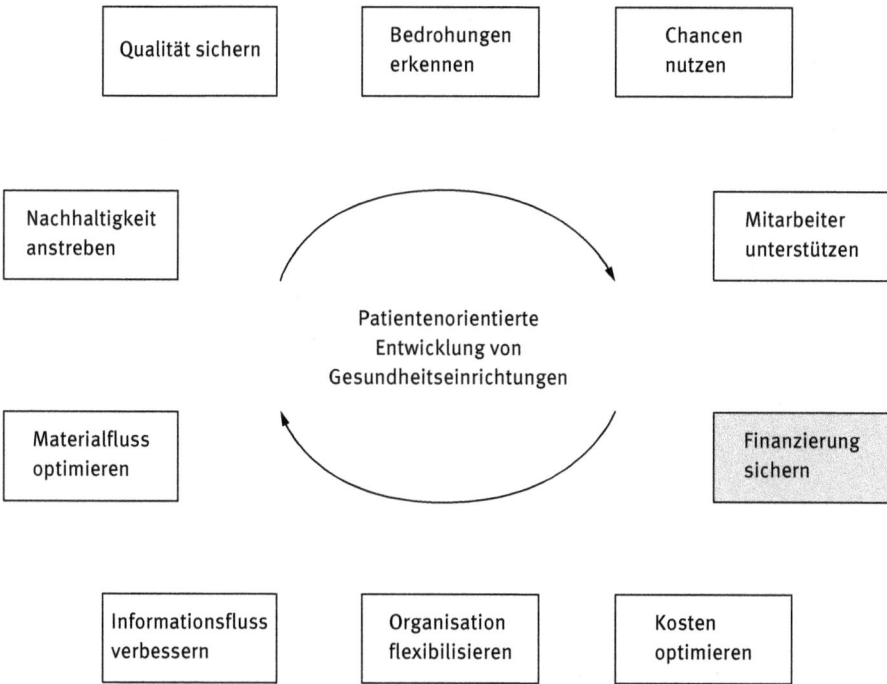

Qualität sichern

Bedrohungen erkennen

Chancen nutzen

Nachhaltigkeit anstreben

Mitarbeiter unterstützen

Patientenorientierte Entwicklung von Gesundheitseinrichtungen

Materialfluss optimieren

Finanzierung sichern

Informationsfluss verbessern

Organisation flexibilisieren

Kosten optimieren

4 Finanzierung sichern

4.1 Finanz- und Liquiditätsplanung

4.1.1 Finanzierungsregeln

Eine sorgfältige und fortlaufende Finanz- und Liquiditätsplanung ist für jeden Gesundheitsbetrieb von grundlegender Bedeutung. Zu diesem Zweck werden die geplanten und zu erwartenden Einnahmen und Ausgaben gegenübergestellt. So ist beispielsweise zu klären, wann die Kreditlinie des Kontokorrentkredits erreicht ist, welche fixe Kosten für Miete und Personal oder Zinszahlungen und Tilgung für Kredite anfallen, wann die Patienten voraussichtlich Rechnungen in welcher Höhe bezahlen, welche Verbindlichkeiten bei Lieferanten zu begleichen sind, welche weiteren Kreditspielräume kurzfristig zur Verfügung stehen und vieles andere mehr.

Auch ist in die Erneuerung von Gebäuden, Behandlungs- und Pflegeeinrichtungen oder in eine ärztliche Niederlassung zu investieren. Fremdkapital oder Investitionsalternativen werden dabei häufig unzureichend bewertet, so dass es zu unvorteilhaften Investitionen kommen kann. Auch ist bei allen Finanzierungsaktivitäten die Sicherstellung der Liquidität zu berücksichtigen, denn Finanzierungsengpässe und drohende Zahlungsunfähigkeit können die wirtschaftliche Existenz bedrohen.

Wichtige Entscheidungskriterien bei der Finanzierung sind die Rentabilität durch Minimierung des Preises für das benötigte Kapital, die Gewährleistung der Liquidität und damit der ständigen Zahlungsbereitschaft, die Sicherheit durch Reduzierung des Risikos eines Kapitalverlustes und der Überschuldung sowie die Unabhängigkeit durch die Vermeidung besonderer Rechte Dritter im Rahmen der Kapitalbeschaffung.

Insbesondere für die Phasen, in denen der Finanzmittelbedarf steigt und Liquiditäts- und Finanzierungsentscheidungen zu treffen sind, ist die Frage nach der Deckung des Finanz- und Liquiditätsbedarfs des Gesundheitsbetriebs durch Eigen- oder Fremdkapital von Bedeutung. Das **Eigenkapital** resultiert in einer Bilanz aus der Differenz zwischen Vermögen und Schulden und haftet bei Verlusten zum Schutz der Gläubiger vor Forderungsausfällen. Es kommt beispielsweise vor als
- nominelles Eigenkapital: In der Bilanz ausgewiesenes Grundkapital,
- haftendes Eigenkapital: Summe aus Nominalkapital und Rücklagen,
- negatives Eigenkapital: Überschuldung, bei der die Verbindlichkeiten größer als das Vermögen sind,
- Reinvermögen: Überschuss des Vermögens.

Während die **Eigenkapitalquote** das Verhältnis des Eigenkapitals zum Gesamtkapital ausdrückt, stellt die **Eigenkapitalrentabilität** das Verhältnis des Gewinns zum Eigenkapital dar. Sie sollte mittelfristig höher sein als der Zinssatz für langfristige

Geldkapitalanlagen zuzüglich eines angemessenen Zuschlages für das Unternehmerrisiko des Kapitalgebers.

Das Fremdkapital weist in der Summe die Verschuldung aus und wird von Gläubigern mit Anspruch auf Verzinsung und Rückzahlung dem Gesundheitsbetrieb zur Verfügung gestellt. Die Fremdkapitalquote gibt Auskunft über den Verschuldungsgrad, indem sie den prozentualen Anteil des Fremdkapitals am Gesamtkapital darstellt.

Um die laufenden Personal- und Sachkosten zu tragen und gleichzeitig Investitionen in Behandlungseinrichtungen oder medizintechnische Ausstattungen zu tätigen, reicht das verfügbare Eigenkapital aufgrund nicht ausreichender Erträge oft nicht aus. Auch um keine zu dünne Eigenkapitaldecke und die Liquidität gefährdende Situation entstehen zu lassen, ist ein finanzielles Gleichgewicht möglichst zu erreichen und nachhaltig durch geeignete Maßnahmen zu sichern (vgl. Tab. 4.1).

Tab. 4.1: Maßnahmen zur Sicherung des finanziellen Gleichgewichts.

Maßnahme	Beschreibung
Liquiditätsbedarf ermitteln	Durchführung einer Finanz- und Liquiditätsplanung durch die systematische Erfassung, die Gegenüberstellung und den gestaltenden Ausgleich zukünftiger Zu- und Abnahmen liquider Mittel für den Gesundheitsbetrieb.
Kapital verwenden	Verwendung oder Bindung von Zahlungsmitteln in Form von Investitionen zur Beschaffung von Wirtschaftsgütern für den Gesundheitsbetrieb oder zur Bildung von Betriebsvermögen.
Kapital beschaffen	Beschaffung und Rückzahlung der finanziellen Mittel, die für betriebliche Investitionen notwendig sind.
Kapital verwalten	Abgleich von der Beschaffung und Verwendung finanzieller Mittel im Rahmen der Finanz- und Liquiditätskontrolle.

Für die Ermittlung des Kapitalbedarfs lässt sich zunächst das langfristige Gesamtkapital als Summe aus Eigenkapital, Gewinn und langfristiges Fremdkapital abzüglich der Entnahmen ermitteln. Zieht man davon das Sach- und Finanzanlagevermögen ab, so erhält man die Deckung der langfristigen Anlagen. Vermindert man diese zusätzlich um das Vorratsmindestvermögen (auch „eiserner Bestand" genannt) und das im medizinischen Leistungserstellungsprozess befindliche Material, so ergibt sich daraus die Über- bzw. Unterdeckung des langfristigen Kapitals.

Eine Reihe von weiteren, nicht immer unumstrittenen, normativen Regeln, die sich als betriebswirtschaftliche Grundregeln im Laufe der Zeit herausgebildet haben, tragen dazu bei, Finanzierungsentscheidungen und die Liquiditätssicherung zu erleichtern. Sie werden häufig auch von Banken und Versicherungen zur Beurteilung der zukünftigen Zahlungsfähigkeit herangezogen (vgl. Tab. 4.2).

Tab. 4.2: Beispiele für Regeln zur Finanz- und Liquiditätssicherung.

Regel	Beschreibung
Liquiditätsregel: Liquidität geht vor Rentabilität	Sicherstellung der jederzeitigen Zahlungsbereitschaft; Rentabilitätsziele und andere Ziele sind dem Liquiditätsziel unterzuordnen.
Fristenkongruenz, „goldene" Finanzierungsregel: Investitionsdauer soll nicht länger sein als die Finanzierungsdauer	Zeitliche Übereinstimmung zwischen Kapitalaufnahme und dessen Verwendung als Vermögen; Dauer der Kapitalbindung im Vermögen sollte dabei nicht länger als die Dauer der Kapitalüberlassung sein; kurzfristig gebundenes Vermögen sollte durch kurzfristiges Kapital finanziert sein und langfristig gebundenes Vermögen durch langfristiges Kapital.
Eins-zu-Eins-Regel: Eigenkapital sollte mindestens so hoch sein wie das Fremdkapital	Möglichst ausgewogene Kapitalstruktur (unter Berücksichtigung von Unterschieden in der Kapitalintensität), um Überschuldungen zu vermeiden

4.1.2 Liquiditätssicherung

Zur Sicherstellung der Zahlungsfähigkeit eines Gesundheitsbetriebs und damit der Fähigkeit, allen Zahlungsverpflichtungen jederzeit, uneingeschränkt und fristgerecht nachkommen zu können, ist die optimale Liquidität zu ermitteln und der dazu nötige Bestand an Zahlungsmitteln im Hinblick auf die kurz-, mittel- oder langfristige Fälligkeit der Verbindlichkeiten vorauszuplanen. Es ist daher wichtig, den Überblick darüber zu behalten, in welchem Umfang beispielsweise Zahlungsmittel, Zahlungsersatzmittel oder freie disponible Kreditlinien zur Verfügung stehen oder Vermögensgegenstände auch vorzeitig durch Verkauf oder Abtretung in Zahlungsmittel umgewandelt werden können. Je schneller die Umwandlung möglich ist und je geringer damit verbundene Verluste sind, desto höher ist der Liquiditätsgrad eines Vermögensgegenstandes (vgl. Abb. 4.1).

Eine hohe Liquidität weisen beispielsweise Kassen- und sonstige Bargeldbestände, Guthaben auf Klinik- oder Praxiskonten, Tagesgelder, Schecks, Fremdwährungen, offene Forderungen an Patienten und anderes mehr auf. Sonstige Vermögensgegenstände des Umlaufvermögens verfügen in der Regel über einen geringeren Liquiditätsgrad, weil sie zum z. B. dazu bestimmt sind, als medizinisches Verbrauchsmaterial kurzfristig in die Behandlungs- oder Pflegetätigkeit einzugehen. Bei den im Anlagevermögen gebündelten Sachanlagen handelt es sich überwiegend um Vermögensgegenstände, die erst veräußert werden müssen.

Es ist deshalb so wichtig einen Liquiditätsmangel zu verhindern, da sich durch Zahlungsschwierigkeiten die Bonität verschlechtern und Finanzierungskosten erhöhen

hohe Liquidität

| Liquide Mittel 1. Ordnung | Vermögensteile, die unmittelbar zur Zahlung verwendet werden können = Barliquidität |

| Liquide Mittel 2. Ordnung | Nicht direkt zur Zahlung verwendbare Vermögensteile mit Anspruch auf kurzfristige Umwandlung in Barmittel = Einzugsbedingte Liquidität |

| Liquide Mittel 3. Ordnung | Vermögensteile, die erst veräußert werden müssen = Umsatzbedingte Liquidität |

| liquide Mittel | Wirtschaftsgüter, die nur bei Aufgabe der Tätigkeit bzw. durch Verpfändung verflüssigt werden können |

geringe Liquidität

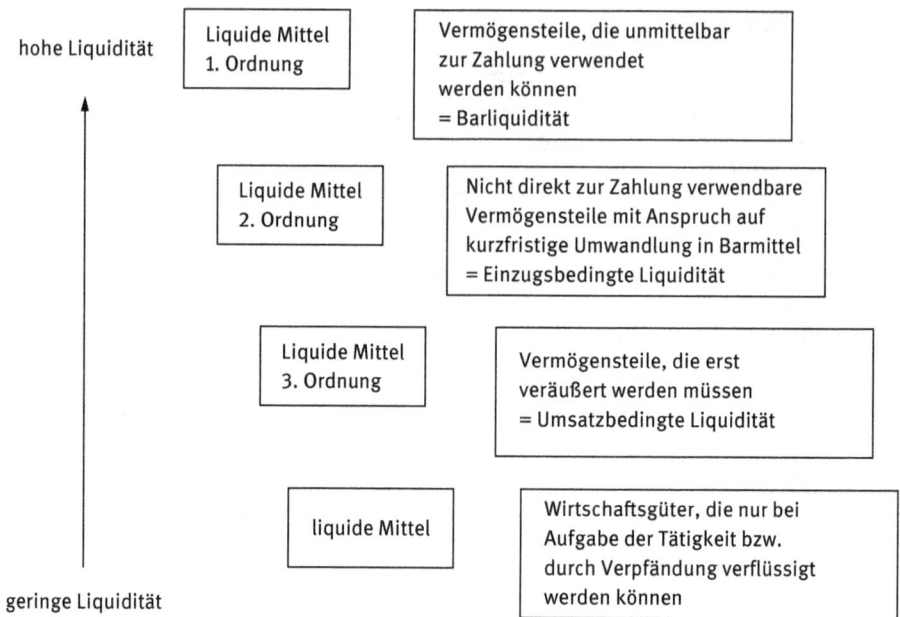

Abb. 4.1: Einschätzung des Liquiditätsgrads von Vermögensgegenständen.

können. Bereits vermeintliche Liquiditätsprobleme machen ein sofortiges, aktives Gegensteuern notwendig, da sich ansonsten möglicherweise eine Abwärtsspirale in Gang setzt, deren Auswirkungen schwer beherrschbar sind.

> Als mögliche Liquiditätsprobleme können beispielsweise von Banken die Überziehung von Kreditlinien oder kurzfristige Kreditaufnahmen verstanden werden, von Mitarbeitern verspätete Gehaltsüberweisungen oder das Aussetzen von Lohnerhöhungen, von Lieferanten Zahlungsverzögerungen oder Teilzahlungen, von Patienten eingeforderte Vorschusszahlungen oder Behandlungsverschiebungen wg. fehlendem medizinischem Verbrauchsmaterial.

Durch ein **Liquiditätsmanagement** muss versucht werden, den Bedarf an finanziellen Mitteln festzulegen und deren Bereitstellung zu sichern. Dazu ist einzuschätzen, ob der Gesundheitsbetrieb in der Lage ist, seine Zahlungsverpflichtungen fristgerecht zu erfüllen. Für diesen Zweck eignen sich beispielsweise folgende Liquiditätskennzahlen:

– Primäre Liquidität: Sie ergibt sich aus dem Geldvermögen abzüglich der Forderungen und dividiert durch seine kurzfristigen Verbindlichkeiten.
– Sekundäre Liquidität: Sie lässt sich aus dem Umlaufvermögen abzüglich der Forderungen und dividiert durch seine kurzfristigen Verbindlichkeiten ermitteln.
– Tertiäre Liquidität: Sie ergibt sich aus der Summe des Geldvermögens und der Vorräte, dividiert durch die kurzfristigen Verbindlichkeiten.

- Dynamische Liquidität: Sie stellt die Summe aus Zahlungsmitteln, Forderungen und geschätzten Umsätzen, dividiert durch die kurzfristigen Verbindlichkeiten dar.
- Periodische Liquidität: Sie ergibt sich aus den Zahlungsausgängen der betreffenden Periode dividiert durch die zu erwartenden Zahlungseingänge.

Die primäre Liquidität beurteilt die Möglichkeit, kurzfristigen Zahlungsverpflichtungen allein durch liquide Mittel nachkommen zu können. Die sekundäre Liquidität ermöglicht weitergehende Aussagen über die Begleichbarkeit kurzfristiger Verbindlichkeiten, wobei eine Kennzahl < 1 auf einen Liquiditätsengpass aufgrund fehlender Deckung kurzfristiger Verbindlichkeiten durch kurzfristig zur Verfügung stehendes Vermögen hindeuten kann. Ebenso kann bei der tertiären Liquidität ein Wert < 1 ebenfalls darauf hinweisen, dass kurzfristige Verbindlichkeiten nicht durch Umlaufvermögen gedeckt sind und möglicherweise Anlagevermögen dazu herangezogen werden muss. Die dynamische Liquidität zeigt an, ob die Geldmittel und Umsätze für die in einem bestimmten Zeitraum fälligen Zahlungsverpflichtungen ausreichen, während sich die periodische Liquidität auf die fälligen Zahlungsausgänge und voraussichtlichen Zahlungseingänge einer Periode bezieht.

Da sich das Umlaufvermögen, der Zahlungsmittelbestand sowie die Forderungen gegenüber Patienten und Verbindlichkeiten gegenüber Lieferanten ständig ändern, sind Anfangs- und Endbestand der Zahlungsmittel sowie die geplanten Einnahmen und Ausgaben regelmäßig miteinander zu vergleichen. Zur Optimierung der Liquidität sind beispielsweise folgende Maßnahmen geeignet:

- Forderungen: Überwachung des Zahlungsverhalten der Patienten, Überwachung der Außenstände, eindeutige Definition von Zahlungsfristen, Ausstellung von Mahnungen bei Fristenüberschreitung, Zwischenrechnungen bei langwierigen Behandlungsmaßnahmen, ausschließliche Behandlung säumiger Patienten gegen Barzahlung.
- Lagerhaltung: Reduzierung der Lager- und Kapitalbindungskosten durch Verminderung der Lagerbestände für medizinisches Verbrauchsmaterial und sonstigen Materialien, Abbau von Überbeständen, Verbesserung der Lieferzeiten, möglichst genaue Bestimmung des tatsächlichen Materialbedarfs, Vermeidung von „Hamstervorräten".
- Factoring: Einschaltung von Abrechnungsfirmen, an die z. B. Patientenforderungen abgetreten werden, die sofort Liquidität zur Verfügung stellen und das Ausfallrisiko übernehmen.
- Entnahmepolitik: Änderung des Privatentnahmeverhaltens, Vermeidung zu hoher Privatentnahmen und Abwälzung privater Liquiditätsprobleme auf die Gesundheitseinrichtung.
- Verbindlichkeiten: Erwirkung der Verlängerung von Zahlungszielen bei Lieferanten, Vereinbarung oder Erhöhung von Skonti.

4.2 Investitionsplanung

4.2.1 Investitionsmöglichkeiten

Jede Investition in Gesundheitseinrichtungen ist neben beispielsweise personellen, medizintechnischen oder werbemäßigen Gesichtspunkten auch unter betriebswirtschaftlichen Aspekten zu beurteilen, denn sie bedeutet in der Regel

- Kapitalbindung,
- Finanzierungsaufwand,
- Folgekosten und
- nicht mit absoluter Sicherheit realisierbare Vorteile.

Im Gesundheitswesen stehen Investitionen in Einrichtungen der Behandlungs- oder Pflegeausstattung nach medizinischen Gesichtspunkten und dem jeweiligen Stand der Medizintechnik im Vordergrund, welche die Behandlungs- und Pflegeleistungen bestmöglich unterstützen und optimale Leistungseigenschaften bieten. Doch neben der Anschaffung von langfristig nutzbaren Betriebsmitteln oder baulichen Investitionen sind beispielsweise auch Aufwände für Weiterbildung oder die gründliche Einarbeitung einer neuen Mitarbeiterin als Investitionen in das wichtige personelle „Kapital" einer Gesundheitseinrichtung anzusehen (vgl. Abb. 4.2).

Insbesondere die immateriellen Investitionen sind allerdings mit den Instrumentarien der klassischen betriebswirtschaftlichen Investitionsrechnung häufig nur schwer zu bewerten. Ob und wie sich eine Weiterbildungsmaßnahme „rentiert", ist mitunter nicht quantitativ mess- und ausdrückbar, zumal sich der Erfolg oft auch erst in langfristiger Perspektive einstellt. Beispielsweise wirken sich eine damit verbundene Erhöhung der Patientenzufriedenheit und ein stärkerer Patientenzuspruch erst mit einer gewissen zeitlichen Verzögerung aus und kann auch nur dann durch erhöhte Patientenzahlen belegt werden, wenn diese eindeutig darauf zurückzuführen sind.

Bei immateriellen Investitionen können zwar ebenso Zahlungen berücksichtigt werden, wie beispielsweise die Anschaffungszahlung für den Kaufpreis eines medizintechnischen Gerätes, aber inwieweit ihnen tatsächliche oder fiktive Beträge vergleichbar mit Wertminderungen oder Verwertungserlöse aufgrund der Veräußerung eines Gerätes am Ende seiner Nutzungsdauer gegenüber stehen, ist nicht immer hinreichend genau bestimmbar.

Bei Finanzinvestitionen hängt die Frage, ob die Investition und deren Nutzen von einem festen Zeitpunkt aus oder über die gesamte Nutzungsdauer des Investitionsobjektes betrachtet werden sollen, von der individuellen Zeitpräferenz ab, was sich beispielsweise auf die Annahme eines Zinssatzes bei heutigem Zahlungseingang im Vergleich zu einem zukünftigen Zahlungseingang auswirken kann. Gebräuchliche Beurteilungsinstrumente sind hierbei beispielsweise die

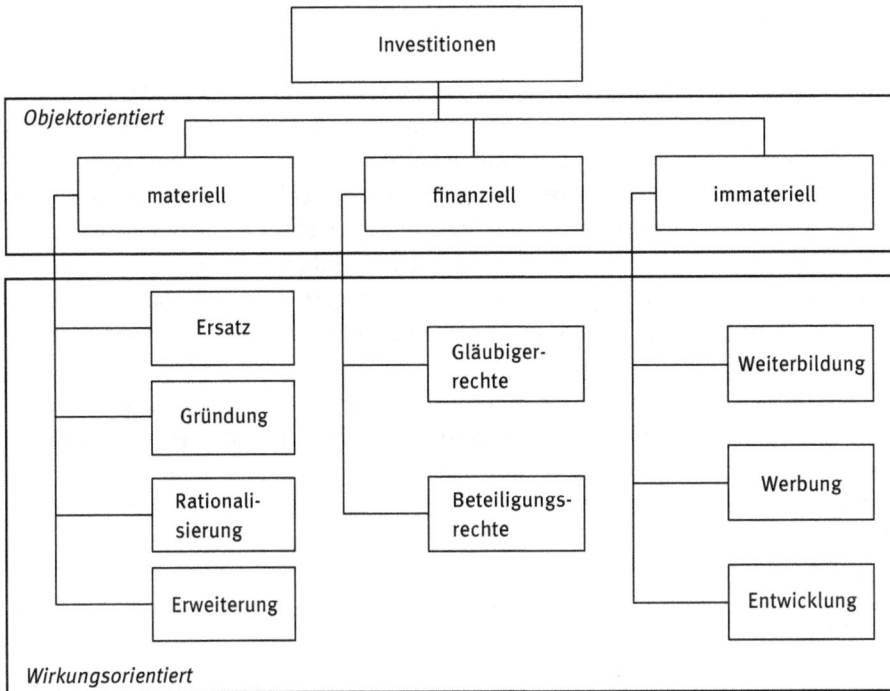

Abb. 4.2: Investitionsbeispiele.

- Aufzinsung: Ermittelt, welchen Wert eine Kapitalanlage ohne Zinsausschüttung am Ende der Laufzeit bei einem angenommenen Zinssatz erreicht.
- Abzinsung: Berechnet, welchen Betrag ein Gesundheitsbetrieb als Investor heute aufwenden muss, um bei Vorgabe von Zinssatz und Laufzeit einen bestimmten Betrag zu erzielen.
- Rendite: Bezeichnet den Gesamterfolg einer Geld- oder Kapitalanlage und dient dadurch als Maßstab zur Beurteilung der Rentabilität eines Investitionsobjektes (z. B. Brutto-, Nettorendite, Anleihen-, Dividendenrendite).
- Rentabilität: Beschreibt das Verhältnis zwischen einer Erfolgsgröße und dem eingesetzten Kapital und stellt daher insbesondere bei Investitionen, die zur Vermögensbildung dienen, einen wichtigen Maßstab über die Entwicklung des eingesetzten Kapitals dar (z. B. Eigenkapital-, Gesamtkapitalrentabilität).
- Return on Investment (RoI): Bezeichnet die Rentabilität des gesamten Kapitaleinsatzes und errechnet sich üblicherweise aus dem Verhältnis des gesamten investierten Kapitals und des Umsatzes zum Gewinn.

4.2.2 Bewertung von Investitionen

Insbesondere für die Bewertung von Sachinvestitionen gibt es eine Reihe von Verfahren, die Aussagen über die Wirtschaftlichkeit einer Investition rechnerisch liefern. Qualitative Entscheidungsfaktoren werden dabei allerdings nicht berücksichtigt.

Bei der **Kostenvergleichsrechnung** werden verschiedene Investitionsobjekte hinsichtlich der mit der Erbringung der Behandlungsleistung anfallenden Kosten verglichen. Dazu werden zu den fixen Kosten jeder Investitionsalternative die variablen Kosten sowie die kalkulatorischen Zinsen und Abschreibungen addiert und die so erhalten Gesamtkosten bzw. Kosten je geplanten Behandlungsfall miteinander verglichen.

Die **Gewinnvergleichrechnung** beinhaltet einen Vergleich der bei den verschiedenen Investitionsalternativen zu erwartenden und zurechenbaren Gewinne. Zur Ermittlung der Gewinngrenze, ab welcher Zahl von Behandlungsfällen die Kosten gedeckt sind und die Gewinnzone erreicht wird, sind die durchschnittlichen Kosten je Periode durch die Differenz aus den Einnahmen und den variablen Kosten je Behandlungsfall zu dividieren.

Bei der **Rentabilitätsrechnung** wird die Rentabilität mit der gewünschten Mindestrendite verglichen und beim Vergleich mehrerer Investitionsobjekte wird das mit der höchsten Rentabilität ausgewählt. Zur Ermittlung der Rentabilität als Gewinn einer Periode im Verhältnis zu dem dafür eingesetzten Kapital wird der durchschnittlich erwartete Gewinn durch das durchschnittlich investierte Kapital geteilt.

Die **Kapitalwertmethode** ermittelt den Barwert in Form von auf den Entscheidungszeitpunkt abgezinste Zahlungen. Investitionen können dann vorteilhaft sein, wenn sie im Vergleich den höchsten Kapitalwert aufweisen oder der Barwert aller Einzahlungen größer als der aller Auszahlungen ist.

Bei der **Annuitätenmethode** werden Ein- und Auszahlungsbarwerte in gleiche Jahresannuitäten umgerechnet und überprüft, ob bei einem gegebenen Kalkulationszinsfuß ein durchschnittlicher jährlicher Überschuss als Differenz zwischen den durchschnittlichen jährlichen Einnahmen und Ausgaben entsteht.

Die **Amortisationsrechnung** beantwortet die Frage, wie lange die Wiedergewinnung der Investitionssumme aus den Einnahmeüberschüssen der Investition dauert, durch einen Vergleich der Soll-Amortisationsdauer mit der Ist-Amortisationsdauer. Die Soll-Amortisationsdauer wird durch subjektive Schätzung ermittelt und die Ist-Amortisationsdauer als Quotient aus Investitionssumme und jährlich zu erwartenden Einnahmeüberschüssen.

Jedes dieser Verfahren weist Vor- und Nachteile auf und ist im Einzelfall auf seine Anwendbarkeit zu überprüfen (vgl. Tab. 4.3). Generell ist festzuhalten, dass die Verfahren, welche in der Regel nur eine Rechnungsperiode berücksichtigen und in einer kurzfristigen Betrachtung nur auf die Anfangsinvestition abstellen, weder die Rendite der zu vergleichenden Alternativen noch zeitlich später liegende, die Investitionsentscheidung betreffende Ereignisse berücksichtigen. Wird der gesamte Zeitablauf einer

Investition berücksichtigt und gehen die in den jeweiligen Perioden unterschiedlich anfallenden Einnahmen und Ausgaben in das Ergebnis ein, so lassen sich durch das Einbeziehen kosten-, mengen- oder preismäßiger Veränderungen im Zeitablauf realitätsnähere Ergebnisse erzielen.

Tab. 4.3: Beispiele für Vor- und Nachteile von Verfahren der Investitionsrechnung.

Verfahren	Anmerkungen
Allgemeines	Je genauer sich die Ausgaben für die Investition und die Einnahmen aus der Nutzung des Investitionsgutes bestimmen lassen, desto wirklichkeitsnaher sind auch die Ergebnisse der Investitionsrechnung.
Kostenvergleichsrechnung	Sie eignet sich insbesondere zur quantitativen Bewertung von Erweiterungs- und Ersatzinvestitionen. Da sie die Ertragsseite nicht berücksichtigt, werden Rentabilitätsaspekte und die Frage, ob die Investition überhaupt einen Beitrag zum Gewinn leistet, nicht betrachtet.
Gewinnvergleichsrechnung	Sie überprüft nicht, ob die Investition dennoch unterbleiben sollte, weil das dafür notwendige Kapital am Kapitalmarkt eine bessere Rendite erzielen würde.
Annuitätenmethode	Die Ermittlung der Durchschnittswerte der Einnahmen und Ausgaben beruht auf Schätzungen. Außerdem ist der Kalkulationszinssatz festzulegen.

Es erscheint zweckmäßig, bei Investitionsentscheidungen zusätzlich qualitative Argumente und auch nicht quantifizierbarer Größen zu berücksichtigten, etwa unter Einbeziehung von Verfahren wie der Nutzwertanalyse. Ansonsten gehen bei einer ausschließlichen Investitionsrechnung nur quantifizierbare Größen und Ereignisse für einzelne Investitionsvorhaben und als sicher unterstellte Erwartungen in die Entscheidungsfindung ein.

Nur schwer quantifizierbare Aspekte spielen etwa im Rahmen der Investitionsbewertung beim Erwerb von Gesundheitsbetrieben oder von Betriebsteilen eine wichtige Rolle. Zur Kaufpreisfindung müssen neben Preisbestandteilen für materielle Werte, wie beispielsweise medizintechnische Ausstattung, Behandlungs- oder Pflegeeinrichtungen, Vorräte an medizinischen Verbrauchsmaterialien oder Behandlungsräume, auch Preisbestandteile für immaterielle Werte, wie z. B. Patientenzufriedenheit, Leistungsangebote, Behandlungskonzepte, Patientenstruktur, Patientenstamm, Qualifikation des Personals, Image oder Einzugsgebiet berücksichtigt werden. Wichtig ist dabei, dass insbesondere für die immateriellen, auch „Goodwill" genannten Werte zu berücksichtigten Bewertungsansätze für alle Beteiligten und einen sachverständigen Dritten nachvollziehbar sind. Auch ist die angewendete Bewertungsmethode stets an die individuelle Situation anzugleichen, da keine Methode alle möglichen Einzelfälle einer Gesundheitseinrichtung sachgerecht erfasst. Ebenso ist die Ertragskraft des Gesundheitsbetriebs zu berücksichtigen und nicht nur eine Gegenüberstellung von Vermögenswerten und Verbindlichkeiten. Zur Anwendung des kaufmännischen Niederstwertprinzip ist zu sagen, dass es nicht immer den tatsächlichen Wert berücksichtigt und daher häufig nur für den Käufer vorteilhaft ist.

Grundsätzlich stehen für diese Form der Investitionsbewertung folgende Methoden zur Verfügung:

– **Ertragswertverfahren:** Es ermittelt den Wert einer Gesundheitseinrichtung als Summe zukünftiger Erträge, die auf den Zeitpunkt der Veräußerung abgezinst werden, wobei diese Abdiskontierung den Wert der zukünftigen Ertragssumme zum Verkaufszeitpunkt errechnet und davon ausgeht, dass der Gegenwartswert abnimmt, je weiter die prognostizierten Summen in der Zukunft liegen. Das wesentliche Problem liegt dabei in der Prognose zukünftiger Gewinne, was üblicherweise als Aufschlag zum Basiszinssatz berücksichtigt wird.

– **Substanzwertverfahren:** Es ermittelt den materiellen Substanzwert anhand einer Bewertung des Betriebsinventars zum Wiederbeschaffungspreis unter Abzug der durch die Abnutzung entstandenen Wertminderungen. Der immaterielle Substanzwert wird entweder nach dem Umsatzverfahren oder nach dem Gewinnverfahren ermittelt, wobei jeweils ein Teil der letzten Jahresumsätze oder – gewinne als immaterieller Wert angesehen und individuelle Besonderheiten durch Auf- oder Abschläge ergänzt werden.

4.3 Kreditaufnahme

4.3.1 Kreditalternativen

Die Kreditaufnahme ist sicherlich die häufigste Form der Fremdfinanzierung von Gesundheitseinrichtungen. Sie kommt beispielsweise zur Anwendung für langfristige Investitionen in das Anlagevermögen, wie in umfangreiche Anschaffungen oder Erweiterungen des Gesundheitsbetriebs, sie eignet sich für langlebige Gegenstände der Pflege- oder Behandlungsausstattung, für Raum- bzw. Gebäudeerweiterungen, die sich nur allmählich und über viele Jahre hinweg amortisieren, oder sie dient der Finanzierung langfristig geplanter Erhöhungen von Vorratsvermögen des Gesundheitsbetriebs. Die Laufzeit wird dabei üblicherweise auf die vermutete Lebensdauer der angeschafften Geräte und Einrichtungsgegenstände abgestellt.

Der wesentliche Vorteil der langfristigen Kreditfinanzierung z. B. mit einem Darlehen ist die Planbarkeit, den Kredit in einer Summe auf einmal nach Ablauf der vertraglich geregelten Laufzeit oder in festgelegten Raten zurückzahlen und bei Zinsfestschreibung mit einer sicheren Kalkulationsgrundlage für die zugrunde liegende Investition arbeiten zu können.

Weitere Fremdfinanzierungsmöglichkeiten, bei denen Kapital durch externe Gläubiger zur Verfügung gestellt wird, sind beispielsweise

- Lieferantenkredite, die von Lieferanten für medizinische Verbrauchsmaterialien oder medizintechnische Geräte durch das Einräumen von Zahlungszielen gewährt werden,
- Patientenanzahlungen, bei denen der Patient vorfällig medizintechnische Produkte, Behandlungs- oder Therapieleistungen anzahlt, so dass der Gesundheitsbetrieb bis zum Zeitpunkt der Leistungserstellung und der damit verbundenen Kostenentstehung über diesen Anzahlungsbetrag verfügen kann,
- Kontokorrentkredite, die als Barkredit in laufender Rechnung auf einem Kontokorrentkonto zur Verfügung gestellt werden und die innerhalb der vereinbarten Laufzeit im Rahmen der abgesprochenen Kreditlinie in Anspruch genommen werden können.

Weniger häufig zur Anwendung kommt die **Bürgschaft**, die beispielsweise dann einsetzbar ist, wenn Sachwerte des Gesundheitsbetriebes nicht in ausreichendem Umfang als Sicherheiten zur Verfügung stehen. Der Bürge erklärt sich in diesem Falle bereit, gegenüber dem Gläubiger für die Erfüllung der Verbindlichkeiten als Schuldner einzustehen. Bankbürgschaften als Bürgschaften von Kreditinstituten sind in der Regel Höchstbetrags-, Ausfall- oder befristete Zeitbürgschaften und werden in Zusammenhang mit ansonsten nicht ausreichend gesicherten Krediten kombiniert. Die ebenfalls mögliche **Garantie** ist nicht wie die Bürgschaft von einer Hauptverbindlichkeit abhängig. Der Garant haftet bei einer Kreditsicherungs- oder Gewährleistungsgarantie, sobald der im Vertrag näher zu bezeichnende Garantiefall eingetreten ist. Auch kann sich der Garant anders als der Bürge nicht auf die Verjährung der Hauptforderung berufen. Sie werden ebenfalls von Kreditinstituten in Form von Kreditsicherungsgarantien als Sicherheiten für Kredite und Bankgarantien zugunsten von Dritten gewährt.

Die Fremdfinanzierung durch **Beteiligungen** stellt ebenfalls eine Möglichkeit externer Finanzierung dar, bei der die Eigentümer im Rahmen einer Einlagenfinanzierung von außen Kapital zuführen, beispielsweise durch die Erhöhung der Kapitalanteile der bisherigen Gesellschafter oder durch Aufnahme zusätzlicher Gesellschafter. Beispiele hierfür sind:

- Kapitaleinlagen (z. B. Geld- oder Sacheinlagen),
- Wertpapiere (z. B. Aktien),
- GmbH-Anteile,
- Anteile persönlich haftender Gesellschafter bei OHG, KG und KGaA,
- Anteile als Kommanditist,
- Beteiligungen als stiller Gesellschafter.

Mitunter wird es bei der stillen Beteiligung als vorteilhaft gesehen, dass der stille Anteilsnehmer sie in erster Linie als Kapitalanlagemöglichkeit nutzt und nach außen nicht in Erscheinung tritt.

Eine weitere Beteiligungsmöglichkeit an einem Gesundheitsbetrieb stellt **Venture Capital** (VC) dar, welches in der Regel als Risiko- oder Wagniskapital durch spezielle Beteiligungsfonds, Private-Equity-Gesellschaften oder institutionelle Anleger für einen bestimmten Zeitraum zusammen mit unternehmerischer Beratung und weitgehend ohne Sicherheiten, allein aufgrund der geschätzten Ertragschancen des zu finanzierenden Projektes bereitgestellt wird. Auch **Mezzanine-Kapital**, als Sammelbegriff für hybride Finanzierungsarten, dient zur Zuführung von Kapital, indem beispielsweise durch Gesellschafterdarlehen Eigenkapital bereitgestellt wird, das in der Regel bilanziell auf der Passivseite als Eigenkapitalersatz ausgewiesen werden kann, wodurch sich die Eigenkapitalquote verbessert, die Sicherheiten nicht beeinträchtigt werden und sich eine Möglichkeit zur Erhöhung der Kreditlinie ergibt.

Bei einer Beteiligungsfinanzierung spielt immer die Frage nach der dadurch entstehenden Abhängigkeit und der Einflussnahme auf die Entwicklung der Gesundheitseinrichtung eine wesentliche Rolle. Beispielsweise kann sie mit dem Ziel gegenseitiger wirtschaftlicher Förderung im Sinne einer Interessensgemeinschaft erfolgen, aber auch mit der Absicht einer Beherrschung durch Bildung von Tochtergesellschaften, Verbünden oder anderweitigen Verflechtungen.

Zu den Finanzierungsalternativen im Vergleich zu einer Kreditaufnahme zählen beispielsweise auch

- **Factoring**, als laufender Ankauf von Geldforderungen z. B. gegen Patient aus Leistungen des Gesundheitsbetriebs, bei dem durch ein Finanzierungsinstitut gegen Entgelt das Ausfallrisiko, die Buchführung sowie das Mahnwesen übernommen und sofort Liquidität zur Verfügung gestellt wird,
- **Leasing**, als kapitalsubstitutive Finanzierungsform der Überlassung von medizinischen Einrichtungen oder Pflegeeinrichtungen für den Gesundheitsbetrieb durch den Hersteller oder eine Finanzierungsgesellschaft, die es für eine vertragsgemäße Nutzungsdauer gegen regelmäßig gleich bleibende Leasingraten vermieten, was die Vorteile eines geringeren Finanzbedarfs im Jahr der Anschaffung, die Möglichkeit der Anpassung an den stets neuesten Stand der Medizintechnik und die als gewinnmindernde Betriebsausgabe geltend machbare Leasingrate beinhaltet,
- **Mietkauf**, als eine Art Ratenkaufvertrag, bei dem in der Regel nur der aus dem Tilgungsplan ersichtliche Kostenanteil steuerlich geltend gemacht werden kann.

Eine weitere vorteilhafte Alternative zum klassischen Bankkredit kann die Inanspruchnahme öffentlicher Fördermittel darstellen, sofern der Gesundheitsbetrieb nicht ohnehin bereits eine Einrichtung mit öffentlicher Aufwandsträgerschaft ist. Grundsätzlich stehen hierzu an Finanzierungsalternativen im Rahmen öffentlicher Förderhilfen beispielsweise Darlehen, Bürgschaften, Zuschüsse und Beteiligungen zur Verfügung, die z. B. über die jeweilige Hausbank bei der Kreditanstalt für Wiederaufbau (KfW) oder den Landesförderinstituten zu beantragen sind.

4.3.2 Kreditabsicherung und -rückzahlung

Neben der Kreditfähigkeit, als voll geschäftsfähige natürliche Person in Form juristischer Personen rechtswirksame Kreditverträge abschließen zu können, ist die Bonität von wesentlicher Bedeutung, da bei ihr im Rahmen eines **Ratings** erwartete Eigenschaften und Fähigkeiten überprüft werden, den sich aus dem Kreditvertrag ergebenden Verpflichtungen nachkommen zu können. Zum Zwecke einer derartigen Risikoabschätzung werden von Banken standardisierte Expertensysteme eingesetzt, die eine Bonitätsbeurteilung anhand der wirtschaftlichen Verhältnisse, wie Vermögens- und Kapitalsituation, Ertragslage, Liquiditätssituation, Umsatzentwicklung etc. durchführen. Ihr Ergebnis beeinflusst die Konditionen der Kreditgewährung, so dass angestrebt wird, eine möglichst gute Einstufung zu erhalten.

Neben dem Ratingergebnis ist die Gestellung von **Sicherheiten** als Gewährleistung für die Rückzahlung eines Kredits ein weiteres wichtiges Thema, das die Darlehenskonditionen beeinflusst. Die Sicherheitengestellung geschieht beispielsweise durch

– Sicherungsübereignung bei Sachsicherheiten,
– Verpfändung bei Wertpapieren,
– Belastung mit Grundpfandrechten bei Grundstücken.

Lediglich z. B. im Falle des Kontokorrentkredits wird aufgrund der vergleichsweise niedrigen Summe auf weitere Sicherheiten verzichtet, so dass bei Zahlungsunfähigkeit die gerichtlichen Zwangsvollstreckungsmaßnahmen über das Vermögen der Gesundheitseinrichtung einzuleiten sind. Werden Sicherheiten bei Fälligkeit der Kreditforderungen durch eine Bank verwertet, so ist diese mit der Sorgfalt eines ordentlichen Kaufmanns durchzuführen, um sich nicht wegen Verschleuderung schadensersatzpflichtig zu machen.

Ein mögliches Kreditvolumen ist in der Regel nicht direkt von der zugrundeliegenden Sicherheit, sondern von deren **Beleihungswert** abhängig. Je nach Verwertungsrisiko, Art der Sicherheit und vorgenommenen Sicherheitsabschlägen liegt er zum Teil deutlich unter dem ursprünglichen Anschaffungswert. Auch wird er von den einzelnen Banken durchaus unterschiedlich gehandhabt, hängt von der Sicherheitenpolitik ab und richtet sich auch nach dem sich bisweilen ändernden Marktwert der jeweiligen Sicherheit. Hohe Beleihungswerte weisen in der Regel beispielsweise Bankguthaben auf, während Behandlungseinrichtungen eher niedrig bewertet werden.

Eine häufig zum Einsatz kommende Sachsicherheit ist die **Hypothek**, die als Grundpfandrecht an eine zu sichernde Forderung gebunden und im Grundbuch eingetragen ist, so dass jede zwischenzeitliche Verminderung des Kredits zu einer Verringerung der Sicherung führt. Beispielsweise können Erbbaurechte, Grundstücke oder Miteigentumsanteile mit einer Hypothek belastet werden, wobei die Bindung an die Forderung die Verwendungsmöglichkeit einer Hypothek als Kreditsicherheit allerdings eingeschränkt. Demgegenüber ist die **Grundschuld** vom eigentlichen Kredit unabhängig, und bleibt auch nach Beendigung der Kreditlaufzeit bestehen, bis sie im Grundbuch gelöscht wird. Ihre Einteilung im Grundbuch in Ränge legt die Reihenfolge der Forderungsbedienung bei einer Zwangsversteigerung fest, was sich auf die Zinskonditionen auswirkt, die für eine erstrangige Grundschuld üblicherweise günstiger sind, als für eine zweitrangige. Eine Einsichtnahme in das Grundbuch, die Urkunden und noch nicht erledigte Eintragungsanträge, ist gestattet, wenn ein berechtigtes Interesse daran aufgezeigt werden kann.

Neben der Kreditabsicherung ist die Art und Weise der Rückzahlung bei der Finanzierungsgestaltung wichtig, da die Tilgungsform zur Sicherung der Liquidität beitragen und weitere Finanzierungsspielräume erhalten kann. Die **Tilgung** und damit die Rückzahlung in Teilbeträgen kann erfolgen

- planmäßig, beispielsweise nach einem Tilgungsplan,
- außerplanmäßig, wobei Tilgungshöhen und Tilgungszeitpunkte üblicherweise gesondert vereinbart werden.

Zur Kombination der Tilgungs- und Zinsanteile stehen verschiedene gebräuchliche Alternativen zur Verfügung (siehe Tab. 4.4).

Tab. 4.4: Beispiele für Kreditrückzahlungsalternativen.

Verfahren	Beschreibung
Annuität	Zurückzahlung durch gleich bleibende Jahresleistungen, die aus einem Zinsanteil und einem Tilgungsanteil bestehen, wobei der durch die Tilgungsverrechnung mit fortschreitender Laufzeit zu verzinsende Betrag geringer wird und sich dadurch die jährlichen Tilgungsbeträge aufgrund der unveränderten Annuität erhöhen.
Abzahlung	Zurückzahlung durch sinkende Jahresleistungen, die aus einem gleich bleibenden Tilgungsanteil, aber mit fortschreitender Laufzeit fallendem Zinsanteil bestehen.
Festbetrag	Zurückzahlung am Ende der Laufzeit in einer Summe als Kredit mit Endfälligkeit.

Durch die Ausgestaltung der Kreditrückzahlung können die periodischen Belastungen und ihre zeitliche Dauer beeinflusst werden. Auch können durch eine nachschüssige Tilgungsverrechnung Tilgungsleistungen erst mit Beginn des nächsten Verrechnungsabschnitts für die Zinsberechnung wirksam werden. Die Höhe der Zinsen unterliegt den Verboten von Sittenwidrigkeit und Wucher. Der **Effektivzins**

- beinhaltet die Gesamtbelastung pro Jahr in einem Prozentsatz,
- beziffert den Zinssatz für die taggenaue Verrechnung aller Leistungen,
- bildet die Grundlage für staffelmäßige Abrechnung der nachschüssigen Zinsbelastung,
- ist bei Vereinbarung einer Zinsbindungsfrist als anfänglicher effektiver Jahreszins von Bedeutung,

– beinhaltet die vergleichbare Preisangabe unter Einrechnung preisbestimmender Faktoren, wie beispielsweise Bearbeitungsgebühren, Kreditvermittlungskosten etc.

Die Zinshöhe kann in der Regel auch beeinflusst werden durch ein
– Disagio: Verringerung des Nominalzinssatzes aufgrund eines Kreditausgabebetrages, der geringer ist als die tatsächliche Kredithöhe,
– Agio: Günstigerer Zinssatz aufgrund der Erhöhung des Kreditausgabebetrages durch ein Aufgeld.

Die jeweilige Finanzierungs- und Liquiditätssituation kann eine Verlängerung des Rückzahlungszeitraums und die Veränderung der Befristung einer Kreditlinie erforderlich machen. Ist die dazu notwendige Vorgehensweise wie häufig bei Kontokorrent- oder Diskontkrediten nicht bei Vertragsabschluss bereits geregelt, so muss die Kreditprolongation gesondert vereinbart werden.

Andererseits ist auch eine vorzeitige Rückzahlung möglich, bei der in der Regel eine **Vorfälligkeitsentschädigung** als Bearbeitungsgebühr und für den dadurch der Bank entstehenden Zinsschaden verlangt wird, sofern die Rückzahlung des Kredits vor Fälligkeit nicht im Kreditvertrag vereinbart wurde. Davon sind allerdings auch die Einsparungen der Bank an Verwaltungsgeldern und an Risikokosten abzuziehen.

4.3.3 Leitsätze – Finanzierung sichern

Die geplanten und zu erwartenden Einnahmen und Ausgaben gegenüberstellen und z. B. klären, wann die Kreditlinie des Kontokorrentkredits erreicht ist, welche fixe Kosten für Miete und Personal oder Zinszahlungen und Tilgung für Kredite anfallen, wann die Patienten voraussichtlich Rechnungen in welcher Höhe bezahlen, welche Verbindlichkeiten bei Lieferanten zu begleichen sind, welche weiteren Kreditspielräume kurzfristig zur Verfügung stehen.

Bei allen Finanzierungsaktivitäten die Sicherstellung der Liquidität berücksichtigen, denn Finanzierungsengpässe und drohende Zahlungsunfähigkeit können die wirtschaftliche Existenz bedrohen.

Finanzielles Gleichgewicht erreichen und nachhaltig durch geeignete Maßnahmen sichern, um keine zu dünne Eigenkapitaldecke und die Liquidität gefährdende Situation entstehen zu lassen.

Finanzierungsregeln wie Fristenkongruenz, Liquiditätsregel oder „Eins-zu-eins"-Regel berücksichtigen.

Optimale Liquidität ermitteln und den dazu nötigen Bestand an Zahlungsmitteln im Hinblick auf die kurz-, mittel- oder langfristige Fälligkeit der Verbindlichkeiten vorausplanen, um die Sicherstellung der Zahlungsfähigkeit, allen Zahlungsverpflichtungen jederzeit, uneingeschränkt und fristgerecht nachkommen zu können, zu erreichen.

Überblick darüber verschaffen, in welchem Umfang Zahlungsmittel, Zahlungsersatzmittel oder freie disponible Kreditlinien zur Verfügung stehen oder Vermögensgegenstände auch vorzeitig durch Verkauf oder Abtretung in Zahlungsmittel umgewandelt werden können.

Durch ein Liquiditätsmanagement und anhand von Liquiditätskennzahlen den Bedarf an finanziellen Mitteln festlegen und deren Bereitstellung sichern.

Anfangs- und Endbestand der Zahlungsmittel sowie die geplanten Einnahmen und Ausgaben regelmäßig miteinander vergleichen, da sich das Umlaufvermögen, der Zahlungsmittelbestand sowie die Forderungen gegenüber Patienten und Verbindlichkeiten gegenüber Lieferanten ständig ändern.

Jede Investition neben personellen, medizintechnischen oder werbemäßigen Gesichtspunkten auch unter betriebswirtschaftlichen Aspekten beurteilen.

Durch das Einbeziehen kosten-, mengen- oder preismäßiger Veränderungen im Zeitablauf bei Investitionsbewertungen realitätsnähere Ergebnisse erzielen.

Bei Investitionsentscheidungen zusätzlich qualitative Argumente und auch nicht quantifizierbarer Größen berücksichtigten, etwa unter Einbeziehung von Verfahren wie der Nutzwertanalyse, damit bei einer ausschließlichen Investitionsrechnung nicht nur quantifizierbare Größen und Ereignisse für einzelne Investitionsvorhaben und als sicher unterstellte Erwartungen in die Entscheidungsfindung eingehen.

Zur Kaufpreisfindung und Investitionsbewertung beim Erwerb von Gesundheitsbetrieben neben Preisbestandteilen für materielle Werte auch für die immateriellen Werte („Goodwill") Bewertungsansätze wählen, die für alle Beteiligten und einen sachverständigen Dritten nachvollziehbar sind.

Die angewendete Bewertungsmethode stets an die individuelle Situation angleichen, da keine Methode alle möglichen Einzelfälle einer Gesundheitseinrichtung sachgerecht erfasst.

Die Ertragskraft des Gesundheitsbetriebs berücksichtigen und nicht nur eine Gegenüberstellung von Vermögenswerten und Verbindlichkeiten.

Berücksichtigen, dass das kaufmännische Niederstwertprinzip nicht immer den tatsächlichen Wert widerspiegelt und daher häufig nur für den Käufer vorteilhaft ist.

Die Laufzeit von Krediten auf die vermutete Lebensdauer der angeschafften Geräte und Einrichtungsgegenstände abstellen.

Bürgschaften einsetzen, wenn Sachwerte des Gesundheitsbetriebes nicht in ausreichendem Umfang als Sicherheiten zur Verfügung stehen.

Öffentliche Förderhilfen beispielsweise in Form von Darlehen, Bürgschaften, Zuschüsse und Beteiligungen über die jeweilige Hausbank bei der Kreditanstalt für Wiederaufbau (KfW) oder den Landesförderinstituten beantragen.

Durch die Ausgestaltung der Kreditrückzahlung die periodischen Belastungen und ihre zeitliche Dauer beeinflussen.

Durch eine nachschüssige Tilgungsverrechnung Tilgungsleistungen erst mit Beginn des nächsten Verrechnungsabschnittes für die Zinsberechnung wirksam werden lassen.

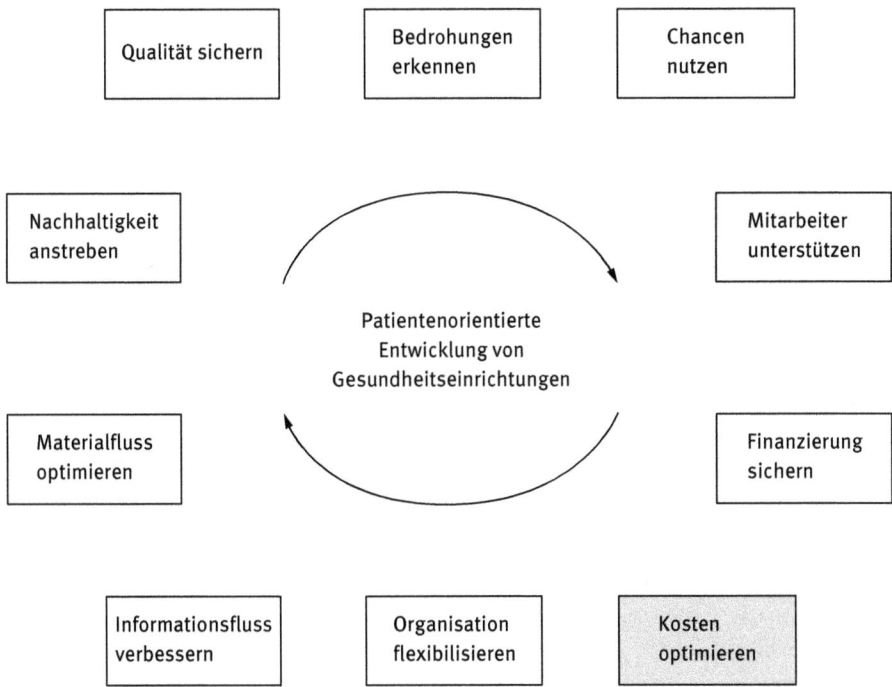

Qualität sichern

Bedrohungen erkennen

Chancen nutzen

Nachhaltigkeit anstreben

Mitarbeiter unterstützen

Patientenorientierte Entwicklung von Gesundheitseinrichtungen

Materialfluss optimieren

Finanzierung sichern

Informationsfluss verbessern

Organisation flexibilisieren

Kosten optimieren

5 Kosten optimieren

5.1 Kostenrechnungssysteme

5.1.1 Kostenarten, -stellen und -trägerrechnung

Die insgesamt zunehmenden Gesundheitsausgaben sind nicht nur auf erhöhte Arzneimittelausgaben oder demographische Einflüsse zurückzuführen, sondern auch auf steigende Kosten in den einzelnen Gesundheitseinrichtungen. So tragen insbesondere Steigerungen bei den Personal- und Sachkosten zu den allgemeinen Kostenerhöhungen bei.

> Nach Angaben des *Statistischen Bundesamts* beliefen sich die Gesamtkosten der Krankenhäuser „…im Jahr 2012 auf 86,8 Milliarden Euro (2011: 83,4 Milliarden Euro). Umgerechnet auf rund 18,6 Millionen Patientinnen und Patienten, die 2012 vollstationär im Krankenhaus behandelt wurden, betrugen die stationären Krankenhauskosten je Fall im Jahr 2012 durchschnittlich 4 060 Euro. Wie das Statistische Bundesamt (Destatis) weiter mitteilt, waren das im Bundesdurchschnitt 2,5 % mehr als im Jahr zuvor, als die Kosten je Behandlungsfall noch bei 3 960 Euro gelegen hatten.
>
> Die Kosten der Krankenhäuser setzten sich im Wesentlichen aus den Personalkosten von 51,9 Milliarden Euro (+ 4,8 % gegenüber 2011), den Sachkosten von 32,6 Milliarden Euro (+ 2,9 %) sowie den Aufwendungen für den Ausbildungsfonds von 1,1 Milliarden Euro (+ 2,7 %) zusammen. Weitere 1,3 Milliarden Euro entfielen auf Steuern, Zinsen und ähnliche Aufwendungen und auf Kosten der Ausbildungsstätten.
>
> In den Gesamtkosten waren Ausgaben für nichtstationäre Leistungen in Höhe von 11,2 Milliarden Euro enthalten. Dazu gehören unter anderem Kosten für die Ambulanz sowie für wissenschaftliche Forschung und Lehre. Die Kosten der rein stationären Krankenhausversorgung lagen bei rund 75,6 Milliarden Euro (2011: 72,6 Milliarden Euro)." (*Statistisches Bundesamt*, 2013)

Für eine Verbesserung der Kostensituation sind nicht nur Kenntnisse über die Kostenhöhe, sondern vor allen Dingen auch über die Kostenstruktur erforderlich. Die **Kostenartenrechnung** dient unter anderem dazu, die Kosten zu strukturieren und sie nach verschiedenen Gesichtspunkten zu gliedern. Zu den wichtigsten Einteilungen zählen dabei die Strukturierungen der Kosten nach Verwendungszweck, Zurechenbarkeit und Leistungsabhängigkeit (vgl. Tab. 5.1).

In der Kostenartenrechnung sind die unterschiedlichen Kosten zunächst zu erfassen und voneinander abzugrenzen. Wichtig ist dabei, dass eine möglichst große Vollständigkeit erzielt wird und die getroffenen Zuordnungen auch über mehrere Perioden beibehalten werden, um eine Vergleichbarkeit über einen längeren Zeitraum zu gewährleisten und das Feststellen von Veränderungen und Entwicklungstendenzen zu ermöglichen.

Tab. 5.1: Wichtige Kostenarten für den Gesundheitsbetrieb.

Einteilungsmerkmal	Beispiele
Verwendungszweck	Kosten für medizinisches Verbrauchsmaterial, Personalkosten, Wartungskosten für medizintechnische Behandlungseinrichtungen, Reinigungskosten, Mieten
Zurechenbarkeit	einzelnen Behandlungs- oder Pflegeleistungen direkt zurechenbare Einzelkosten, nur über Verteilungsschlüssel umlegbare Gemeinkosten
Leistungsabhängigkeit	von den Behandlungs- oder Pflegeleistungsmengen unabhängige Fixkosten, von den Behandlungs- oder Pflegeleistungsmengen abhängige variable Kosten

Auf die erfassten Kostenarten aufbauend, lässt sich die **Kostenstellenrechnung** entwickeln. Hierzu sind in einer Gesundheitseinrichtung zunächst abgrenzbare Kostenstellen zu definieren, die für die Verursachung und den tatsächlichen Verbrauch der Kosten verantwortlich sind. Gemeinkosten, die nicht verursachungsgerecht einer Kostenstelle eindeutig zugeordnet werden können, sind durch eine interne Leistungsverrechnung zwischen den Kostenstellen zu verteilen oder durch einen Verteilungsschlüssel aufzuteilen. Häufig wird dies unter Zuhilfenahme eines **Betriebsabrechnungsbogens** (BAB) durchgeführt, der in Tabellenform eine Zuordnung der verschiedenen Kostenarten auf die einzelnen Kostenstellen ermöglicht. Durch eine Mehrstufigkeit und damit zunehmend präzisere Verteilung, kann die Genauigkeit hierbei erhöht werden.

Allerdings ist darauf zu achten, dass die Verteilungsschlüssel regelmäßig aktualisiert werden. Oft werden veraltete Umlageziffern verwendet, die beispielsweise zwischenzeitliche organisatorische Veränderungen nicht berücksichtigen, dadurch die aktuellen Kostenstellensituationen nicht richtig widerspiegeln und somit zu falschen Ergebnissen bzw. Schlussfolgerungen führen.

Bei der **Kostenträgerrechnung** wird versucht, die Kosten den einzelnen Behandlungs- und Pflegeleistungen einer Gesundheitseinrichtung zuzuordnen. Mit ihrer Hilfe soll die Frage beantwortet werden, welche Kosten eine bestimmte Leistungserstellung verursacht. Ihre wichtigsten Verfahren sind:

– **Zuschlagsrechnung:** Bei ihr werden die Einzelkosten den Behandlungs- und Pflegeleistungen direkt zugerechnet und die Gemeinkosten durch Zuschlagssätze möglichst verursachungsgerecht zugerechnet.
– **Divisionsrechnung:** Sie sieht eine Verteilung der Gesamtkosten nach Durchschnittswerten auf die einzelnen Behandlungs- und Pflegeleistungen vor.
– **Äquivalenzrechnung:** Bei ihr werden Gruppen gleicher Behandlungs- und Pflegeleistungen gebildet, die zu Reverenzleistungen passende Äquivalenzziffern erhalten, mit deren Hilfe die Kosten verhältnisgerecht zugerechnet werden.

Die Kostenträgerrechnung dient somit auch als Kalkulationsgrundlage von Leistungen, bzw. kann Auskunft darüber geben, ab wann die mit ihrer Erstellung verbundenen Kosten gedeckt sind. Die genaueren Kalkulationsergebnisse liefert die Zuschlagsrechnung, die allerdings voraussetzt, dass die Leistungen möglichst gut abgrenzbar sind und die Kosten hinreichend genau zugerechnet werden können.

5.1.2 Gesamtkosten- und Deckungsbeitragsrechnung

Mit der Kostenrechnung wird letztendlich versucht, die Höhe des wirtschaftlichen Erfolgs einer Gesundheitseinrichtung zu bestimmen und im Falle von Verlusten, diese zu begrenzen und möglichst den Gewinnpfad wieder zu erreichen. Um einen kostendeckenden Mindestumsatz oder auch gewinnbringende Behandlungsarten ermitteln zu können, sind Aufwendungen und Erträge gegenüberzustellen. Bei der **Gesamtkostenrechnung** werden die Gesamtleistungen eines Gesundheitsbetriebes mit den nach Kostenarten gegliederten Gesamtkosten verglichen (vgl. Tab. 5.2).

Tab. 5.2: Beispiele für Aufwendungen und Erträge im Gesundheitswesen.

Aufwand/Ertrag	Beispiele
Aufwendungen	Aufwand für medizinisches Verbrauchmaterial, Personalaufwand (Gehälter, soziale Abgaben und Aufwendungen für Altersversorgung), Abschreibungen auf immaterielle Gegenstände des Anlagevermögens, auf Sachanlagen, auf aktivierte Aufwendungen für die Instandsetzung und Erweiterung des Gesundheitsbetriebes, auf Gegenstände des Umlaufvermögens, soweit diese in Kapitalgesellschaften übliche Abschreibungen überschreiten, auf Finanzanlagen und Anlagen des Umlaufvermögens, Zinsen und ähnliche Aufwendungen, sonstige und außergewöhnliche betriebliche Aufwendungen, Steuern vom Einkommen und vom Ertrag
Erträge	Umsatzerlöse, sonstige betriebliche Erträge, Erträge aus Beteiligungen, Erträge aus anderen Wertpapieren und Ausleihungen des Finanzanlagevermögens, sonstige Zinsen und ähnliche Erträge

Das Betriebsergebnis erhält man, indem zu den Nettoerlösen der Kassen- und Privatliquidation die sonstigen Erlöse addiert und die Gesamtkosten abgezogen werden. Da die Gesamtkosten nur nach Kostenarten aufgeteilt werden, ist allerdings mit der Gesamtkostenrechnung kaum feststellbar, welche Behandlungs- bzw. Pflegeleistungen in welchem Umfang zum wirtschaftlichen Erfolg beitragen und welche Leistungen mehr Kosten als Erlöse verursachen. Sie hat im Wesentlichen nur eine Informationsfunktion und eignet sich lediglich für eine pauschale Ermittlung des Betriebserfolgs, wobei sie ein den tatsächlichen Verhältnissen entsprechendes Bild der Ertragslage vermittelt und die Quelle der Erträge und die Aufwandsstruktur ersichtlich macht.

Ein genaueres Bild liefert die **Deckungsbeitragsrechnung**, da sich mit ihr quantitative Beziehungen zwischen Behandlungsmenge, Kosten und Gewinn verdeutlichen und die Ursachen des wirtschaftlichen Erfolgs nach Behandlungsfallgruppen, Ertragsquellen etc. ermitteln lassen. Vereinfachte Ermittlungsmöglichkeiten von Deckungsbeitrag und Ergebnis sind in Abbildung 5.1 dargestellt.

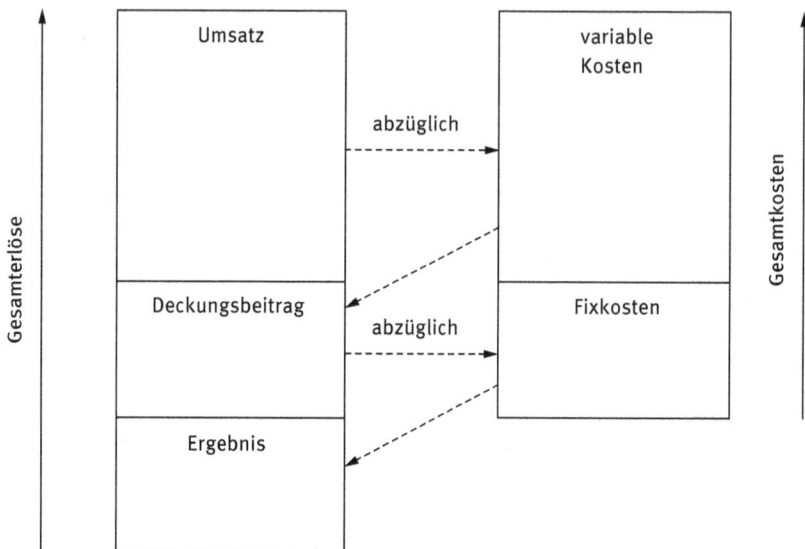

Abb. 5.1: Vereinfachte Ermittlung des Deckungsbeitrags.

Der Deckungsbeitrag besteht somit zunächst aus der Differenz zwischen zurechenbarem Erlös und zurechenbaren Kosten des Kostenträgers und gibt den Betrag an, um den sich der Erfolg bei der Mehr- oder Mindererstellung einer Behandlungs- bzw. Pflegeleistung ändert. Längerfristig müssen die Deckungsbeiträge so groß sein, dass auch die Fixkosten gedeckt werden, damit als Ergebnis kein Verlust erzeugt wird.

Im Gesundheitswesen ist häufig eine „Mischkalkulation" anzutreffen, was bedeutet, dass Verluste beispielsweise im Bereich der Kassenliquidation durch Gewinne im Bereich der Privatliquidation ausgeglichen werden. Daher ist die Betrachtung der Gesamterlös- und Gesamtkostensituation und das Erreichen der Gewinnschwelle in der Regel von Bedeutung, dem Umsatz und der Behandlungs- bzw. Pflegemenge, bei denen die Verlustzone verlassen und ein Gewinn erwirtschaftet wird. Erst ab einer bestimmten Behandlungs- bzw. Pflegemenge und einem damit erzielten Umsatz können alle Kosten gedeckt und kann ein Gewinn erzielt werden. Dabei liegt die Vorstellung zugrunde, dass bei weniger Behandlungs- bzw. Pflegefällen Verluste erreicht werden und jeder zusätzliche Behandlungsfall zum Gewinn beiträgt.

Diese Analyse ist jedoch idealtypisch und trifft im Gesundheitswesen nur dann zu, wenn die einzelnen Behandlungs- bzw. Pflegeleistungen auch kostendeckend gestaltet werden können und nicht mit zunehmender Behandlungsmenge immer höhere Verluste entstehen. Nicht nur das Verhältnis zwischen Behandlungsmenge und Umsatz ist entscheidend von der Art der Behandlungs- bzw. Pflegefälle abhängig, auch können die Kosten nicht kontinuierlich, sondern bisweilen, etwa bei Gehaltserhöhungen, sprunghaft ansteigen. Wichtig bleibt es daher beispielsweise mit Hilfe der Zuschlagskalkulation zu klären, welchen Deckungsbeitrag der einzelne Behandlungs- bzw. Pflegefall erzielt. Dies lässt sich nur für jeden Gesundheitsbetrieb individuell durchführen, da die jeweilige Kosten- und Erlössituation von vielen Faktoren und Einflussgrößen abhängt, wie beispielsweise Behandlungsangebote, medizintechnische Ausstattung, Patientenstruktur oder Personalausstattung.

5.2 Kostenkennzahlen

5.2.1 Kennzahlensysteme

Systematische Zusammenstellungen und Verknüpfungen von einzelnen Kostenkennzahlen sollten in einer sachlich sinnvollen Beziehung zueinander stehen, sich ergänzen und insgesamt auf das übergeordnete Gesamtziel der Kostenkontrolle ausgerichtet sein. Ihr Zweck ist es, in knapper und konzentrierter Form alle wesentlichen Informationen für eine umfassende Kostenplanung und Kontrolle bereitzustellen.

Ausgehend von den Kostenarten, ist es zweckmäßig, für die einzelnen Kostenbereiche Kennzahlen zu definieren. Für den Bereich der **Personalkosten** können dies beispielsweise sein:
- Personalgesamtaufwand je Arbeitnehmer,
- Gehaltssumme je Arbeitnehmer,
- variable Vergütungsbestandteile je Arbeitnehmer,
- Grundgehälter je Arbeitnehmer,
- Zusatzbezüge (Urlaubs-/Weihnachtsgeld etc.) je Arbeitnehmer,
- Aufwand für Alterssicherung (Beiträge für Zusatzversicherungen, Betriebsrenten etc.),
- sonstige Vergütungen (z. B. Vermögenszulage) je Arbeitnehmer,
- Ausbildungsvergütungen je Auszubildendem,
- Abfindungen je abgefundenen Arbeitnehmer.

Diese Kennzahlen lassen sich in absoluter Höhe ausdrücken (z. B. in Euro), oder aber in Beziehung setzen als prozentuale Anteile beispielsweise am Personalgesamtaufwand oder am Umsatz der Gesundheitseinrichtung.

Die zu dem Personalkostenbereich zählenden **Weiterbildungskosten** ermögli-
chen beispielsweise die Bildung von Kennzahlen, wie
- Weiterbildungskosten gesamt/Summe Vollzeitkräfte,
- Weiterbildungskosten in Prozent vom Gesamtumsatz,
- durchschnittliche Kosten jährlicher Weiterbildung pro Beschäftigten,
- Kosten je Weiterbildungstag.

Bei den **Materialkosten** für medizinisches Verbrauchsmaterial und medizintechnische Geräte sind es beispielsweise Wartungs- und Instandhaltungskosten, die sich als
jährliche Instandhaltungsrate oder anteilig am Anschaffungswert ermitteln lassen.
Eine weitere Größe ist z. B. der Materialkostenanteil an den gesamten Instandhaltungskosten. Der Verbrauchsmaterialvorrat ist als absoluter Wert der eingelagerten
medizinischen Verbrauchsmaterialien ermittelbar, ebenso die Fremdleistungskosten,
wie externe Laborarbeiten.

Zu den typischen absoluten Kennzahlen für den Bereich der Raumkosten und
damit allen Kosten einer Gesundheitseinrichtung für in Eigentum befindliche oder
angemietete Liegenschaften zählen beispielsweise regelmäßige Mietaufwendun-
gen, Nebenkosten wie Heizung, Strom oder Wasser, aber auch Reparaturaufwand
sowie Reinigungskosten, Grundsteuer, Gebäudeversicherungen, oder aber auch
der Aufwand für die Hausverwaltung. Im Sinne von Kennzahlenrelationen lassen
sich diese in Beziehung setzen zur Anzahl der Patients, Pflegeplätze oder Mitarbeiter.

Typische allgemeine Kostenrelationen im Gesundheitswesen sind beispielsweise
Gesamtkosten je Behandlungs-/Pflegeplatz und – tag oder die Verwaltungskosten je
Belegungstag.

Die zahlreichen Beispiele zeigen, dass eine Vielzahl von Kenngrößen möglich ist.
Dies führt auch gleichzeitig die Gefahr vor Augen, den Überblick zu verlieren und
einen „Zahlenfriedhof" zu erzeugen. Wichtige Merkmale für ein Kostenkennzahlen-
system sind daher:
- Übersichtlichkeit,
- Aussagefähigkeit,
- Nachvollziehbarkeit,
- Erfolgsorientierung,
- Realitätsnähe.

Ein System von Kostenkennzahlen muss nicht nur übersichtlich sein und über aussagefähige Größen verfügen, sondern sich auch auf diejenigen Funktionen im Gesundheitsbetrieb konzentrieren, die das wirtschaftliche Ergebnis auch tatsächlich beeinflussen. Auch müssen das Zustandekommen der Kostenkennzahlen nachvollziehbar
sein und die gesundheitsbetriebliche Realität in komprimierter Form möglichst gut
wiedergegeben werden.

In der Praxis ist ferner darauf zu achten, dass die Informationsquellen und Erhebungszeiträume für die Kennzahlen konstant bleiben. Von Jahr zu Jahr unterschiedliche Quellen oder Zeitpunkte für die Zahlenermittlung machen die Ergebnisse nur schwer oder gar nicht vergleichbar.

5.2.2 Kennzahlenvergleich

Mit dem Vergleich der Kostenkennzahlen sollen beispielsweise Auffälligkeiten, Veränderungen, Soll-Ist-Abweichungen und die Einhaltung kritischer Kennzahlenwerte erkannt und erfasst werden, um notwendige Steuerungsprozesse einleiten und Entscheidungen möglichst fundiert treffen zu können. Er ermöglicht zudem die systematische Suche nach Schwachstellen und ihren Ursachen und bietet die Grundlage für die Erschließung von Rationalisierungspotentialen.

Sicherlich lassen sich nicht für alle möglichen Planungs- und Kontrollinhalte regelmäßig Kennzahlen ermitteln und Vergleiche anstellen. Wichtig ist, dass die wesentlichen relevanten Informationen daraus ableitbar sind, was auch von der individuellen Informationsbedürfnisstruktur der jeweiligen Gesundheitseinrichtung abhängt. Dazu gehört die Beantwortung der Fragen, ob die einzelnen Kostenkennzahlen und ihr regelmäßiger Vergleich steuerungsrelevant, wirkungsvoll und verständlich sind und, ob sie die wirkliche Kostensituation realitätsnah, passend und zweckmäßig abbilden.

Erst durch einen Vergleich der Kostenkennzahlen mit relevanten Größen und über einen längeren Zeitraum hinweg lassen sich die Problematik einer statistischen Analyse zu einem bestimmten Zeitpunkt und nur partielle Aussagen zu Detailbereichen vermeiden, bzw. einen Überblick über die Kostenentwicklung erreichen.

Der Vergleich über einen längeren Zeitraum und die Ermittlung bestimmter Kostenarten pro Periode (z. B. Personalkosten pro Monat, Fixkosten, Gesamtkosten pro Monat) geben Auskunft über die Entwicklung von Kostengrößen in Vergleichszeiträumen. Die Kostenzuwachsrate gibt Auskunft über die Entwicklung einzelner Kostenarten und lässt sich dazu in regelmäßigen Abständen bzw. vorab festgelegten Perioden ermitteln. Mit zunehmender Anzahl an Vergleichsdaten lassen sich Trends erkennen und feststellen, ob eine Kostenentwicklung nur vorübergehend oder dauerhaft ist. Eine zunehmende Vergleichshäufigkeit und kürzere Vergleichsabstände erhöhen die Genauigkeit eines zeitlichen Vergleichs von Kostenkennzahlen.

Zur Kostensteuerung sind zweckmäßigerweise Sollgrößen vorzugeben, die zu erreichen sind. Nur dann können Sollvorgaben und erzielte Ist-Werte miteinander verglichen und gegebenenfalls notwendige Maßnahmen zur Gegensteuerung ergriffen werden. Wichtig ist dabei die Vorgabe von realistischen Kostenzielen, die auch erreichbar sind und nicht zu Qualitätseinbußen bei den Behandlungs- und Pflegeleistungen führen.

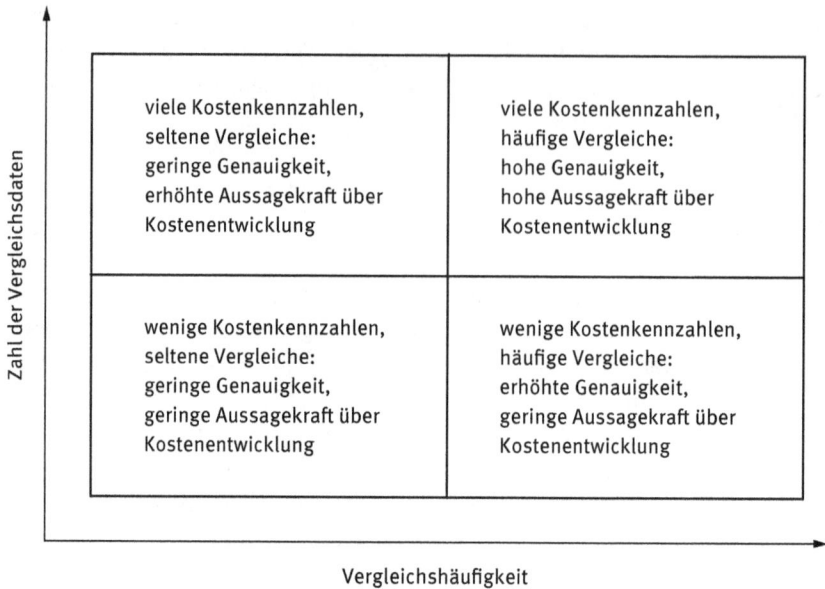

Abb. 5.2: Zeitlicher Vergleich von Kostenkennzahlen.

Auch sind Kostenvergleiche innerhalb einer Gesundheitseinrichtung möglich, wie beispielsweise die Gegenüberstellung von Kosten für Hygienematerialien auf vergleichbaren Stationen. Bei Kostenvergleichen zwischen mehreren Gesundheitseinrichtungen ist immer darauf zu achten, dass dieser auch realistisch und zulässig ist. Einrichtungen mit unterschiedlicher fachlicher Spezialisierung, verschiedenen Betriebsgrößenklassen und Behandlungsangeboten, mit regionalen Verschiedenheiten und standortspezifischen Eigenschaften, sind in der Regel gar nicht oder nur bedingt vergleichbar. Ähnliches gilt für den Vergleich mit Kostendurchschnittswerten, die von Verbänden, Gesellschaften oder Standesorganisationen im Gesundheitswesen zur Verfügung gestellt werden. Allerdings dienen sie zumindest als Orientierungshilfe und zeigen auf, wie weit man z. B. von einem „Kostenmittelwert" entfernt ist.

Als Ergebnis des Vergleichs von Kostenkennzahlen sollte eine Analyse der Höhe der jeweiligen positiven oder negativen Abweichungen die Ursachen hierfür feststellen. Es ist darauf aufzupassen, dass beispielsweise auch Kostensteigerungen tatsächlich vorliegen und es sich nicht um Berechnungsfehler, Falschbuchungen oder fehlerhafte Weitergabe von Informationen handelt. Ohne Plausibilitätsprüfungen können vermeintliche Differenzen zu falschen Schlussfolgerungen und vermeintlichen Korrekturmaßnahmen führen.

5.3 Kostensteuerung

5.3.1 Fixkostenbeeinflussung

Die Kostensteuerung im Gesundheitswesen ist notwendig, um mit den Kostensteigerungen und gedeckelten Leistungsvergütungen möglichst erfolgreich umgehen zu können. In Gesundheitsbetrieben überwiegt der menschliche Arbeitseinsatz, weswegen der Druck zur Kostenreduzierung und zu einer Produktivitätssteigerung ohne Verluste bei der Behandlungsqualität zu erzielen ist.

Bei Maßnahmen zur Kostensteuerung handelt es sich zunächst erst einmal um Möglichkeiten zur Effizienzsteigerung, die durch die richtigen Aktionen und deren entschlossene Umsetzung erreicht werden müssen. Hier kann es notwendig sein, zur Wiederherstellung oder Verbesserung der Wettbewerbsfähigkeit kurzfristig eine deutliche Senkung des Kostenniveaus erreichen zu müssen. Danach ist der Aufbau eines kontinuierlichen Verbesserungsprozesses mit Maßnahmen zur Prozessoptimierung (beispielsweise durch Vermeidung von Doppeluntersuchungen, schlankere Abläufe, Entlastung der Ärzte von Dokumentationsaufgaben etc.) anzustreben, um die menschliche Arbeit als Einsatzfaktor auf der Inputseite zu entlasten, was wiederum zu einer Verringerung des Faktoreinsatzes und damit zur Kostensenkung führen kann.

Kostensteuerung bedeutet auch, die Prozesse in einem Gesundheitsbetrieb effizienter durchzuführen und sie von Grund auf und unter Einbeziehung der Mitarbeiter zu überdenken. Können die Mitarbeiter ihre unmittelbaren Erfahrungen mit dem Arbeitsablauf und ihre Ideen zur Kosteneinsparung einbringen, statt gegen angeordnete Kostensenkungsmaßnahmen anzukämpfen, ist eine größere Realitätsnähe angedachter Lösungen und eine höhere Erfolgswahrscheinlichkeit möglich. Gelingt es die Kostensteuerung möglichst kooperativ zu gestalten und sie so zu organisieren, dass die praktischen Erfahrungen der Mitarbeiter bestmöglich genutzt werden, so lassen sich ihre Ideen und ihre Kreativität für die Kostensteuerung nutzen. Voraussetzungen zur Kostensenkung, Aufwandsreduzierung oder zu Prozessoptimierungen sind häufig ein radikales Umdenken und die Notwendigkeit, die bisherigen Arbeitsweisen und -abläufe grundlegend in Frage zu stellen.

Die Beeinflussung der **Fixkosten** ist eine Möglichkeit der Kostensteuerung. Dazu sind sie zunächst als solche im Rahmen der Kostenartenrechung zu identifizieren, transparent zu machen und hinsichtlich ihrer Reduzierbarkeit zu prüfen.

Ihnen liegen häufig langfristige Verträge zugrunde, weshalb deren Bindungsdauer und die damit verbunden Kündigungsfristen wesentlich sind. Im Einzelnen ist zu prüfen,
– ob die vertraglich vereinbarten Leistungen nach wie vor notwendig sind,
– sie überhaupt im vereinbarten Umfang erbracht werden und
– sie nicht bei einem anderen Anbieter günstiger zu erhalten sind.

Insbesondere bei Wartungsverträgen, die die Instandhaltung als vorbeugende Wartung bzw. die Instandsetzung nach einem aufgetretenen Fehler umfassen, sind die zu erbringenden Leistungen häufig nicht genau genug beschrieben, so dass beispielsweise Kosten für nicht in Anspruch genommene, nicht erbrachte oder eigentlich vertraglich vereinbarte Leistungen entstehen.

Um beispielsweise Wartungsverträge zum Ende ihrer Laufzeit kündigen zu können, ist auf die Einhaltung der Kündigungsfristen achten. Eine wirksame Kündigung setzt ein rechtzeitiges Abschicken der Kündigung voraus, wobei nicht der Tag des Versands der Kündigung zählt, sondern der Tag, an dem die Kündigung beim Anbieter eintrifft. Der Vertrag wird ansonsten automatisch verlängert, da mit der Nichtkündigung das stillschweigende Einverständnis zur Verlängerung des Vertrags gegeben wird. Wird ein Vertrag zu Ungunsten des Kunden geändert, so kann in der Regel das Vertragsverhältnis für den Zeitpunkt des Wirksamwerdens der Änderung gekündigt werden. Auch wenn die AGB nicht darauf hinweisen, sollte die Kündigung schriftlich erfolgen. Sie ist per Einschreiben mit Rückschein zu senden und sollte die wichtigsten Vertragsdaten wie Name, Kundennummer, Adresse und das Datum der Kündigung enthalten.

Insgesamt ist bei Wartungs-, Versicherungs-, Beratungs-, Miet-, Mitgliedschafts-, Energieversorgungs- oder Liefer- und Leistungsverträgen auf die Vertragslaufzeit und die Kündigungsmöglichkeit zu achten. Kündigungsfrist, Kündigungszeitpunkt und Restbindungsdauer sind zu überwachen.

Da der Fixkostenblock in der Regel kurzfristig nicht zu reduzieren ist, sollte er so gering wie möglich gehalten werden. Gerade in Gesundheitseinrichtungen sind die Fixkosten ein wichtiges und sensibles Thema, da beispielsweise auf vorgeschrieben Wartungsarbeiten in der Medizintechnik, qualifiziertes Personal oder notwendige Weiterbildungsmaßnahmen nicht ohne weiteres verzichtet werden kann. Auch greifen übliche Maßnahmen wie Outsourcing, Subunternehmer, Zeitverträge und Leiharbeiter nur bedingt, da die Kostenblöcke in diesen Fällen häufig nur verschoben werden und die Behandlungs- und Pflegequalität in der Regel darunter leidet. Vielmehr ist es wichtig, die Fixkosten zunächst von den variable Kosten und den Mischkosten zu trennen und genau zu überprüfen, welche Kosten tatsächlich fix, wirklich notwendig und besonders sensibel sind. Auch fallen sie häufig nicht permanent, sondern beispielsweise in Form von Versicherungsprämien als jährliche Einmalzahlungen an, sodass für diese Zahlungszeitpunkte die Liquidität genauer geplant werden kann.

5.3.2 Kostenbudgetierung

Die Budgetierung ist nicht nur ein vieldiskutiertes Instrument zur Begrenzung der Gesamtausgaben im Gesundheitswesen, sondern auch zur Kostensteuerung in einzelnen Gesundheitseinrichtungen einsetzbar.

Insbesondere dann, wenn sich die zu erwartenden Behandlungs- und Pflegeleistungsmengen abschätzen lassen, können auf der Grundlage von Plan- oder Vergangenheitsdaten Zielwerte im Bereich der Kosten vorgegeben werden. Unabhängig davon, ob eine starre oder flexible Plankostenrechnung durchgeführt wird, dient die Budgetierung durch die Ableitung vorgegebener Kostenbudgets als eigenständige Methode zur Kostensteuerung. Während bei starren Plankosten der Verbindlichkeitscharakter höher ist, weisen flexible Plankosten die Möglichkeit einer Beeinflussbarkeit in der Zeitabfolge auf. Bei ihnen lassen sich beispielsweise Kostenvorgaben für Kostenstellen in Abhängigkeit von den Behandlungs- oder Pflegefallzahlen erstellen.

Auf der Grundlage der Kostenartenplanung sind möglichst auch die Kosten der internen Leistungsverrechnung und die kalkulatorischen Kosten einzubeziehen und anhand von Vergangenheitswerten oder Prognosedaten kostenstellenbezogen Soll-Kosten zu entwickeln. Dabei ist zu beachten, dass

- keine unbedingte Budgetausschöpfung stattfindet und nicht verbrauchte Mittel trotz fehlender Notwendigkeit noch vollständig ausgegeben werden,
- Kostenziele im Rahmen des Erreichbaren liegen,
- kostensteigernde Veränderungen der Rahmenbedingungen (z. B. rechtliche Vorgaben, organisatorische Maßnahmen) ausreichend berücksichtigt werden,
- es zu Budgeteinhaltungszwecken zu keiner Einschränkung bei Behandlungs- und Pflegeleistungen kommt,
- vorhandene Kostenwerte nicht ohne genauere Überprüfung und Aktualisierung übernommen werden,
- es zu keiner pauschalen Kürzung bestehender Kostenansätze kommt,
- keine heimlichen „Reserven" durch bewusst zu hoch angesetzte Kostenprognosen aufgebaut werden,
- die Budgetwerte fundiert begründet sind und nicht nur ausgehandelt werden.

Um ihre Wirkung bestmöglich entfalten zu können, ist die Budgetierung zweckmäßigerweise mit flankierenden Maßnahmen zur Kostensenkung einzusetzen. Sie ermöglichen eine verbesserte Beurteilung und Einschätzung der Angemessenheit von Kostenansätzen. Mit der Kostenbudgetierung werden aufgrund der Vorgabe von Sollwerten auch immer Erwartungen an das Verhalten der Mitarbeiter geknüpft. Sie dient somit auch als Verhaltenssteuerung und Handlungsorientierung um bestimmte Kostenziele zu erreichen.

Da alle Kostenbudgets trotz ihres quantifizierten, detaillierten Inhalts lediglich Pläne darstellen, die mit dem Problem der Unsicherheit behaftet sind, ist das **Zero Base Budgeting** (ZBB) eine besonders wirksame Variante zur Kostensteuerung. Bei ihm werden die „Kostenverbräuche" dadurch in Frage gestellt, indem ein Gemeinkostenbudget nicht von aktuellen Daten ausgeht, sondern von Grund auf neu geplant wird. Ohne bestehende Strukturen zu berücksichtigen, werden dabei alle Leistungen unter Kosten-Nutzen-Aspekten analysiert und neu kalkuliert. Dabei wird jede Leistung auf ihre Notwendigkeit überprüft, ob sie in diesem Umfang nötig ist und wie hoch ihre Kosten sind. Ziel ist es dabei, Ineffizienzen zu vermeiden, die durch bisherige Budgets als Grundlage für neue Budgets, ihrer Orientierung an Vorjahreszahlen mit geringen Veränderungen der Budgetzahlen, und der damit verbundenen Beibehaltung bzw. den Ausbau von Mittelbedarfen für kommende Perioden entstehen.

Das Zero Base Budgeting ist zweckmäßigerweise folgendermaßen durchzuführen:

- Bildung analysierbarer Entscheidungseinheiten (z. B. medizinische, pflegerische, verwaltungsmäßige Aktivitäten, Behandlungsleistungen, Pflegeleistungen),
- Feststellung, was die einzelnen Tätigkeiten kosten und wer ihr Adressat ist,
- Herausarbeitung funktionaler und struktureller Schwachstellen,
- Festlegung von Leistungsniveaus für Entscheidungseinheiten, die sich auf ihre qualitativen und quantitativen Arbeitsergebnisse beziehen,
- Erstellen einer Prioritätsfolge der einzelnen Leistungsniveaus anhand von Kosten-Nutzen-Analysen,
- Bestimmung des wirtschaftlichsten Arbeitsverfahrens unter Überprüfung, welche Konsequenzen sich aus einer möglichen Kosteneinsparung und der Notwendigkeit der medizinischen Leistungserbringung ergeben,
- Definition für jeden Bereich, wie viele Mittel zur Verfügung zu stellen sind, um ein angemessenes Verhältnis von medizinischen Leistungen und Kosten zu erreichen,
- Durchführung des Budgetschnitts mit Zuteilung der Ressourcen zu den einzelnen Bereichen,
- Umsetzung der Veränderungen, die sich aus dem Budgetschnitt ergeben, in konkrete, kontrollierbare Maßnahmen.

Das Zero Base Budgeting trägt auf diese Weise dazu bei, keine pauschale Neuzuteilung von Mitteln aufgrund der Ausgaben in der Vergangenheit vorzunehmen, und zu verhindern, dass zugewiesene Gelder möglichst vollständig ausgegeben werden, um im kommenden Jahr wieder entsprechende Mittel zu erhalten.

5.3.3 Verbrauchsplanung

Ein weiterer Ansatzpunkt im Rahmen der Kostensteuerung ist eine verbesserte Planung der tatsächlich benötigten Mengen medizinischer Verbrauchsmaterialien.

Auf der einen Seite gilt es, jederzeit die Versorgung der Gesundheitseinrichtung und ihrer Patienten mit den nötigen medizinischen Leistungen und Materialien sicherzustellen. Andererseits sind nicht nur die innerbetrieblichen Material- und Warenflüsse, sondern auch die von Lieferanten medikamentöser, medizinischer, pharmazeutischer Heilmittel und sonstigen Stoffen sowie medizintechnischer und sonstiger Betriebsmittel zu den Orten der Erstellung der Behandlungs- und

Pflegeleistungen und damit letztendlich zum Patienten so zu steuern, dass das richtige Material, in der richtigen Menge, zur richtigen Zeit, am richtigen Ort ist: Just-in-time. Eine möglichst effiziente Bevorratung und Bewirtschaftung von medizinischem Verbrauchsmaterial ist auch deshalb wichtig, weil in den Materialien teilweise erhebliches Kapital gebunden ist und entsprechende Kostensenkungspotentiale stecken. Über den benötigten Bedarf hinaus bevorratete Mengen verursachen zudem Lagerkosten, da sie beispielsweise Lagerplatz und besondere Lagerbedingungen beanspruchen.

Ein pragmatisches Instrument um als Voraussetzung für eine verbesserte Verbrauchsplanung zunächst die Kapitalbindung in den eingelagerten medizinischen Verbrauchsmaterialien festzustellen, ist die **ABC-Analyse**. Folgende Vorgehensweise bietet sich dabei an:
- Wertermittlung für jedes Objekt durch Multiplikation der Menge mit seinem Preis,
- Ermittlung des relativen Anteils jeder Position am Gesamtwert,
- Sortierung der einzelnen Positionen nach fallendem Wert,
- Kumulierung der Werte und Anteile,
- Vergleich der kumulierten Prozentanteile des Wertes und der Positionen,
- Zuordnung zu drei Klassen (ABC).

Anhand der Klasseneinteilung lässt sich ableiten, für welche Materialien sich eine möglichst genaue Verbrauchsplanung lohnt (A-Materialien) und für welche eine grobe Verbrauchsermittlung ausreichend ist (C-Materialien). Je hochwertiger die Materialien sind, desto genauer sollte eine Verbrauchsermittlung erfolgen.

Grundsätzlich stehen hierzu eine Reihe von Verfahren zur Verfügung (siehe Tab. 5.3).

Tab. 5.3: Verbrauchsermittlungsverfahren.

Verfahren	Beschreibung
deterministisch (A-Materialien)	Einzelbedarfsermittlung anhand der Planung konkreter, umfangreicher Behandlungsmaßnahmen.
stochastisch (B-Materialien)	Bedarfsfestlegung anhand von Statistiken, Erfahrungswerten über den Verbrauch an medizinischem Material vergangener Perioden.
heuristisch (C-Materialien)	Bedarfsfestlegung anhand von Schätzungen, wie viel medizinisches Material in einer bestimmten Periode verbraucht werden könnte.

Eine deterministische Verbrauchsplanung geht von den nach Zeit und Menge vorgegebenen Behandlungs- und Pflegemaßnahmen aus und leitet daraus den Bedarf an medizintechnischen Betriebsmitteln bzw. Verbrauchsmaterialien für Behandlung und Pflege ab. Ferner sind Lagerbestände zu berücksichtigen, sowie noch offene Bestellungen beispielsweise bei einem Lieferanten von Verbrauchsmaterialien für

Behandlung und Pflege, reservierte Bestände, die beispielsweise für geplante Operationen vorgemerkt sind und zu einem vorgesehenen Termin dem Lager entnommen werden sollen, sowie Sicherheitsbestände für außergewöhnliche Ereignisse, wie Notfälle, Komplikationen oder Katastropheneinsätze.

Ein praktikables Verfahren für die Verbrauchsschätzung ist beispielsweise die Bildung des gleitenden Mittelwerts, bei dem die Verbrauchswerte aus den vergangenen Perioden addiert und durch die Anzahl der berücksichtigten Verbrauchszeiträume dividiert werden. Als Ergebnis erhält man eine Durchschnittsgröße, die als Prognosewert für den zu planenden Verbrauchszeitraum herangezogen werden kann. Um die Bedeutung jüngere Erfahrungswerte und die Einnahmen-/Ausgabenentwicklung über einzelne Verbrauchszeiträume hinweg stärker zu berücksichtigen, bietet sich die Verwendung eines gewichteten gleitenden Mittelwerts an, wobei allerdings die Festlegung der Anzahl der Verbrauchszeiträume und ihrer Gewichtung jedoch subjektiv bleibt. Bei der exponentiellen Glättung hingegen geht die Anzahl der Verbrauchszeiträume nicht direkt in die Ermittlung des Schätzwertes ein, sondern nur indirekt über einen Glättungsfaktorfaktor, der die Differenz zwischen dem letzten Schätzwert und dem tatsächlich im letzten Verbrauchszeitraum erzielten Wert angibt. Dieser gewichtete „Vorhersagefehler" wird zu dem letzten Prognosewert addiert, um auf diese Weise zu einem genaueren neuen Verbrauchsschätzwert zu gelangen.

Häufig ist der Verbrauchsverlauf jedoch nicht konstant gleich bleibend, sondern beispielsweise treten immer wieder Spitzen- oder Minimalverbräuche auf, es entwickeln sich langfristig steigende oder fallende Verbräuche oder es gibt unregelmäßige Abweichungen aufgrund nicht bekannter Ursachen.

Auch ist bei der Verbrauchsplanung der richtige Zeitpunkt von Bestellungen von Verbrauchsmaterialien für Behandlung und Pflege zu bestimmen. Um Fehlmengen und unnötig hohe Lagermengen zu vermeiden, sollte zumindest für die A-Materialien eine Überwachung der Bestände durchgeführt werden. Der Zeitpunkt der Bestellung ist so zu legen, dass der verfügbare Bestand an Verbrauchsmaterialien für Behandlung und Pflege ausreicht, um den Bedarf in der erforderlichen Wiederbeschaffungszeit zu decken.

In die Wiederbeschaffungszeit sind beispielsweise auch Zeiträume für die interne Abwicklung einer Bestellung, für den Eingang der Bestellung beim Lieferanten bis zur Anlieferung und für die Anlieferung bis zur Verfügbarkeit im Lager einzurechnen.

Losgrößenverfahren zur Ermittlung der optimalen Bestellmenge unter Einbeziehung von Beschaffungs- und Lagerkosten eignen sich aufgrund des mit ihrer Anwendung verbundenen Aufwands erst bei hochwertigen medizinischen Verbrauchsmaterialien mit großen Bestellmengen.

5.3.4 Leitsätze – Kosten optimieren

Für eine Verbesserung der Kostensituation nicht nur Kenntnisse über die Kostenhöhe, sondern vor allen Dingen auch über die Kostenstruktur verschaffen.

In der Kostenartenrechnung die unterschiedlichen Kosten erfassen und voneinander abgrenzen, so dass eine möglichst große Vollständigkeit erzielt wird und die getroffenen Zuordnungen auch über mehrere Perioden beibehalten werden, um eine Vergleichbarkeit über einen längeren Zeitraum zu gewährleisten und das Feststellen von Veränderungen und Entwicklungstendenzen zu ermöglichen.

Für die Kostenstellenrechnung abgrenzbare Kostenstellen definieren, die für die Verursachung und den tatsächlichen Verbrauch der Kosten verantwortlich sind.

Gemeinkosten, die nicht verursachungsgerecht einer Kostenstelle eindeutig zugeordnet werden können, durch eine interne Leistungsverrechnung zwischen den Kostenstellen verteilen oder durch einen Verteilungsschlüssel aufteilen.

Darauf achten, dass die Verteilungsschlüssel regelmäßig aktualisiert und nicht veraltete Umlageziffern verwendet werden, die organisatorische Veränderungen nicht berücksichtigen und zu falschen Ergebnissen führen.

Bei der Kostenträgerrechnung die Kosten den einzelnen Behandlungs- und Pflegeleistungen mit Hilfe der Zuschlags-, Divisions- oder Äquivalenzrechnung zuordnen.

Um einen kostendeckenden Mindestumsatz oder auch gewinnbringenden Behandlungsarten ermitteln zu können, Aufwendungen und Erträge z. B. in einer Gesamtkostenrechnung oder Deckungsbeitragsrechnung gegenüberstellen.

Mit Hilfe der Zuschlagskalkulation klären, welchen Deckungsbeitrag der einzelne Behandlungs- bzw. Pflegefall erzielt.

Ausgehend von den Kostenarten, für die einzelnen Kostenbereiche Kennzahlen definieren.

Darauf achten, dass das System von Kostenkennzahlen übersichtlich ist, über aussagefähige Größen verfügt und sich auch auf diejenigen Funktionen im Gesundheitsbetrieb konzentriert, die das wirtschaftliche Ergebnis auch tatsächlich beeinflussen.

Dafür sorgen, dass das Zustandekommen der Kostenkennzahlen nachvollziehbar ist und die gesundheitsbetriebliche Realität in komprimierter Form möglichst gut wiedergegeben wird.

Sicherstellen, dass die Informationsquellen und Erhebungszeiträume für die Kennzahlen konstant bleiben, denn von Jahr zu Jahr unterschiedliche Quellen oder Zeitpunkte für die Zahlenermittlung machen die Ergebnisse nur schwer oder gar nicht vergleichbar.

Mit dem Vergleich der Kostenkennzahlen Auffälligkeiten, Veränderungen, Soll-Ist-Abweichungen und die Einhaltung kritischer Kennzahlenwerte erkennen und erfassen, um notwendige Steuerungsprozesse einleiten und Entscheidungen möglichst fundiert treffen zu können.

Anhand der in regelmäßigen Abständen bzw. vorab festgelegten Perioden ermittelten Kostenzuwachsrate Klarheit über die Entwicklung einzelner Kostenarten verschaffen, Trends erkennen und feststellen, ob eine Kostenentwicklung nur vorübergehend oder dauerhaft ist.

Mit zunehmender Vergleichshäufigkeit und kürzeren Vergleichsabständen die Genauigkeit eines zeitlichen Vergleichs von Kostenkennzahlen erhöhen.

Zur Kostensteuerung zweckmäßigerweise realistische Kostenziele als Sollgrößen vorgeben, die auch erreichbar sind, damit sie nicht zu Qualitätseinbußen bei den Behandlungs- und Pflegeleistungen führen.

Bei Kostenvergleichen zwischen mehreren Gesundheitseinrichtungen und mit Kostendurchschnittswerten immer darauf achten, dass dieser auch realistisch und zulässig ist.

Als Ergebnis des Vergleichs von Kostenkennzahlen eine Analyse der Höhe der jeweiligen positiven oder negativen Abweichungen durchführen, um die Ursachen hierfür festzustellen.

Darauf achten, ob Kostensteigerungen tatsächlich vorliegen und es sich nicht um Berechnungsfehler, Falschbuchungen oder fehlerhafte Weitergabe von Informationen handelt.

Die Kostensteuerung möglichst kooperativ gestalten und so organisieren, dass die praktischen Erfahrungen der Mitarbeiter bestmöglich genutzt werden, um ihre Ideen und ihre Kreativität für die Kostensteuerung zu nutzen.

Zur Beeinflussung der Fixkosten diese im Rahmen der Kostenartenrechung identifizieren, transparent machen und hinsichtlich ihrer Reduzierbarkeit prüfen.

Die Fixkosten zunächst von den variable Kosten und den Mischkosten trennen und genau überprüfen, welche Kosten tatsächlich fix, wirklich notwendig und besonders sensibel sind.

Bei Wartungsverträgen, die die Instandhaltung als vorbeugende Wartung bzw. die Instandsetzung nach einem aufgetretenen Fehler umfassen, die zu erbringenden Leistungen hinreichend genau beschreiben, damit keine Kosten für nicht in Anspruch genommene, nicht erbrachte oder eigentlich vertraglich vereinbarte Leistungen entstehen.

Bei Wartungs-, Versicherungs-, Beratungs-, Miet-, Mitgliedschafts-, Energieversorgungs- oder Liefer- und Leistungsverträgen auf die Vertragslaufzeit und die Kündigungsmöglichkeit achten sowie Kündigungsfrist, Kündigungszeitpunkt und Restbindungsdauer überwachen.

Da der Fixkostenblock in der Regel kurzfristig nicht zu reduzieren ist, ihn so gering wie möglich halten.

Insbesondere dann, wenn sich die zu erwartenden Behandlungs- und Pflegeleistungsmengen abschätzen lassen, auf der Grundlage von Plan- oder Vergangenheitsdaten Zielwerte im Bereich der Kosten vorgeben.

Auf der Grundlage der Kostenartenplanung möglichst auch die Kosten der internen Leistungsverrechnung und die kalkulatorischen Kosten einbeziehen und anhand von Vergangenheitswerten oder Prognosedaten kostenstellenbezogen Soll-Kosten entwickeln.

Um ihre Wirkung bestmöglich entfalten zu lassen, die Budgetierung zweckmäßigerweise mit flankierenden Maßnahmen zur Kostensenkung einsetzen.

Das Zero Base Budgeting einsetzen, um keine pauschale Neuzuteilung von Mitteln aufgrund der Ausgaben in der Vergangenheit vorzunehmen, und zu verhindern, zugewiesene Gelder möglichst vollständig auszugeben, um im kommenden Jahr wieder entsprechende Mittel zu erhalten.

Die innerbetrieblichen Material- und Warenflüsse, auch die von Lieferanten medikamentöser, medizinischer, pharmazeutischer Heilmittel und sonstigen Stoffen sowie medizintechnischer und sonstiger Betriebsmittel zu den Orten der Erstellung der Behandlungs- und Pflegeleistungen und damit letztendlich zum Patienten so steuern, dass das richtige Material, in der richtigen Menge, zur richtigen Zeit, am richtigen Ort ist: Just-in-time.

Bei der Verbrauchsplanung den richtigen Zeitpunkt von Bestellungen von Verbrauchsmaterialien für Behandlung und Pflege bestimmen.

Um Fehlmengen und unnötig hohe Lagermengen zu vermeiden, zumindest für die A-Materialien eine Überwachung der Bestände durchführen.

Den Zeitpunkt der Bestellung so legen, dass der verfügbare Bestand an Verbrauchsmaterialien für Behandlung und Pflege ausreicht, um den Bedarf in der erforderlichen Wiederbeschaffungszeit zu decken.

In die Wiederbeschaffungszeit auch Zeiträume für die interne Abwicklung einer Bestellung, für den Eingang der Bestellung beim Lieferanten bis zur Anlieferung und für die Anlieferung bis zur Verfügbarkeit im Lager einrechnen.

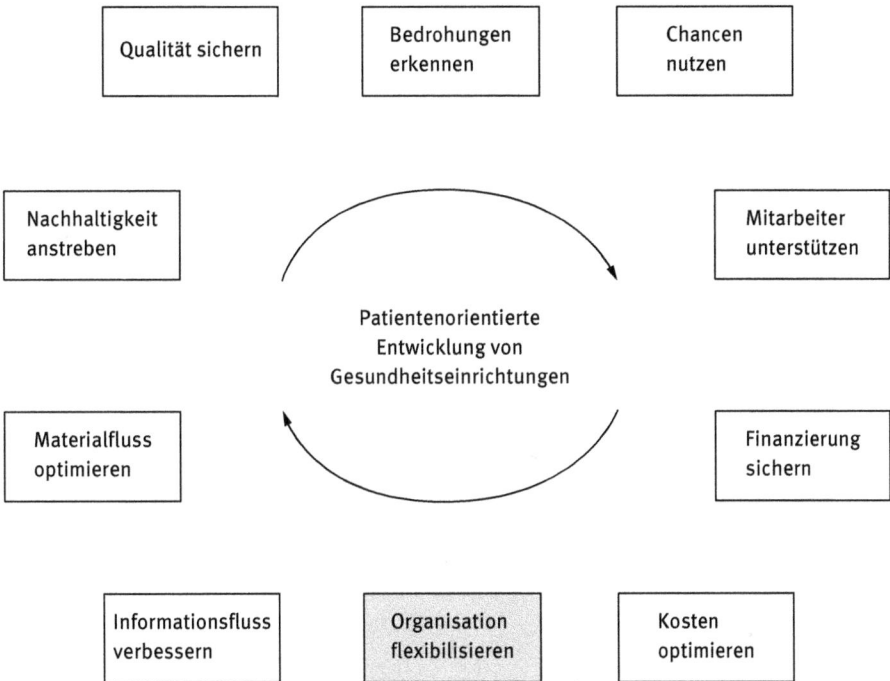

6 Organisation flexibilisieren

6.1 Organisationsentwicklung

6.1.1 Veränderungsmanagement

Starre Formen der Aufbau- und Ablauforganisation tragen in einer Gesundheits-einrichtung zwar zu notwendigen Strukturbildung und Prozesszuverlässigkeit bei, hemmen gleichzeitig aber Weiterentwicklung, Innovationskraft und Gestaltungs-spielräume. Ein Gesundheitsbetrieb muss in der Lage sein, auf veränderte Rahmen-bedingungen zu reagieren und Flexibilität bei der Findung von Lösungen zeigen.

Die Organisationsentwicklung ist deshalb so wichtig, da sie versucht, Autorität und Arbeitsteilung mit der Folge von Konkurrenzdenken, Existenzangst, schwin-dender Bereitschaft zu Kooperation und vertrauensvoller Zusammenarbeit, Gleich-gültigkeit, verringertem Engagement, Konformität und Flucht in Routinetätigkei-ten zu überwinden, um gemeinsam mit den Mitarbeitern Ursachen vorhandener Schwierigkeiten zu erforschen und neue, bessere Formen der Zusammenarbeit zu entwickeln.

Auch sind die Arbeitsabläufe aufgrund neuer Entwicklungen und Erfahrungen immer wieder anzupassen, mit dem Ziel, sie besser zu gestalten. Veränderungsresis-tenz und mangelnde Anpassung führen oft zu

- Unzufriedenheit bei den Patienten und beim Personal,
- Erhöhung des Arbeitstempos ohne grundlegende Änderungen,
- geringem Nutzeneffekt nur vereinzelter, hier und da durchgeführter organisatori-scher Optimierungsmaßnahmen,
- stärkeren Druck auf die Mitarbeiter und aufgezwungene Einzelmaßnahmen.

Das Ergebnis einer Klinikmanagement-Studie des Beratungsunternehmens *Rochus Mummert* zeigt, wie wichtig eine Stärkung der Veränderungs- und Innovationsbereitschaft für Gesundheits-einrichtungen ist: „Nur 38 Prozent der Klinikchefs in Deutschland bezeichnen Innovationen, For-schung und Entwicklung als wichtig für ihr Haus."… „Angesichts des wachsenden Konkurrenz-drucks erstaunt es, dass sich nicht mehr Manager fragen, in welchen medizinischen Bereichen das eigene Krankenhaus führend sein sollte. Nur gut ein Viertel der Geschäftsführer meint, ihre Einrichtung sei im Bereich Innovationen, Forschung und Entwicklung gut oder sehr gut aufgestellt. Die Befragten geben sich hierfür im Durchschnitt die Gesamtnote „3" – die zweitschlechteste Note von allen abgefragten Themenbereichen. Nur bei Fusionen und Übernahmen gibt es noch größeren Nachholbedarf. Das größte Innovationsdefizit besteht offenbar in Krankenhäusern pri-vater Träger: Nur 21 Prozent der Verantwortlichen dort geben sich eine gute Note. In Einrichtungen öffentlicher Träger sind es zehn Prozentpunkte mehr. Dass so wenige Krankenhausleiter der Inno-vationskraft ihrer Häuser Priorität einräumen, ist angesichts des Verdrängungswettbewerbs be-denklich. Denn die Instrumente klassischer Kostensenkung wie günstigerer Einkauf, Reduzierung von Personalkosten und Arbeitsverdichtung sind weitestgehend ausgereizt. Ob ein Krankenhaus langfristig überlebt, hängt deshalb immer stärker davon ab, inwiefern es sich von der Konkurrenz abhebt. Denn Patienten wollen für sich die beste Medizin, nicht nur die bestmögliche und sind als Betroffene auch nicht kompromissbereit. Zudem sind sie bei der Krankenhauswahl deutlich mobiler geworden. Sie vergleichen die Leistungen von Kliniken ihrer Region und sind bereit, für eine bessere Behandlung weitere Strecken zurückzulegen." (*Räwer,* 2013, S. A 2386)

Notwendige Veränderungsprozesse in Gesundheitseinrichtungen bleiben häufig auch aus, weil die praktische Anwendbarkeit von theoretisch erarbeiteten Lösungen nicht gegeben ist und von der Einrichtungsleitung verordnete Veränderungen von den Mitarbeitern nicht verstanden werden oder ihre Einstellungen und ihr Verhalten nicht berücksichtigen. Dazu und um alle organisatorische Aktivitäten auf ein gemeinsames Ziel auszurichten, ist vielmehr eine Begeisterungsfähigkeit für Veränderungen notwendig, eine gemeinsame Vision, wie die Organisation in der Zukunft ausschauen soll und die möglichst von allen Mitarbeitern des Gesundheitsbetriebs gemeinsam getragen wird. Ein völliger Verzicht auf die Erfahrung und das Potential der Mitarbeiter macht diese in erster Linie zu Betroffenen statt Beteiligten. Werden sie jedoch an Entscheidungen beteiligt und können sie ihre Erfahrungen, ihre Kenntnisse, ihre Ideen und damit ihr Potential einbringen, so erhöht sich die Wirksamkeit der mit ihrer Arbeit und ihrem Denken letztlich realisierten organisatorischen Veränderungen.

Nicht immer ist die Leitung einer Gesundheitseinrichtung Auslöser für den Veränderungsprozess. Sie ermöglicht zwar eine gute Prozesssteuerung, da ihr die Gesamtverantwortung obliegt und die notwendigen Kompetenzen vorhanden sind, allerdings berücksichtigt ein Beginn des Veränderungsprozesses auf der Basis der Mitarbeiter stärker deren Probleme und Bedürfnisse, was zu einer verbesserten Identifikation mit angestrebten Veränderungen beitragen kann. Idealerweise wird der Veränderungsprozess gleichzeitig von der Leitung des Gesundheitsbetriebs und von den Mitarbeitern getragen, was mittlere Führungsebenen einschließt, sodass die Mitarbeiter, die an Veränderungen interessiert sind, sich direkt beteiligen und die anderen zum Mitmachen bewegen können.

Während es beim Veränderungsmanagement auf der Mitarbeiterebene häufig um die Gestaltung der individuellen Arbeitssituation, die persönliche Entwicklungs- und Lebensplanung, der Steigerung sozialer Kompetenzen, das Erlernen neuer Verhaltensalternativen und deren praktischer Umsetzung oder der Bewältigung hoher Arbeitsbelastungen geht, konzentrieren sich auf der Gruppenebene Veränderungsmaßnahmen eher auf die Reorganisation ineffizienter Prozesse und Strukturen, unter Beachtung der Entwicklungserfordernisse zur Anpassung an künftige Anforderungen und auf Steigerungen der Effektivität der Zusammenarbeit und der Verbesserung der Beziehungen untereinander. Das Veränderungsmanagement geht dabei von der Einsicht aus, dass Veränderungen notwendig werden, dass altes Verhalten in Frage zu stellen ist und die nach Veränderung strebenden Kräfte unterstützt werden müssen, um ein Veränderungsbewusstsein auszulösen. Es sind Problemlösungen zu entwickeln, zu testen, durch Trainingsmaßnahmen einzuüben und dieser Prozess ist zu überwachen. Erfolgreiche Lösungen müssen vollständig eingepasst, dauerhaft integriert und über die Einführungsphase hinaus überwacht werden, um festzustellen, ob sie nachhaltig funktionieren. Notwendige Kompetenzen für den Veränderungsprozess sind beispielsweise Konfliktmanagement, Projektmanagement und Kommunikationstechniken.

6.1.2 Groupware und Workflowsysteme

Der organisatorische Nutzen digital vernetzter Informations- und Kommunikationstechnologien wird auch in Gesundheitseinrichtungen häufig unterschätzt. Sie leisten technische Unterstützung bei umfassenden Veränderungen in der Organisationsstruktur einer Gesundheitseinrichtung und bieten im Gegensatz zu herkömmlichen Kommunikationssystemen die informationstechnische Voraussetzungen für dynamische, flexible Organisationsformen, die zur Optimierung und Verschlankung von Prozessen beitragen können. Ihre Anwendung und die damit verbundene Veränderung von Organisations- und Kommunikationsstrukturen innerhalb eines Gesundheitsbetriebs bedeuten häufig auch eine Veränderung des Kommunikations- und Informationsverhaltens sowie der Eigenverantwortung der Mitarbeiter.

„Das Krankenhausmodell für die Zukunft ist ein integriertes Versorgungsmodell, mit dem die Möglichkeiten der Telemedizin umfassend genutzt werden, um die medizinische Kompetenz aus der Spitzenmedizin bereits im Rahmen der regionalen Grundversorgung zur Verfügung zu stellen."... „Die Diagnosekompetenz über die Teleportalverbindung ermöglicht eine Arbeitsteilung zwischen der patientenbezogenen Diagnosedatenerhebung und dem Spezialisten. Dieser würde gegebenenfalls eine Behandlung am Schwerpunkthaus oder im Verbleibensfall des Patienten im Teleportal-Krankenhaus als konsiliarischer Begleiter durchführen. Die Organisation von Schwerpunktzentren und angegliederten Teleportal-Kliniken bedarf neuer Strukturen, die wiederum neue Schnittstellen schaffen. Hier besteht die Chance, innovative Inuk-Technologien und Anwendungen einzusetzen. Effizient und Effektiv werden diese Strukturen, durch die Verbindung zwischen der technischen Expertise des Anbieters und dem medizinischen Know-how des Krankenhauses. So können qualitätssteigernde und ressourcenschonende Behandlungspfade entstehen. In diesem visionären Kontext werden die medizinisch-pflegerischen Kernkompetenzen durch Inuk-Technologien nicht nur unterstützt sondern teilweise ersetzt. Dieser visionäre Krankenhaustyp wird durch ein ausgereiftes Informations- und Kommunikationssystem getragen." (*Mühlbacher*, 2008, S. 27).

Groupwaresysteme setzen sich aus unterschiedlichen Technologien zusammen, die die gemeinsame Benutzung und Strukturierung von Informationen in einer verteilten Mehrbenutzerumgebung unterstützen. Dazu werden einzelne Applikationen des medizinischen Dokumentenmanagements, der elektronischen Archivierung oder zur interdisziplinären Kommunikation unter Nutzung intelligenter Datenbanken miteinander kombiniert und Mitarbeitergruppen innerhalb einer Gesundheitseinrichtung bedarfsorientiert für den gemeinsamen Zugriff zur Verfügung gestellt. Die Zugriffsrechte beschränken sich dabei auf eine bestimmte Benutzergruppe, die beispielsweise als dauerhafte Organisationseinheit in Form einer Behandlungseinheit, aber auch als zeitlich begrenzte Gruppe in Form eines Projektteams definiert sein kann. Aufgrund der dadurch möglichen Kooperation bei der gemeinsamen Bearbeitung von medizinischen Befunden, Protokollen, Berichten und Informationen durch mehrere Gruppenmitglieder und der verbesserten Kommunikation durch die gleichmäßige, schnelle Verteilung von Informationen, lassen sich die Behandlungs- und Pflegeprozesse direkter und einfacher koordinieren. Dynamische, datenbankgestützte Archive ermöglichen durch die gemeinsame Nutzung eine beschleunigte Aktualisierung der abgespeicherten Daten und Informationen, die sich durch integrierte Anwendungen in Krankenhausinformationssystemen (KIS) oder Praxisverwaltungssystemen (PVS) heraus bearbeiten lassen. Häufig sind in KIS oder PVS folgende Groupware-Elemente integriert:

- Dokumentenmanagement: Archivierungssystem für Recherchen und gezielte Zugriffe auf darin enthaltene Informationen, sowie zur nachträglichen Bearbeitung und Aktualisierung von Dokumenten.
- Nachrichtenverteilung: Kommunikationsinfrastruktur, elektronische Ordner und Verzeichnisse als technische Basis für die Funktionsfähigkeit eines Groupwaresystems.
- Zeitplanung: Elektronische Kalender zur Koordination von Gruppenarbeit, Terminplanungen, -absprachen und Meetings, zum effizienten Einsatz von Ressourcen, zur Nutzung und Auslastung personeller Kapazitäten.
- Diskussionsdatenbanken: Repositorys, in denen Protokolle, Berichte, Daten, Dokumente und Informationen, die die jeweilige Gruppe betreffen, jederzeit elektronisch verfügbar sind.
- Formularunterstützung: Zur Strukturierung der gruppeninternen Arbeitsprozesse und Optimierung der Ablauforganisation.

Groupwaresysteme machen eine Veränderung der Informations- und Kommunikationskultur in Gesundheitseinrichtungen erforderlich, was nicht selten zum Abbau von Hierarchien, durch die die Informationen gefiltert werden, und damit zu einer Verschlankung der gesamten Aufbauorganisation führt. Sie gehen einher mit dezentralisierten, auf verstärkte Kooperation basierenden Informationsstrukturen, die wiederum die Umstrukturierung stark zentralisierter Organisationseinheiten in Gesundheitseinrichtungen in kleinere, selbständige Einheiten unterstützen.

Workflowsysteme (WFS) stellen den Arbeitsablauf in den Vordergrund, indem sie prozessorientiert die Abläufe über einzelne Arbeitsplätze hinweg im Sinne einer einheitlich strukturierten Ablauforganisation vorgeben. Es erfolgt eine Automatisierung von Routinetätigkeiten, die Organisationshierarchie einer Gesundheitseinrichtung wird dadurch automatisiert unterstützt und der jeweilige Bearbeitungsstand eines Vorganges kann von jedem in das System integrierten Arbeitsplatz eingesehen und kontrolliert werden. Die Abläufe sind hierzu eindeutig zu strukturieren und der Workflowsoftware vorzugeben, damit sie diese systemgesteuert kontrollieren kann. So werden beispielsweise in herkömmlicher Arbeitsteilung die in einer Station anhand von Patientenakten oder Prüfung von Behandlungsunterlagen gewonnenen Daten in eine zentrale Abteilung zur Erstellung von Krankenkassenanschreiben, Arztbriefen etc. geschickt. Anschließend gelangen sie per Hauspost zurück in den Behandlungsbereich, der die Inhalte der erstellten Unterlagen prüft, eine zweite Unterschrift einholt und sie anschließend versendet. Es kommt z. B. zu redundanten Datenerfassungen, hohen Transport- und Liegezeiten der Unterlagen, einer fehlenden Transparenz des Gesamtvorganges und damit zur Unkenntnis des jeweiligen Bearbeitungsstandes im Falle von Abwesenheiten der daran Beteiligten. Um dies zu vermeiden, übernehmen WFS insbesondere folgende Aufgaben:

- Vorgangsunterstützung: Vergabe von Patientennummern, Aufzeichnung von Datum, Uhrzeit bei Anrufen, Bereitstellung von elektronischen Formularen.
- Ablaufgestaltung: Organisation, Modellierung und Simulation von Abläufen, Transport von Dokumenten und Vorgängen.
- Termin- und Wiedervorlagenverwaltung: Overflow-Center, Abarbeiten von Gruppen- oder Funktionsterminen, Eintrag der Patientendaten bei Wiedervorlage.
- Ablaufkontrolle: Abzeichnung durch den jeweiligen Bearbeiter, Statistiken über Bearbeitungszeiten.

Um ein WFS allgemein konzipieren zu können, sind zunächst die Prozesse, die abgebildet werden sollen, zu definieren. Eine optimale Vorgangssteuerung durch Workflow setzt daher häufig eine Reorganisation zumindest von Teilen der Aufbau- und Ablauforganisation einer Gesundheitseinrichtung voraus.

6.1.3 Organisationsvirtualisierung

Die technologischen Informations- und Kommunikationsinfrastrukturen für standort- und zeitungebundene Arbeitsmöglichkeiten stehen auch im medizinischen Bereich in Form von anwendbaren Netzwerktechnologien zur Verfügung. Damit verändern sich auch die Formen der medizinischen Leistungserstellung, der Arbeitsteilung und des Austauschs von diagnostischen und therapeutischen Leistungen. Die **Telemedizin** ermöglicht die räumliche und zeitliche Verteilung menschlicher Arbeitskraft und damit ihre Verfügbarkeit mit größerer Flexibilität, Effizienz und Patientennähe. Insbesondere die Bandbreite und Tiefe der Leistungserstellung lässt sich dadurch ebenso wie die Flexibilität häufig deutlich steigern.

Die Organisationsvirtualisierung im medizinischen Bereich zeichnet sich durch das Fehlen typischer einzelner oder mehrerer Merkmale herkömmlicher Organisationsformen aus, wie die Bindung an

- Zeiten,
- Standorte,
- Personen,

- Hierarchien und
- feste Ablaufstrukturen.

> „Die hohe Spezialisierung im Gesundheitswesen und die zunehmende Mobilität von Patienten haben die medizinische Versorgung in den letzten Jahren verändert und werden sie auch vor dem Hintergrund der demografischen Entwicklung weiter verändern. Die steigende Komplexität der Leistungsprozesse in der Medizin erfordert zudem einen schnelleren Informationsfluss, gerade zwischen entfernt gelegenen Versorgungseinrichtungen in ländlichen Regionen. Telemedizin ist schon heute eine Unterstützung für die entstandenen Prozesse und Strukturen im Gesundheitswesen. Telemedizin ermöglicht schließlich, das der Organisation des deutschen Gesundheitswesens zugrunde liegende Paradigma – das ärztliche Kompetenz an den Standort des Arztes gebunden ist – mindestens in Teilbereichen zu überwinden und wesentliche Teile ärztlicher Kompetenz standortunabhängig verfügbar zu machen." (*Brauns*, 2014)

Dadurch weist sie in einer dynamischen, sich aufgrund von Kostenentwicklungen oder Gesundheitsgesetzgebung häufig ändernden Umwelt eine größtmögliche Flexibilität und Anpassungsfähigkeit auf. Sie ermöglicht auch gerade in unsicheren, risikobehafteten Behandlungssituationen schnelle Reaktionen auf sich verändernde Bedingungen. Die dazu verwendeten Ressourcen sind im Idealfall bedarfsorientiert optimal eingesetzt. Personelle und materielle Kapazitäten müssen nicht immer zentral vorgehalten werden, sondern lassen sich in Form von Netzwerken bereitstellen.

Die Teilnehmer in einem medizinischen Netzwerk können autark und flexibel bleiben. Ihre Ressourcen sind so einsetzbar und steuerbar, wie es für die Erfüllung der gemeinsamen Aufgabe erforderlich ist. Dennoch stehen aufgrund der grundsätzlichen Erweiterbarkeit des Netzwerkes auch erweiterbare Kapazitäten bei Bedarf zur Verfügung. Neben dieser quantitativen Zuwachsmöglichkeit besteht auch die Möglichkeit der qualitativen Erweiterung durch Wachstum in Form von stärkerem Einbringen der einzelnen Teilnehmer in die gemeinsame Behandlungs- und Pflegeorganisation.

An die einzelnen Mitglieder virtueller Organisationsformen der Telemedizin werden allerdings hohe Anforderungen hinsichtlich persönlicher Flexibilität und Anpassungsfähigkeit gestellt. Entsprechend hoch ist auch der technische Unterstützungsbedarf, der das Entstehen und die Funktionsfähigkeit von Telemedizin erst ermöglicht. Aufgrund der technisch unterstützbaren Koordination und Kommunikation lassen sich Mehrfacharbeiten im medizinischen Bereich zwar reduzieren. Der langfristigen Kosteneffizienz steht jedoch zunächst ein hoher Investitionsbedarf in entsprechende IuK-Infrastrukturen gegenüber. Da Koordinations- und Kommunikationsfunktionen bei der Funktionsfähigkeit der Telemedizin im Mittelpunkt stehen, sind auch weniger traditionelle hierarchische Strukturen mit Vorgesetzten- und Untergebenenverhältnissen notwendig, sondern vielmehr Koordinationsstellen, die die gemeinsame Aufgabenerfüllung gleichberechtigter Partner steuern. Derartige Organisationsformen sind vielmehr durch eine Kultur des Vertrauens im Hinblick auf die Zusammenarbeit der einzelnen Mitglieder gekennzeichnet, was die Handhabung möglicher Konflikte aufgrund der fehlenden sozialen Beziehungen somit auch als schwierig gestalten kann.

Organisationsvirtualisierung in Gesundheitseinrichtungen kann nur erfolgreich sein, wenn die technischen Unterstützungsvoraussetzungen gegeben sind und die Mitarbeiter in der Telemedizin die an sie gerichteten Erwartungen hinsichtlich Flexibilität, Anpassungsfähigkeit und veränderten sozialen Rahmenbedingungen erfüllen können.

Einige Anwendungen der Telemedizin arbeiten mit Elementen virtueller Realität. Darunter sind in der Regel interaktiv zu beeinflussende (Teil-)Simulationen medizinischer Objekte und Ereignisse zu verstehen, mit der Darstellung multisensorisch wahrnehmbarer Informationen im Echtzeitverhalten. Dazu zählen beispielsweise die Visualisierung von Behandlungsplanungen, über die Simulation von Körperfunktionen, bis hin zum Modellieren und Visualisieren von Behandlungssituationen. Allen Anwendungsmöglichkeiten gemeinsam, ist ihr Beitrag zur Unterstützung von medizinischen Entscheidungen und damit der Bewertung von Handlungsalternativen. Hierzu sollen der Realität möglichst nahe kommende Situationen des Einsatzes medizintechnischer Geräte oder erlebbare Erfahrungen einer virtuellen Behandlungsmaßnahme erzeugt werden. Technologien der virtuellen Realität in der Telemedizin erweitern durch die Erzeugung realitätsnaher Interaktions- und Kommunikationslandschaften die menschlichen Handlungs- und Entscheidungsspielräume. Sie wirken im Hinblick auf die Gestaltung und Anwendung komplexer technischer Informationssysteme integrativ, indem sie intuitive Denk, Handlungs- und Arbeitsweisen unterstützen, welche ihrerseits einen hohen Beitrag zu raschen und fundierten Entscheidungsfindungen bei medizinischen Vorgängen leisten.

Beispiele für telemedizinische Anwendungen mit zum Teil virtualisierenden Elementen sind etwa bildgestützte Telediagnostiksysteme in der Teleradiologie oder der Telepathologie, intraoperativ verfügbare relevante Bildinformationen, die Möglichkeit zur fachübergreifenden konsiliarischen Beratung durch audiovisuelle Kommunikation und Konsultation, die Übertragung 3D-rekonstuierter Datensätze verschiedener Schnittbildverfahren, die Übertragung hochaufgelöster stereoskopischer Video-Bewegtbilder, die Übertragung und Interpretation von digitalisierbaren Mikroskop- und Laborbefunden per Internet durch Verwendung von digitalen Bildern verschiedener Teile einer Sektion oder auch die digitalisierte Übertragung von hochqualitativen Stand- bzw. Bewegt – Bildern von Befunden verschiedener diagnostischer Verfahren, wie der Auflichtmikroskopie, der Sonografie und der Histopathologie zur Übermittlung unklarer Krankheitsbilder, insbesondere bei cutanen Neoplasien, bösartigen epithalen Geschwüren der Haut oder malignen Melanom.

6.1.4 eHealth

Zunehmend Verbreitung findet der Begriff **eHealth**, der über die Telemedizin hinausgehend nach Angaben des *Bundesgesundheitsministeriums* als Oberbegriff für ein breites Spektrum von informations- und kommunikationstechnologisch-gestützten

Anwendungen steht, in denen Informationen elektronisch verarbeitet, über sichere Datenverbindungen ausgetauscht und Behandlungs- und Betreuungsprozesse von Patientinnen und Patienten unterstützt werden können.

„Ziel der Mitte 2010 im Zusammenhang mit dem IT-Gipfelprozess vom Bundesministerium für Gesundheit gegründeten eHealth-Initiative ist es, Umsetzungshürden für die Etablierung von Telemedizinanwendungen zu identifizieren und Maßnahmenpakete zum Abbau dieser Hürden erarbeitet. Dazu wurde bewusst eine Struktur gewählt, die alle Organisationen, die an der späteren Übernahme und Umsetzung in die Regelversorgung beteiligt sein werden, einbindet. Dies sind die Organisationen der Selbstverwaltung aber auch die maßgeblichen Unternehmen und Unternehmensverbänden, der Mitgliedsunternehmen Informations- und Kommunikationstechnologien (IKT) und – Lösungen für das Gesundheitswesen anbieten. Grundlage der gemeinsam getragenen Arbeiten ist dabei die konsentierte Einschätzung, dass Anwendungen der Telemedizin dabei helfen können, das wachsende medizinische Wissen, die weiter fortschreitende Spezialisierung der ärztlichen Disziplinen, die zunehmend arbeitsteilige Gestaltung der Versorgungsprozesse und die intensivierte Zusammenarbeit zwischen den im Behandlungsprozess für die Patienten ärztlich und nichtärztlich Tätigen und die aktive Einbeziehung des Patienten nachhaltig zu unterstützen." ...
„Im Jahr 2012 wurde dabei in folgenden drei Zielfeldern gearbeitet:
1. Auf Basis des fortschreitenden Aufbaus der Telematikinfrastruktur soll die Entwicklung von eHealth-Anwendungen optimiert,
2. die Integration von eHealth-Anwendungen in die Regelversorgung und damit in die Lebenswirklichkeit von Ärzten und Patienten soll beschleunigt und
3. durch zielgruppenspezifische Aus-, Fort- und Weiterbildungsangebote sollen nachhaltig Grundlagen für die tatsächliche Nutzung von eHealth- Anwendungen gelegt werden." (*Bundesministerium für Gesundheit*, 2012, S. 3f.)

Damit fasst der Begriff eHealth eine Vielzahl von Anwendungen, Entwicklungen, Vernetzungen sowie den Daten- und Informationsaustausch hauptsächlich auf der Basis des Internet in der Gesundheitsversorgung zusammen.

Dies bezieht sich beispielsweise auf den medizinischen Wissenstransfer, der aufgrund der Informationsflut und immer schnelleren Aktualisierung bei Wissensbeschaffung, -erstellung und -verteilung für den Alltag in einer Gesundheitseinrichtung kaum zu bewältigen ist. Anwendungen im Rahmen des eHealth unterstützen beispielsweise durch Expertensysteme, Datenbanken, Online-Literaturdienste, elektronische Zeitschriften und vieles andere mehr. Sie ermöglichen nicht nur die Digitalisierung medizinischen Wissens und dessen Verbreitung, sondern bieten etwa auch umfangreiche Recherchemöglichkeiten im Bereich der Arzneimittelinformation mit Datenbanken zu zugelassenen und ehemals zugelassenen Arzneimitteln oder Informationen zu Fertigarzneimitteln, Stoffen, Interaktionen, aktuellen Mitteilungen, Datenbanken zur systematischen Bewertung gesundheitsrelevanter Prozesse und Verfahren, medizinische Terminologieserver zur strukturierten Archivierung und Suche von medizinischem Wissen, medizinische Dokumentations- und Ordnungssysteme mit nationalen und internationalen Klassifikationen und Katalogen für Diagnosen, Prozeduren oder Arzneimittel, medizinische Prozessbibliotheken zur Unterstützung bei der Erstellung klinischer Pfade und prozessorientierten Abbildungen von Patientenbehandlungen oder auch krankheitsbezogene Portale mit der Möglichkeit der Informationsvermittlung an Patienten.

Informations- und kommunikationstechnische Applikationen im Rahmen des eHealth lassen sich aber auch für die Interaktion zwischen Leistungserbringern und Patienten einsetzen, etwa für den Austausch von Daten und Informationen sowie deren Weiterverarbeitung zwischen dem ambulanten und dem stationären Sektor im Sinne einer integrierten Versorgung. Dazu zählen etwa in elektronischer Form:

– Patientenakte mit digitalisierter Dokumentation aller Patientendaten und des Krankheits- bzw. Behandlungsverlaufs,
– Arztbrief zur Übermittlung von Anamnesen, Befunden, Diagnosen, Therapien bzw. Behandlungsmaßnahmen in digitaler Form,
– Heilberufsausweis für den Zugriff auf Patientendaten und rechtsgültig Signierung und Ver- bzw. Entschlüsselung elektronischer Arztbriefe, Rezepte oder Arzneimitteldokumentationen,
– Reha-Kurzbrief mit Daten zur Nachsorge, Rehabilitationsdiagnosen, empfohlene Medikation weitergehenden Nachsorgemaßnahmen, sozialmedizinische Beurteilung,
– Gesundheitskarte mit Möglichkeiten zur Speicherung zusätzlicher Informationen im Vergleich zur Krankenversicherungskarte,
– Rezept zum Ersatz des Arzneimittelrezepts in Papierform.

Ziel der Forschungsunterstützung durch eHealth ist es beispielsweise, durch Kompetenznetze im Gesundheitswesen die in den Forschungseinrichtungen vorhandene wissenschaftliche Kompetenz optimal zu nutzen, um Krankheiten vorbeugen, heilen oder lindern zu können. Diese Netzwerke bilden dazu Kooperationsstrukturen, die

– den Wissenstransfer aus der Grundlagenforschung in die anwendungsnahe Forschung und die Industrie verbessern,
– eine Anwendung aktueller Forschungsergebnisse zeitnah in der medizinischen Breitenversorgung sicherstellen und
– forschungsrelevante Themen des medizinischen Alltags stärker in die Forschung einbringen sollen.

Auch die Gesundheitsberichterstattung und die Gesundheitssystemplanung lassen sich durch Anwendungen des eHealth unterstützen. Durch die Verwendung digitaler Auswertungsinstrumente eines klinischen Krankheitsregisters (z. B. Krebsregister mit Datenbanken zu Tumorerkrankungen, Fehlbildungsregister, Register für Stammzelltransplantation, kindliche Hörstörungen, Mukoviszidose usw.) wird es beispielsweise ermöglicht, die in einen komplexen medizinischen Sachverhalt wirkenden Einflussfaktoren zu isolieren und ihre Auswirkungen zu beschreiben. Insbesondere große Zahlen klinisch und bioptisch beobachteter Fälle lassen sich erfassen, klassifizieren und von der einzelnen Gesundheitseinrichtung in histologisch nicht eindeutigen

Fällen oder zu Nachsorgeaufgaben zu Rate ziehen, um die Behandlung durch Therapievergleiche, Vergleiche von Behandlungserfolgen in verschiedenen Einrichtungen oder Therapien und Nachsorgeuntersuchungen zu optimalen Zeitpunkten zu verbessern.

6.2 Prozessgestaltung

6.2.1 Prozessentwicklung

Die Strukturierung der Arbeitsprozesse in Gesundheitseinrichtungen muss zunächst Arbeitsschritte, Zeitdauer, Raum, Sachmittel, Mitarbeiter und andere Faktoren im Sinne einer Ablauforganisation berücksichtigen (siehe Abb. 6.1).

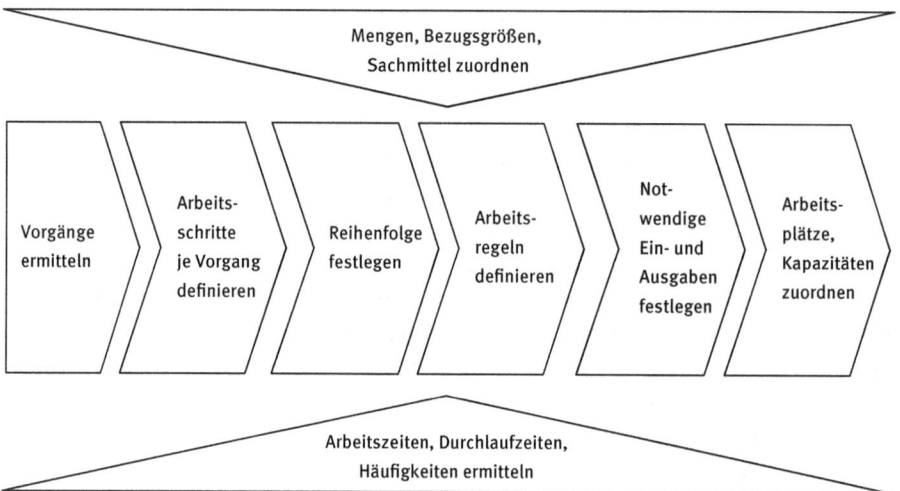

Abb. 6.1: Prozessorganisation.

Zunächst sind für einen Arbeitsprozess die einzelnen Vorgänge festzustellen, sowie die Arbeitsschritte, aus denen sie sich zusammensetzen. Ihre Ablauffolge ist zu ermitteln, und für jeden Vorgang ist der jeweilige Arbeitsplatz mit der zur Ausführung notwendigen Personalkapazität zuzuordnen. Es müssen die erforderlichen Eingaben festgelegt werden, die einen Vorgang auslösen, sowie die als Ergebnis des Vorgangs erwarteten Ausgaben. Die Verarbeitung innerhalb eines Vorgangs erfolgt nach bestimmten Regeln, die ebenfalls festzuhalten sind. Auch die Feststellung der für den Prozess benötigten Sachmittel trägt zur Prozessstrukturierung bei. Die Erfassung von aktuellen und zukünftigen Verarbeitungsmengen und deren Bezugsgrößen dient ebenso zur quantitativen Ausgestaltung der Prozesse, wie die Definition der Arbeits- und Durchlaufzeiten bzw. die Häufigkeiten der Arbeitsdurchführung.

Die **Prozessorganisation** unterscheidet sich von der reinen Ablauforganisation in Gesundheitseinrichtungen dadurch, dass nicht einzelne Abläufe in einer Organisationseinheit betrachtet werden, sondern die gesamte Vorgangskette „vom Patienten und zu ihm zurück" (Patientenpfad). Dabei steht der gesamte Prozess und nicht nur der eigentliche Behandlungsablauf im Vordergrund, so dass der Patient aufgrund eines optimierten, transparenten und klar definierten Prozesses über den Stand der Behandlung und die weitere Vorgehensweise informiert ist. Somit sind wesentliche Elemente der Aufbau- und Ablauforganisation am gesamten patientenbezogenen Behandlungsprozess auszurichten.

Häufig werden dazu beispielsweise Hauptprozesse definiert, die die Kernleistungen einer Gesundheitseinrichtung umfassen, und Nebenprozesse die Unterstützungsleistungen für die Hauptprozesse darstellen. Zu den Hauptprozessen zählen z. B. die medizinischen, pflegerischen Leistungsprozesse in den Bereichen Diagnose, Therapie und Pflege, und zu den Nebenprozessen beispielsweise Leistungen wie Hygienearbeiten, Patientenverpflegung, Laborarbeiten, Arzneimittelwesen, Wäscheversorgung, medizinische Dokumentation und anderes mehr.

Über Abteilungsgrenzen hinweg sind Prozessleiter für eine gesamte Prozesskette und deren koordinierten Ablauf verantwortlich. Alle Vorgänge beispielsweise von der Anmeldung über die Aufnahme, Untersuchung, Diagnose, Information, Blutabnahme, Röntgen, Transport, Eingriff, stationärer Aufenthalt bis hin zur Überwachung, Nachkontrolle, Abschlussuntersuchung und Entlassung sind im Sinne eines zusammenhängenden Prozesses zu organisieren, zu koordinieren und zu überwachen. Ziele sind dabei die Entwicklung möglichst optimaler Behandlungs- und Pflegeprozesse mit einer verbesserten Leistungserstellung und einem optimierten Patientenservice.

6.2.2 Prozessoptimierung

Die **Prozessoptimierung** in Gesundheitseinrichtungen ist im Grunde genommen eine permanente Aufgabe, denn ständige Weiterentwicklungen beispielsweise in Bereich der Medizintechnik, der Patientenbetreuung, der Hygiene- und Behandlungsorganisation und vielen anderen Bereichen machen auch eine Anpassung ablauforganisatorischer Strukturen, das Erkennen von Verbesserungspotenzialen, die Optimierung von Abläufen und die Umsetzung von Verbesserungsmaßnahmen erforderlich.

Es gibt zahlreiche Konzepte zur Prozessoptimierung, die zum Teil für das Gesundheitswesen entwickelt wurden oder sich zumindest grundsätzlich auch in Gesundheitseinrichtungen anwenden lassen (vgl. Tab. 6.1).

Tab. 6.1: Beispiele für Prozessoptimierungskonzepte.

Konzept	Erläuterung
Klinischer Pfad	Definition vergleichbarer Prozesse auf DRG-Basis und Zusammenfassung der Fälle, die in Bezug auf den diagnostischen, therapeutischen und versorgungs-technischen Aufwand von Beginn an bis zum Ende einen ähnlichen Ablauf und Ressourcenverbrauch aufweisen; standardisierte Behandlungspläne mit bestimmten durchzuführenden Untersuchungen bzw. Behandlungen; kriterienorientierte und interdisziplinäre Patientendurchleitung; transparente Aufgabenverteilung und klare Festlegung von Verantwortlichkeiten; eindeuti-ger Behandlungsverlauf mit klar definierten Abläufen etc.
Process Reengineering	Grundlegende, radikale Neugestaltung und Flexibilisierung aller Prozesse; Überdenken der gesamten Prozessorganisation; Verkürzung der Durch-lauf- und Wartezeiten; Beschränkung auf die Kernkompetenzen; Neugestal-tung und Änderung des Leistungsportfolios; Überwindung herkömmlicher Denkmuster; Steigerung von Qualität, Patientenservice und Produktivität; Beschleunigung der medizinischen Leistungserstellung; Abbau von Hierar-chien etc.
Kontinuierlicher Verbesserungs-prozess	Permanente Verbesserung der medizinischen Leistungserstellungs-, Prozess- und Patientenservicequalität; regelmäßige Arbeitskreise mit Analyse der Arbeitsbereiche in Teams; Erarbeitung konkreter Verbesserungsvorschläge in Teams; Ermächtigung zur Umsetzung der Ideen etc.
Phasenorientiertes Konzept	Identifizierung von Veränderungsbedürfnissen, Problemen, zu ändernden Prozessen; Sammeln, Aufbereiten, Diskussion und Analyse erforderlicher Daten über Strukturen, Arbeitsabläufe Ansätze für Veränderungen; Entwick-lung und Konkretisierung von personellen und strukturellen Veränderungs-maßnahmen; Durchführung der Prozessveränderungen; Erfolgskontrolle, Nachhaltigkeit und Absicherung der Ergebnisse durch Bewertungen der Prozessoptimierung, Messungen, Erfahrungsaustausch etc.
Lean Management	Untersuchung aller Prozesse auf ihren Beitrag zur Wertschöpfung; schlankes Organisationskonzept; Abbau unnötiger Kostenbereiche; flache Hierarchien; Vermeidung von Verschwendung; Konzentration auf wertschöpfende Tätigkei-ten; Abbau von Wartezeiten von Patienten, Leistungserstellungen über den Bedarf hinaus, unergonomische Bewegungen im Arbeitsablauf, unnötigen Mehrfachtransporten von Patienten und medizinischen Materialien oder Pflegematerial etc.
KAIZEN	Methode der Organisationsverschlankung nach *Imai* (1986); Umsetzung von organisatorischen Verbesserungsmaßnahmen durch eine Reihe standardisier-ter Werkzeuge, wie beispielsweise Ermittlung von Verschwendung (MUDA), Überlastung (MURI) und Abweichungen (MURA) in Arbeitsprozessen; Gliede-rung des Arbeitsprozesses nach den beteiligten Elementen Mensch, Maschine, Material, Methode; positive Werte in den Vordergrund stellen: Ordnung schaffen (SEIRI), Ordnung halten (SEITON), Sauberkeit (SEISO), persönlicher Ordnungssinn (SEIKETSU) und Disziplin (SHITSUKE) etc.

Nach Angaben der *Bundesärztekammer* nimmt die Notwendigkeit einer Prozessverbesserung in der Patientenversorgung und einer verstärkten Kooperation und Koordination beispielsweise unter anderem zu aufgrund
- des Rationalisierungs- und Prozessoptimierungsdrucks durch das Fallpauschalensystem,
- der Nachteile einer arbeitsteilig organisierten Patientenversorgung und der damit einhergehenden Verhinderung der Integration von Leistungen,
- der Sicherstellung der Versorgungskontinuität im Übergang zur ambulanten Weiterbehandlung im Hinblick auf verkürzte Liege- bzw. Behandlungs- und Pflegezeiten,
- des Trends zu kostengünstigeren und effizienteren Aufgabenverteilungsstrukturen zwischen den Gesundheitsberufen,
- der zunehmenden Spezialisierung der Gesundheitsberufe mit den Risiken problematischer, neuer Schnittstellen und einer weiteren Fragmentierung der Patientenbetreuung,
- des Verbesserungsbedarfs bei Versorgungsbrüchen und unnötigen Wartezeiten (vgl. *Bundesärztekammer*, 2010, S. 5f.).

Bei allen Konzepten wird deutlich, dass die Prozessoptimierung eine ständige, möglichst nachhaltig wirkende Aufgabe unter Einbeziehung aller Mitarbeiter ist. Ziel ist zwar immer die behutsame Weiterentwicklung der Gesamtorganisation einer Gesundheitseinrichtung, mitunter sind aber auch radikale Veränderungen erforderlich, um durch notwendige betriebsinterne Verbesserungen die Patienten- und Mitarbeiterzufriedenheit zu erhöhen.

6.3 Behandlungs- und Hygieneorganisation

6.3.1 Kapazitätsplanung und -terminierung

Wichtige Organisationsbereiche des Gesundheitswesen sind die Behandlungsorganisation, im Wesentlichen als Ablauforganisation des Leistungserstellungsprozesses, und die Hygieneorganisation, die als bedeutender Unterstützungsprozess im Hinblick auf die Zuordnung von Verantwortlichkeiten wichtige aufbauorganisatorische Aspekte beinhaltet. Während die Planung von Behandlungsmaßnahmen versucht, Behandlungszeit und – ablauf so zu organisieren, dass eine möglichst optimale Abfolge und Koordination der wichtigsten Behandlungsmaßnahmen erreicht wird, ist es insbesondere Aufgabe der Kapazitätsplanung und -terminierung einen möglichst ökonomischen Umgang mit den personellen und medizintechnischen Ressourcen zu erreichen. Gleichzeitig ist damit auch das Ziel einer höheren Patientenzufriedenheit durch verkürzte Warte- und Transportzeiten für den Patienten verbunden. Dazu ist es unter anderem zunächst notwendig,
- durch gezielte Vorbereitungsmaßnahmen eine Straffung des Behandlungsablaufs zu erreichen,
- sich Klarheit über den Zeitbedarf für die einzelnen Behandlungsschritte zu verschaffen,

- die Koordination aller Fachgebiete, die mit der Behandlung des Patienten betraut sind, möglichst optimal zu gestalten,
- durch Behandlungspfade, klinische Leitlinien oder evidenzbasierter Medizin organisationsinterne Behandlungsrichtlinien für eine angemessene Versorgung in definierten Situationen und spezifischen klinischen Umstände zu entwickeln.

Aufgabe der Behandlungsorganisation ist es nunmehr, den Bedarf an Behandlungsmaßnahmen mit den vorhandenen Ressourcen abzugleichen und die Planung so zu gestalten, dass beispielsweise die Verweildauer, die Anzahl diagnostischer Maßnahmen, die Wiederaufnahmerate, die Anzahl von Konsilen, bildgebenden Verfahren, Laboruntersuchungen oder auch Komplikationsraten möglichst gering gehalten werden. Um dies zu erreichen, ist zweckmäßigerweise ein Kapazitätsabgleich durchzuführen (vgl. Tab. 6.2).

Tab. 6.2: Kapazitätsabgleich.

Schritt	Erläuterung
Kapazitätsbedarf ermitteln	Beispielsweise anhand von Behandlungspfaden bzw. aus der vorliegenden Behandlungsplanung
Kapazitätsbelastung ableiten	Zu einem bestimmten Termin konkret geplante Behandlungsmaßnahmen
Kapazitätsangebot prüfen	Verfügbarkeit von medizinischem Personal, benötigter medizintechnischer Geräteausstattung, OP-Räumlichkeiten etc.
Kapazitätsabgleich durchführen	Kapazitätsbelastung und – angebot terminbezogen gegenüberstellen (Verdichtung der Kapazitätsangebote und Kapazitätsbedarfe auf einer Stufe)
Kapazitätsausgleich vornehmen	Geeignete Maßnahmen einsetzen, um eine möglichst gleichmäßig hohe Kapazitätsauslastung zu erreichen und für möglichst viele Behandlungsmaßnahmen die erforderlichen Termine einzuhalten

Maßnahmen, die zu einem Ausgleich von Kapazitätsbedarf und -angebot führen sollen, müssen beispielsweise Reservekapazitäten für Eilbehandlungen, Arbeitsbeginn, Arbeitsende, Pausendauer, Rüstzeiten, Verteilzeiten, und anderes mehr berücksichtigen.

Kapazitätsbedarf und -angebot lassen sich z. B. durch Erhöhung von Schichtstärken, Einteilung zusätzlicher Schichten, Änderungen der Behandlungsmenge, Verschieben von Behandlungsterminen, Anordnung von Überstunden, Einsatz von Leihpersonal, Verschiebung von medizintechnischen Wartungsarbeiten, Anordnung von Kurzarbeit, Reduzierung der Schichtzahl oder Vorziehen von medizintechnischen Wartungsarbeiten variieren.

Das Kapazitätsangebot übersteigende Behandlungen einzuplanen, in der Hoffnung, dass es schon irgendwie gehen wird, führt zu Unzufriedenheit bei Patienten und Personal. Stehen zu einem geplanten Termin nicht ausreichend freie Kapazitäten zur Verfügung, so ist eine Terminverschiebung in der Regel die bessere Alternative. Bei der **Behandlungsterminierung** sind dringende Behandlungen zuerst einzuplanen, da in der Reihenfolge später geplante Behandlungsmaßnahmen nur noch vorhandene Kapazitätslücken nutzen können. Auf der Grundlage beobachteter Zeitwerte für gleiche Behandlungsarten bzw. Behandlungspfade ist eine Terminierung vorzunehmen, die unter anderem folgende Ziele verfolgen sollte:

– Vermeidung von Leerlaufzeiten,
– gleichmäßige Arbeitsauslastung,
– Verringerung von Wartezeiten,
– Einbeziehung von Notfallzonen,
– ausreichende Pufferzeiten,
– Vermeidung von Zeitdruck.

Dazu ist es beispielsweise notwendig, rechtzeitig die Beratung mit dem Patienten abzuschließen und eine Entscheidung über die Behandlungsmaßnahme herbeizuführen, Kostenvorausschätzungen für selbst zahlende Patienten vorher anzufertigen und dem Patienten zu eröffnen, die notwendigen Voruntersuchungen abzuschließen und die benötigten Röntgenbilder, Laboruntersuchungsergebnisse etc. bereitzuhalten.

Die Terminfestlegung sollte auch unter Berücksichtigung von benötigten Vorlaufzeiten bei eventuellen Änderungen, von Abrechnungszeiten für die Kassenliquidation sowie von Urlaubszeiten, Tageszeiten, Wochenenden oder Feiertagen im Hinblick auf mögliche Nachkontrollen erfolgen. Hilfreich können dabei auch Zeitmarken sein, die einzelne Zeitabschnitte einer Behandlung definieren (z. B. Einschleusen, Freigabe durch den Anästhesisten, Freigabe Instrumenteneinsatz, Schnittzeit, Nahtzeit, Check-Out). Wichtig ist bei auftretenden Verzögerungen die Information aller Beteiligten unter Angabe des Grundes. Im Ergebnis werden Patienten, bis auf Ausnahmesituationen (Notfälle etc.) nur zu den vereinbarten Zeitpunkten behandelt. Dies bedeutet zwar eine Terminabhängigkeit und scheinbar geringe Flexibilität, bedeutet aber auch, dass die Gesundheitseinrichtung zu dem geplanten Zeitpunkt auf den Patienten eingestellt und auf ihn vorbereitet ist.

6.3.2 Hygieneplanung

Die Bedeutung der **Hygieneplanung** und der Infektionsprävention im Gesundheitswesen wird beispielsweise anhand von Zahlen des *Robert-Koch-Instituts* deutlich, dessen Vorgaben in allen Einrichtungen des Gesundheitswesens (z. B. Krankenhäuser, Arztpraxen, Einrichtungen für ambulantes Operieren, Dialysezentren, Rehabilitationseinrichtungen, Altenpflegeheimen etc.) Anwendung finden sollen:

„Nosokomiale Infektionen und die Zunahme der Antibiotikaresistenz bei bestimmten Krankheitserregern haben eine erhebliche medizinische, epidemiologische und ökonomische Bedeutung und stellen eine ständige Herausforderung für die Krankenhausleitungen, die Beschäftigten auf Bettenstationen, in anderen Krankenhausabteilungen, in der ambulanten Versorgung und für das Hygienefachpersonal in allen Einrichtungen des Gesundheitswesens dar. Eine Prävalenzstudie ermittelte 1995 eine durchschnittliche Rate von 3,5% nosokomialer Infektionen in den an der Studie teilnehmenden Krankenhäusern. Da im genannten Jahr jährlich ca. 15 Millionen Menschen stationär behandelt wurden, konnte hochgerechnet werden, dass seinerzeit rund 525.000 Patienten von einer nosokomialen Infektion im Krankenhaus betroffen waren. Etwa ein Drittel könnte nach übereinstimmender Auffassung vermieden werden." (*Robert-Koch-Institut*, 2004, S. 409)

Zahlreiche gesetzliche Grundlagen, Richtlinien und Empfehlungen geben Regelungen zur Planung und Organisation von Hygienemaßnahmen vor. Dazu zählen unter anderem

- das *Infektionsschutzgesetz (IfSG)* mit Regelungen über die Verhütung und Bekämpfung von Infektionskrankheiten (z. B. begriffliche Definitionen, Meldepflichten für bestimmte Krankheiten, Aussagen zu behördlich angeordneten Desinfektionsmaßnahmen, zur Erfassung nosokomialer Infektionen und resistenter Erreger, Einhaltung der Infektionshygiene, Vorgaben zu Hygieneplänen und Begehungen).
- die Richtlinien für Hygiene und Infektionsprävention des *Robert-Koch-Instituts (RKI)* mit Empfehlungen zur Prävention, Erfassung und Bewertung nosokomialer Infektionen, zum Hygienemanagement, zur Verhinderung der Weiterverbreitung übertragbarer Krankheiten, deren Bekämpfung und Kontrolle, zur Verhütung der Übertragung von Infektionen durch Personal auf Patienten etc.
- die *Medizinproduktebetreiberverordnung (MPBetreibV)* mit Regelungen der Voraussetzungen für die Instandhaltung, Wartung und Aufbereitung von Medizinprodukten oder der Aufbereitung von keimarm oder steril zur Anwendung kommenden Medizinprodukten etc.
- die *DIN 1946 Raumlufttechnik* mit Strömungsvorgaben für raumlufttechnische Anlagen in Gebäuden und Räumen des Gesundheitswesens, in denen z. B. Eingriffe mit besonders hohem Infektionsrisiko vorgenommen werden, mit mehrstündig großflächig-offenem Operationsfeld, Lagerung offenen Instrumentariums, für endoskopische Untersuchungen oder Katheterisierungen etc.
- die *Technischen Regeln für Biologische Arbeitsstoffe (Biologische Arbeitsstoffe im Gesundheitswesen und in der Wohlfahrtspflege, TRBA 250)* mit hygienischen Anforderungen bei Tätigkeiten mit biologischen Arbeitsstoffen und Schutzmaßnahmen gegenüber Methicillinresistenten Staphylococcus-Aureus-Stämmen (MRSA).

Bei der Anwendung und Umsetzung der Vorgaben für die Hygieneplanung sind immer auch die besonderen Bedingungen der Gesundheitseinrichtungen und der behandelten Patienten zu berücksichtigen. So kann in einer Arztpraxis beispielsweise der

Schwerpunkt auf der strikten Umsetzung von Standardhygienemaßnahmen mit der hygienischen Händedesinfektion vor und nach jeder Tätigkeit am Patienten liegen, oder aber auch bei MRSA- besiedelten Patienten in besonderen Schutzmaßnahmen bei der unmittelbaren Wundbehandlung, bei Verbandswechsel oder der Behandlung entzündeter Hautareale, bis hin zur Desinfektion der kontaminierten Arbeitsflächen mit Flächendesinfektionsmittel. In Krankenhäusern sind zusätzliche Hygienemaßnahmen, wie z. B. die Isolierung in einem Einzelzimmer erforderlich, um eine MRSA-Ausbreitung zu verhindern, bis hin zu Screeningprogramm zur gezielten bakteriologischen Untersuchung. In Pflegeeinrichtungen steht beispielsweise die desinfizierende Aufbereitung von Betten oder die Händedesinfektion nach direktem Bewohnerkontakt, insbesondere vor und nach spezifischen pflegerischen Maßnahmen, wie Umbetten, Wundversorgung, Harnwegskatheter, PEG, Tracheostoma, Stomata, etc., im Vordergrund.

Die Hygieneplanung sollte zur Einhaltung der rechtlichen Vorgaben und aus organisatorischer Zweckmäßigkeit unter anderem folgende Grundsätze beachten:

- Maßnahmen der Desinfektion, Sterilisation sind schriftlich festzulegen und deren Einhaltung zu überwachen,
- die Planung sollte die innerbetrieblichen Verfahrensweisen zur Infektionshygiene mit Objekt, Art, Mittel, Zeitpunkt und Verantwortlichkeit über einzelne Hygienemaßnahmen umfassen, auf die Situation im jeweiligen Betrieb angepasst und durch betriebsspezifische Details und Festlegungen ergänzt sein,
- zur Anwendung sollten anerkannte Desinfektionsmittel und – verfahren gelangen (z. B. der *DGHM Deutschen Gesellschaft für Hygiene und Mikrobiologie*, des *VAH Verbunds für Angewandte Hygiene*),
- die Planung ist jährlich im Hinblick auf ihre Aktualität zu überprüfen und durch Begehungen routinemäßig sowie bei Bedarf zu kontrollieren,
- die Maßnahmen haben vorhandene regionale Regelungen und Landesvorschriften zu berücksichtigen,
- die Planung muss für alle Mitarbeiter jederzeit zugänglich und einsehbar sein,
- mindestens einmal jährlich haben für die Mitarbeiter Belehrungen hinsichtlich der erforderlichen Hygienemaßnahmen zu erfolgen,
- die Anleitung und Kontrolle ist in aufbauorganisatorisch angemessener Form durch einen Hygienebeauftragten oder eine entsprechende Organisationseinheit wahrzunehmen.

Der Umfang der notwendigen Reinigungs-, Desinfektions- und Sterilisationsmaßnahmen richtet sich überwiegend nach der Art der medizinischen und pflegerischen Leistungserstellung der jeweiligen Gesundheitseinrichtung. Bei der Flächendesinfektion und -reinigung steht beispielsweise der Reinigungsvorgang, der Einsatz von Sprühdesinfektion, der Umgang mit kontaminiertem Material und die Einhaltung der Einwirkzeiten im Vordergrund. Die Hände- und Hautdesinfektion richtet sich überwiegend nach Ausmaß und Gefährdungsgrad der Eingriffe. Die Operationsdesinfektion verursacht je nach Ausmaß, Gefährdungsgrad und Kontaminationsgrad bei Operationen und anderen invasiven Eingriffen den größten organisatorischen Aufwand. Bei der maschinellen Desinfektion bzw. Sterilisation steht der sach- und fachgerechte Einsatz von Reinigungs-Desinfektions-Geräten (RDG), Sterilisatoren (Autoklaven) oder Ultraschallreinigungsgeräten im Vordergrund. Bei der Lagerung desinfizierter bzw. steriler Medizinprodukte ist insbesondere auf sachgerechte Lagerbehältnisse, geeignete Lagerarten sowie die Einhaltung von Lagerfristen zu achten.

6.3.3 Leitsätze – Organisation flexibilisieren

Arbeitsabläufe aufgrund neuer Entwicklungen und Erfahrungen immer wieder anpassen, mit dem Ziel, sie besser zu gestalten.

Begeisterungsfähigkeit für Veränderungen erzeugen, eine gemeinsame Vision, wie die Organisation in der Zukunft ausschauen soll und die möglichst von allen Mitarbeitern des Gesundheitsbetriebs gemeinsam getragen wird.

Mitarbeiter an Veränderungen beteiligen, damit sie ihre Erfahrungen, ihre Kenntnisse, ihre Ideen und damit ihr Potential einbringen, womit sich die Wirksamkeit der mit ihrer Arbeit und ihrem Denken letztlich realisierten organisatorischen Veränderungen erhöht.

Problemlösungen entwickeln, testen, durch Trainingsmaßnahmen einüben und diesen Prozess überwachen.

Erfolgversprechende Lösungen vollständig einpassen, dauerhaft integrieren und über die Einführungsphase hinaus überwachen, ob sie nachhaltig funktionieren.

Für den Einsatz von Groupwaresystemen die Informations- und Kommunikationskultur ändern, was nicht selten zum Abbau von Hierarchien, durch die die Informationen gefiltert werden, und damit zu einer Verschlankung der gesamten Aufbauorganisation führt.

Zum Einsatz von Workflowsystemen (WFS) den Arbeitsablauf in den Vordergrund stellen, indem prozessorientiert die Abläufe über einzelne Arbeitsplätze hinweg im Sinne einer einheitlich strukturierten Ablauforganisation vorgegeben werden.

Um ein WFS konzipieren zu können, die Prozesse, die abgebildet werden sollen, definieren, was häufig eine Reorganisation zumindest von Teilen der Aufbau- und Ablauforganisation voraussetzt.

Bei der Strukturierung der Arbeitsprozesse zunächst Arbeitsschritte, Zeitdauer, Raum, Sachmittel, Mitarbeiter und andere Faktoren im Sinne einer Ablauforganisation berücksichtigen.

Bei der Prozessorganisation sind alle Vorgänge beispielsweise von der Anmeldung über die Aufnahme, Untersuchung, Diagnose, Information, Blutabnahme, Röntgen, Transport, Eingriff, stationärer Aufenthalt bis hin zur Überwachung, Nachkontrolle, Abschlussuntersuchung und Entlassung im Sinne eines zusammenhängenden Prozesses zu organisieren, zu koordinieren und zu überwachen.

Um bei der Behandlungsorganisation zu erreichen, dass beispielsweise die Verweildauer, die Anzahl diagnostischer Maßnahmen, die Wiederaufnahmerate, die Anzahl von Konsilen, bildgebenden Verfahren, Laboruntersuchungen oder auch Komplikationsraten möglichst gering gehalten werden, ist der Bedarf an Behandlungsmaßnahmen mit den vorhandenen Ressourcen abzugleichen und ein Kapazitätsabgleich durchzuführen.

Bei der Behandlungsterminierung dringende Behandlungen zuerst einplanen, da in der Reihenfolge später geplante Behandlungsmaßnahmen nur noch vorhandene Kapazitätslücken nutzen können.

Auf der Grundlage beobachteter Zeitwerte für gleiche Behandlungsarten bzw. Behandlungspfade eine Terminierung vornehmen.

Rechtzeitig die Beratung mit dem Patienten abschließen und eine Entscheidung über die Behandlungsmaßnahme herbeiführen, Kostenvorausschätzungen für selbst zahlende Patienten vorher anfertigen und dem Patienten eröffnen, die notwendigen Voruntersuchungen abschließen und die benötigten Röntgenbilder, Laboruntersuchungsergebnisse etc. bereithalten.

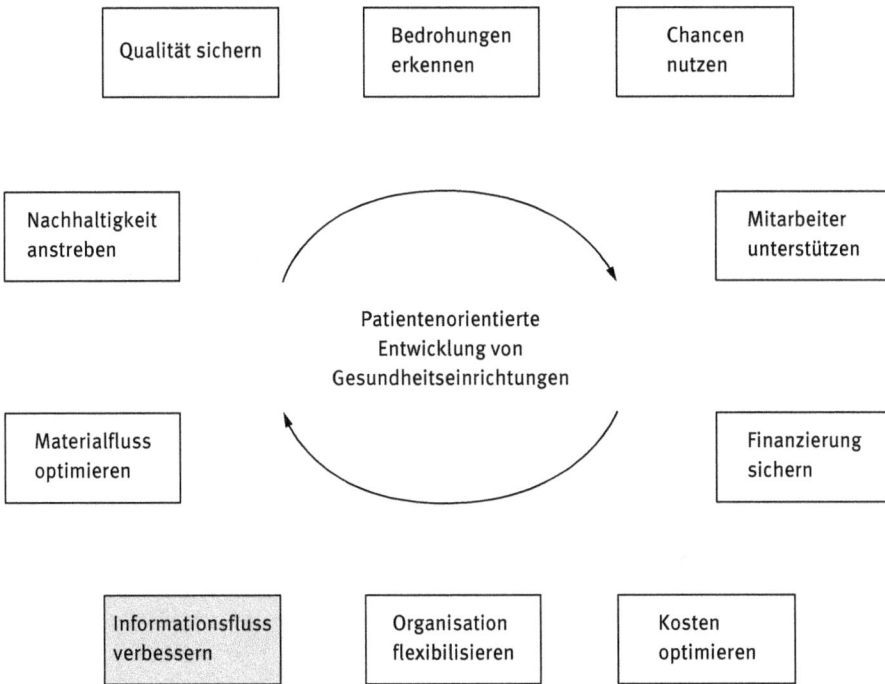

Qualität sichern

Bedrohungen erkennen

Chancen nutzen

Nachhaltigkeit anstreben

Mitarbeiter unterstützen

Patientenorientierte Entwicklung von Gesundheitseinrichtungen

Materialfluss optimieren

Finanzierung sichern

Informationsfluss verbessern

Organisation flexibilisieren

Kosten optimieren

7 Informationsfluss verbessern

7.1 Interne Kommunikation

7.1.1 Mitarbeiterinformation

Die **Mitarbeiterinformation** ist kein unvermeidbares Übel der Mitbestimmungsgesetzgebung oder unproduktiver Zeitverschleiß, sondern wesentlicher Bestandteil der internen Kommunikation in Gesundheitseinrichtungen und damit notwendiger Schmierstoff, der das Getriebe funktionsfähig erhält. Die wesentliche Aufgabe einer Führungskraft besteht nicht darin, lautstark Anweisungen zu erteilen, sondern mit dem Ölkännchen durchs Haus zu gehen und dafür zu sorgen, dass die Zahnräder möglichst gut ineinander greifen. Information und Kommunikation sind wichtige Elemente guter Zusammenarbeit.

Der Aufwand, aufgrund unzureichender Informationen entstandene Probleme zu beheben ist wesentlich größer, als im Vorfeld für ausreichende Kommunikation zu sorgen. Eine offene und partnerschaftliche Zusammenarbeit setzt im Hinblick auf Arbeitsteilung und Delegation ausreichende Informationen voraus. Die oft in Leitbildern und Führungsleitsätzen geregelte Mitarbeiterinformation muss dazu allerdings auch in die Tat umgesetzt und durch unmittelbaren persönlichen Kontakt gewährleistet werden. Gerade die zunehmend technisierte Gestaltung von Arbeitsabläufen in der Medizin und die rationelle Arbeitsteilung in Gesundheitseinrichtungen behindern oft Möglichkeiten direkter Kommunikation. Selbst in überschaubaren kleineren und mittleren Gesundheitseinrichtungen stellt der regelmäßige Informationsaustausch zwischen Vorgesetzten und Mitarbeitern im Arbeitsalltag ein Problem dar. Art und Umfang der Informationen werden oft als unzureichend erachtet.

Es ist davon auszugehen, dass die Bereitschaft sich als Mitarbeiter für eine Gesundheitseinrichtung zu engagieren mit der Kenntnis über Ziel und Zweck von Entscheidungen und der Berücksichtigung von Meinungsäußerungen zunimmt. Der Zusammenhang zwischen Arbeitszufriedenheit und Information erfordert funktionierende Informationskanäle mit der Möglichkeit, die Maßnahmen von Einrichtungsleitung und Führungskräften verstehen zu können. Unzufriedenheit über den Informationsstand schlägt sich auch auf die Arbeitsleistung nieder und ohne ausreichende Information ist auch kein Verständnis erzielbar. Aktuelle Kosten- und Ergebnisentwicklungen, neue Projekte und Vorhaben, Zielsetzungen oder die aktuelle Position der Einrichtung im Gesundheitsmarkt stehen bei den Informationsbedürfnissen häufig ganz oben.

Es ist auch klar, dass nicht allen Informationswünschen nachgekommen werden kann. Wesentlichen Bereichen der betrieblichen Informationspolitik sollte jedoch besondere Beachtung geschenkt werden. Dazu zählen beispielsweise:

- Aufgabeneinweisungen mit gründlicher Ersteinweisung und Information über alle Veränderungen, die das Arbeitsgebiet betreffen,
- Unterrichtspflichten z. B. über Sicherheitsvorschriften, Brandverhütungsmaßnahmen, Verhalten im Gefahrenfall, Unfallverhütung,
- Organisationsrichtlinien mit Betriebsordnung, Arbeitsanweisungen Arbeitszeitregelungen, betriebliche Vereinbarungen etc.
- Informationsrechte der Mitarbeiter mit Anhörungen und Erörterungen,
- Entwicklung der Gesundheitseinrichtung mit Zielen und Entwicklungstendenzen,
- Inkenntnissetzung von die Mitarbeiter betreffenden wichtigen Ereignissen und Vorgängen.

Die Informationsmenge muss das für eine Zusammenarbeit in einer arbeitsteiligen Organisation notwendige Mindestmaß umfassen. Das Informationsangebot sollte sich daher an dem orientieren, was Führungskräfte für sich selbst zum Verständnis größerer Zusammenhänge als unverzichtbar erachten würden. Wird den Mitarbeitern gerade soviel mitgeteilt, wie es arbeitsrechtlich unumgänglich ist, so ist Verantwortungsbereitschaft, selbständiges Handeln, Mitdenken, Unterstützung und eine vertrauensvolle Zusammenarbeit auch im Sinne einer bestmöglichen Patientenorientierung kaum zu erwarten. Zumal das menschliche Grundbedürfnis nach Information und Orientierung sich mit dem Gefühl, von Informationen abgeschnitten zu sein, nicht vereinbaren lässt, was zu fehlerhaften Leistungen, personellen Problemen und Konflikten führen kann.

Andererseits geht es auch nicht darum, möglichst viele Informationen auszutauschen. Eine Informationsüberflutung und zu hohe Informationsdichte ist im gesundheitsbetrieblichen Alltag nicht zu bewältigen. Es besteht die Gefahr, dass wirklich Wichtiges dabei untergeht oder die beabsichtigten Empfänger verfehlt. Besonders gefährlich ist dabei die oft genannte „Holschuld", bei der eine Fülle an Informationen beispielsweise in einem Intranet der Gesundheitseinrichtung bereitgestellt und davon ausgegangen wird, dass die Mitarbeiter sich die notwendigen Informationen schon abholen werden. Dies befreit zwar die Einrichtungsleitung oder Führungskräfte von der „Bringschuld" und macht es für sie scheinbar wesentlich einfacher, doch eine zielgerichtete Information mit einem möglichst gleichen Informationsstand aller Mitarbeiter wird dadurch nicht erreicht. Keine noch so gute und richtige Informationstechnik oder Automatisierung aller vorkommenden Informations- und Kommunikationsformen kann das durch Mimik, Gestik und Augenkontakt gekennzeichnete persönliche Gespräch ersetzen und überprüfen, ob die jeweils andere Person die beabsichtigte Botschaft auch verstanden hat.

Auch um aufkommenden Gerüchten, Störungen und Spannungen entgegenzutreten, sollten im Rahmen des Möglichen und Vertretbaren, alle Auskünfte erteilt werden, um die die Mitarbeiter aus erkennbarem Interesse an der Gesundheitseinrichtung bitten. Die Vorgabe von weitreichenden Grenzen der Mitarbeiterinformation ist häufig nicht haltbar, denn die Geheimhaltung von unvorteilhaften Daten und Ergebnissen oder möglicherweise unangenehmen Entwicklungen ist nie vollständig sicherzustellen. Die Mitarbeiter zeitnah von wichtigen Ereignissen in Kenntnis zu setzen ist empfehlenswerter, als der Versuch, heikle Themen und Gerüchte zu unterdrücken.

7.1.2 Patienteninformation

„Nicht erst seit Inkrafttreten des neuen Patientenrechtegesetzes am 26. Februar ist der Arzt/die Ärztin gesetzlich verpflichtet, den kranken Menschen über geplante Untersuchungen, Therapien, deren Risiken und auch mögliche Alternativen zu informieren. Die Aufklärungspflichten des Arztes wurden darin lediglich explizit festgeschrieben, so dass der „sprechenden Medizin" auch formal ein höherer Stellenwert zukommt." (*Zylka-Menhorn*, 2013, S. A 743).

Für viele Patienten ist es wichtig zu wissen, wie der behandelnde Mediziner vorgeht, was er äußert und denkt. Dies ist in ihren Augen maßgebend, und die Beziehung des Patienten zum Arzt entscheidet über die Art und Weise der Patientenkommunikation. Um die richtige Botschaft an den Patienten zu übermitteln, sind daher nicht nur eine klare, eindeutige Sprache, sondern auch Einfühlungsvermögen und Empathie notwendig. Um die Patienten gezielt zu informieren, genügt es nicht, den Austausch von Patienteninformationen lediglich zu organisieren und technisch zu ermöglichen. Die Mitarbeiter von Gesundheitseinrichtungen müssen im Rahmen der Patientenbetreuung aus eigener Einsicht bereit sein, durch offene und vertrauensvolle Information Ängsten, Hemmungen oder Misstrauen entgegenzuwirken.

Die Patienteninformationen setzen sich hauptsächlich aus Informationen zusammen, die unbedingt für den Behandlungsprozess benötigt werden, die der Patient erhalten sollte oder die vom Informationsbedürfnis des Patienten ausgehen.

Wichtig sind zunächst alle für die Durchführung der Behandlungsmaßnahme notwendigen Angaben und Erklärungen, warum beispielsweise ein Eingriff in einer bestimmten Form ausgeführt werden muss. Behandlungsmaßnahmen, die nicht durch eine entsprechende Information vorbereitet sind, erwecken den Anschein von ungeplanten Handlungen, die einen Vertrauensverlust auslösen können.

Informationen können aus Sicht des Patienten wünschenswert sein, auch wenn sie nicht einen unmittelbar bevorstehenden Eingriff betreffen. Zu ihnen gehören beispielsweise in allgemeiner Form auch Diagnoseergebnisse und Behandlungsalternativen ebenso, wie generelle medizinische Zusammenhänge.

Neben den webbasierten elektronischen Medien sind auch durchaus klassische Informationsmedien in Gesundheitseinrichtungen beispielsweise in Wartezimmern und Empfangsbereichen einsetzbar. Dazu zählen:
- Schwarze Bretter,
- Informationstafeln,

- Schaukästen,
- Merkblätter,
- Patientenzeitschriften.

Ebenso wie Gelegenheiten zur Besichtigung stehen sie in unmittelbarem Bezug zur Gesundheitseinrichtung, sind „vor Ort" erlebbar und gehen nicht in der digitalen Informationsflut unter.

Von besonderer Bedeutung wird jedoch im Gesundheitswesen immer das persönliche Gespräch zwischen dem Patienten und den Behandlungs- und Pflegekräften bleiben. Wichtig ist bei der Gesprächsführung, nach der Darlegung von Sachverhalten und Gabe von Informationen den Patienten um Antwort, Stellungnahme oder weitere Fragen zu bitten. Nur dann ist feststellbar, ob die beabsichtigte Botschaft auch wirklich angekommen ist oder noch weitere Informationen zum Verstehen des Gesamtzusammenhangs notwendig sind. Einen wesentlichen Teil des Gesprächs bestimmt oft die Erörterung von Alternativen, um Therapieentscheidungen zu treffen oder aufgetretene Probleme zu lösen. Wenn es machbar ist, lohnt es sich in der Regel immer, den Patienten zu eigenen Vorschlägen zu ermuntern. Sein Verhalten spielt bei der Gesundung und beim Heilungsprozess eine besondere Rolle, so dass er Anspruch darauf hat, dieses Verhalten zumindest zu erklären und zu vertreten.

Besonders wichtig ist es jedoch durch geeignete Patienteninformation und -kommunikation Befürchtungen, Ängste und Unsicherheiten zu nehmen. Beruhigen, vorsichtige Warnungen vor Schmerzen bei Behandlungsmaßnahmen, das Nehmen negativer Assoziationen gehört zwar zum medizinischen Alltag, läuft aber Gefahr Routine zu werden. Die typische Extremsituation mit Stress und Angst am Vortag von Operationen führt beim Patienten beispielsweise zwar zu hoher Aufmerksamkeit, gleichzeitig ist er so mit sich selbst beschäftigt, dass Gesprächs- und Informationsinhalte etwa zur Narkoseaufklärung in dieser Ausnahmesituation gar nicht richtig wahrgenommen werden. Auch Verharmlosungen oder Verniedlichungen wirken oft nur begrenzt. Beschreibungen des Ausprobierens von Therapien vermitteln eher den Eindruck von Hilflosigkeit. Gerade die zu unterschreibenden Hinweise auf mögliche Folgen im Rahmen der medizinischen Aufklärung verfehlen oft ihre informatorische Wirkung und erzeugen eher Angst, Stress oder Missverständnisse.

So kann es im Rahmen der Patienteninformation für den Patienten durchaus von Vorteil sein, verzichtbare Informationen wegzulassen, um dadurch negative Assoziationen, Sorgen und selektive, ausschließlich auf eine Krankheit bezogene Wahrnehmungen zu vermeiden. Nichtvermeidbare Informationen sollten hingegen möglichst so ausgedrückt werden, dass die Wortwahl unter Verzicht auf medizinisches Fachvokabular möglichst verständlich ist und nicht als herb, schlimm oder gar grausam empfunden wird. Auch wirkt ein Körperkontakt beispielsweise durch das Halten einer Hand in einer derartigen Situation oftmals beruhigender, als manche gut gemeinten Worte.

7.1.3 Information Warehouse und Dokumentenmanagement

Das **Information Warehouse** hat die Sammlung von medizinisch relevanten Informationen und patientenorientierten Daten in einer speziellen Datenbank zum Ziel, um sie unterschiedlichen Behandlungs- und Pflegeprozessen und deren Informations- und Kommunikationssystemen bedarfsgerecht zur Verfügung zu stellen. Auf der Basis eines plattformunabhängigen einheitlichen Krankenhaus-, Praxis- oder Pflegeinformationssystems mit aktuellen, qualifizierten und nicht-redundanten Datenbeständen, soll eine einrichtungsübergreifende Informationsversorgung mit möglichst hoher Effizienz realisiert werden. Es stellt damit einen Lösungsansatz für das Problem der effektiven Nutzung anfallender Datenberge in Gesundheitseinrichtungen dar.

Jede Organisationseinheit in Gesundheitseinrichtungen hat in der Regel eigene Datenbestände, die mitunter auf softwaretechnische Insellösungen verteilt sind. Häufig fehlen konsolidierte Informationen und systemübergreifende Applikationen, die auf physisch getrennte Datenbestände zugreifen können. Auch wird der schnelle Zugriff aufgrund enormer Datenmengen häufig zusätzlich erschwert. In das Information Warehouse werden Daten und Informationen in verdichteter Form aus möglichst allen in der Gesundheitseinrichtung befindlichen Anwendungssystemen auf eine eigene vordefinierte Datenbank übertragen, um flexible Abfragemöglichkeiten zu bieten. Dies ermöglicht die Fähigkeit, auf patientenbezogene Veränderungen möglichst schnell zu reagieren, Entscheidungen in Behandlungs- und Pflegeprozessen zu beschleunigen, die Behandlungsplanung zielgerichtet zu unterstützen und die Effektivität der Versorgung mit Informationen zu erhöhen. Notwendige Informationen müssen nicht durch zeitaufwendige Auswertungen und Recherchen zusammengestellt werden, sondern werden im Information Warehouse elektronisch zur Verfügung gestellt und sind jederzeit aktuell abrufbar.

Auch die für die Betriebsführung von Gesundheitseinrichtungen notwendige innerbetriebliche Berichterstattung, die oft aus der monatsweisen Bildung von zusammenfassenden Werten und Kennzahlen besteht, lässt sich durch tagesaktuelle Informationen, Daten, Statistiken, Tabellen ergänzen. Ein rascheres Erkennen und Reagieren beispielsweise auf Veränderungen im Finanzwesen werden dadurch möglich, Fehlentwicklungen lassen sich vermeiden und die bedarfsgerechte Bereitstellung von Daten und Informationen verbessert sich. Auch lassen sich hinsichtlich der Patientenentwicklung, Auslastung und Finanzausstattung Modelle entwickeln und Simulationen entwerfen, die einen wichtigen Beitrag für die Finanzplanung der Gesundheitseinrichtung leisten können.

Um es Realität werden zu lassen, muss sich das Information Warehouse – Konzept an den vorhandenen medizintechnischen IT-Komponenten, Netzstrukturen und Datenbanken orientieren und versuchen, eine einheitliche Plattform für den Datenzugriff zu schaffen. Das Konzept scheitert, wenn es als weitere Insellösung implementiert wird. Für die Nutzung der Funktionalitäten eines Information Warehouse in Gesundheitseinrichtungen ist es ferner wichtig, ausreichende Zugriffsmöglichkeiten auf die in unterschiedlichen internen Datenbanken befindlichen operativen Daten- und Informationsbestände zu schaffen. Diese sind aufzubereiten und zu aggregieren, da selten einzelne Datensätze, sondern konsolidierte Informationen benötigt werden. Die Archivierung und der Zugriff auf die Daten über intelligente Suchfunktionen sollten ortsunabhängig und jederzeit in einem günstigen Antwortzeitverhalten möglich sein.

Allerdings muss man sich auch immer wieder vor Augen halten, dass nur die Daten und Informationen, die auch erfasst werden, in ein Information Warehouse überführbar sind und dort zur Verfügung gestellt werden können. Dessen Qualität orientiert sich letztendlich an den Daten- und Informationserfassungsstrukturen der Gesundheitseinrichtung.

Jeder Behandlungsvorgang in einer Gesundheitseinrichtung ist in der Regel mit der Erstellung von Dokumenten verbunden. Sie sind aufgrund rechtlicher Vorgaben über längere Zeiträume aufzubewahren. Das Handling dieser Dokumente und der Zugriff auf darin enthaltene Informationen gestalten sich oft als zeitaufwendig und kompliziert. Zudem nimmt die Quantität der zu verarbeitenden Daten und Dokumente ständig zu. Immer mehr Informationen strömen in immer kürzer werdenden Zeitabständen auf die Gesundheitseinrichtungen ein. Insbesondere unter der Berücksichtigung der erforderlichen interdisziplinären Zusammenarbeit, Kommunikation und Koordination von verschiedenen Behandlungseinrichtungen und Versorgungsträgern sind **Dokumentenmanagementsysteme** (DMS) als zunehmend wichtig anzusehen: Sie ermöglichen den zeit- und ortsunabhängigen Zugriff auf unterschiedliche Dokumente in verschiedenartigen elektronischen Ablagen und Archiven und haben die Aufgabe, Informationen und Dokumente für die Mitarbeiter in Gesundheitseinrichtungen bedarfsorientiert bereitzustellen.

Mit der personen-, zeit- und ortsunabhängigen elektronischen Verfügbarkeit eines Dokuments lassen sich die Behandlungs-, Pflege- und Verwaltungsprozesse organisatorisch optimieren. Zeitanteile für Recherchen, Rückfragen, Sortieren, Ablage lassen sich durch die Verwaltung, Archivierung und Bearbeitung von akustischen sowie optischen beweglichen und unbeweglichen medizinischen Informationen in einem DMS reduzieren. Der Zugriff auf einzelne Dokumente ist von mehreren Benutzern gleichzeitig möglich und ist somit unabhängig von deren physikalischen Bereitstellung. Dadurch können auch gemeinsame Verzeichnisse oder Ablagen eingerichtet werden, auf die der gemeinsame Zugriff erfolgen kann.

Dokumentenmanagementsysteme verarbeiten nicht nur papiergebundene Informationen, sondern beispielsweise elektronische Dateien, Mikroficheausgaben, Film oder Tonaufzeichnungen. Analoge Ton-, Bild-, Video- und Sprachaufzeichnungen werden hierzu ebenso digitalisiert, wie Papierdokumente, die eingescannt werden. Für DMS ist es dabei unerheblich, ob es sich bei den aufzunehmenden Dokumenten inhaltlich um homogene Dokumentenstrukturen handelt, wie beispielsweise reine Textdokumente, oder um heterogene Dokumentenstrukturen, die aus Texten, eingebundenen Grafiken oder anderweitigen Objekten bestehen. Wichtig ist dabei, für das DMS Behandlungsregeln für einmal erfasste Dokumente vorzugeben, um sicherzustellen, dass die Archivierungsfunktion in vollem Umfang im Hinblick auf einen konsistenten Datenbestand erfolgen kann. Insbesondere bei Patientendaten ist unter Berücksichtigung rechtlicher Grundlagen eine sichere Ablage zu organisieren und zu gestalten. Auch ist es wichtig, Medienbrüche im Rahmen der Erstellung und Archivierung von Dokumenten mit DMS weitestgehend zu vermeiden.

Für die gezielte Recherchen und die Nutzung bei Behandlungs- und Pflegeprozessen müssen die einzelnen Dokumente ferner rasch und einfach auffindbar sein. Das erfordert eine durchdachte Ordnungs- und Ablagesystematik, wobei das DMS im Hinblick auf die notwendige Klassifizierung und Indexierung der Dokumente Hilfestellungen bis hin zur Automatisierung dieses Prozesses bietet.

7.2 Externe Kommunikation

7.2.1 Eigentümerinformation

Die Eigentümerinformation von Gesundheitseinrichtungen richtet sich nach den unterschiedlichen Informationsbedürfnissen, Anforderungen und Erwartungen bezüglich Themen, Darstellung und Detailgrad der Informationen. Die Eigentümer sind beispielsweise häufig an Themen interessiert, die wesentlich sind und erheblichen Einfluss auf den Wert der Gesundheitseinrichtung haben oder mit denen bestimmte Risiken oder Chancen verbunden sind.

Um herauszufinden, welche Anliegen und Interessen Eigentümer über Patientenzahlen, Finanzdaten oder Entwicklungen hinaus haben, sind ihre Erwartungen diesbezüglich zu analysieren und auf Veränderungen ihrer Erwartungshaltung zu reagieren. Dazu sind ein regelmäßiger Dialog und die Zusammenarbeit mit den Eigentümern notwendig, um zeitnah reagieren und die Informationspolitik der Gesundheitseinrichtung an sich verändernde Bedürfnisse und Werte anpassen zu können. Der Austausch mit ihnen liefert zudem Anhaltspunkte, welche Inhalte in die Eigentümerinformationen aufgenommen werden sollten, wobei nicht nur Art und Inhalt der Informationen wichtig sind, sondern auch ihre Darstellungsform.

Die wirtschaftliche Entwicklung einer Gesundheitseinrichtung wird im Hinblick auf die Eigentümerinformation insbesondere durch das externe Rechnungswesen abgebildet, das handels- und steuerrechtlichen Auflagen bzw. Publizitätspflichten unterliegt und mit Hilfe der Finanzbuchhaltung, Inventaraufstellung, Bilanz, Gewinn- und Verlustrechnung die finanzielle Situation mit der Vermögens-, Finanz- und Ertragslage des Gesundheitsbetriebs für die Eigentümer wiedergibt. Insbesondere die **Gewinn- und Verlustrechnung** (GuV) hat eine Informationsfunktion, indem sie als periodische Erfolgsrechnung die Erträge und Aufwendungen eines Geschäftsjahres gegenüberstellt und dadurch ein den tatsächlichen Verhältnissen entsprechendes Bild der Ertragslage des Gesundheitsbetriebs vermittelt. Sie geht zusammen mit der **Bilanz** in den Jahresabschluss ein, wobei die Bilanz als Gegenüberstellung von Mittelverwendung und Mittelherkunft oder Vermögen (Aktiva) und Eigenkapital bzw. Schulden (Passiva) auf der Grundlage der Saldierung der Bestandskonten (Vermögens- und Kapitalkonten) am Ende des Buchungszeitraumes und der Inventarpositionen erstellt wird.

Der bei Gesundheitsbetrieben in Form von großen und mittelgroßen Kapital- und Personengesellschaften für den Jahresabschluss abzugebende **Lagebericht** gibt über die Zahlen der Bilanz und GuV hinaus auch den Eigentümern weitere Informationen:

> „Im Lagebericht sind der Geschäftsverlauf einschließlich des Geschäftsergebnisses und die Lage der Kapitalgesellschaft so darzustellen, dass ein den tatsächlichen Verhältnissen entsprechendes Bild vermittelt wird. Er hat eine ausgewogene und umfassende, dem Umfang und der Komplexität der Geschäftstätigkeit entsprechende Analyse des Geschäftsverlaufs und der Lage der Gesellschaft zu enthalten. In die Analyse sind die für die Geschäftstätigkeit bedeutsamsten finanziellen Leistungsindikatoren einzubeziehen und unter Bezugnahme auf die im Jahresabschluss ausgewiesenen Beträge und Angaben zu erläutern. Ferner ist im Lagebericht die voraussichtliche Entwicklung mit ihren wesentlichen Chancen und Risiken zu beurteilen und zu erläutern; zugrunde liegende Annahmen sind anzugeben." (Auszug aus § 289 HGB).

Der Lagebericht enthält nach § 289 HGB zusätzlich Informationen zu
- den Vorgängen von besonderer Bedeutung, die nach dem Schluss des Geschäftsjahrs eingetreten sind;
- den Risikomanagementzielen und -methoden der Gesundheitseinrichtung einschließlich ihrer Methoden zur Absicherung aller wichtigen Arten von Transaktionen, die im Rahmen der Bilanzierung von Sicherungsgeschäften erfasst werden, sowie den Preisänderungs-, Ausfall- und Liquiditätsrisiken, den Risiken aus Zahlungsstromschwankungen, denen die Einrichtung ausgesetzt ist, jeweils in Bezug auf die Verwendung von Finanzinstrumenten durch die Einrichtung und sofern dies für die Beurteilung der Lage oder der voraussichtlichen Entwicklung von Belang ist;
- den Bereich Forschung und Entwicklung;
- den bestehenden Zweigniederlassungen der Einrichtung und anderes mehr.

Weitere Informationen enthält beispielsweise der **Anhang** des Jahresabschlusses, nach dem gemäß § 285 HGB unter anderem anzugeben sind:
- Art und Zweck sowie Risiken und Vorteile von nicht in der Bilanz enthaltenen Geschäften, soweit dies für die Beurteilung der Finanzlage notwendig ist;
- in welchem Umfang die Steuern vom Einkommen und vom Ertrag das Ergebnis der gewöhnlichen Geschäftstätigkeit und das außerordentliche Ergebnis belasten;
- die durchschnittliche Zahl der während des Geschäftsjahrs beschäftigten Arbeitnehmer getrennt nach Gruppen;
- Rückstellungen, die in der Bilanz unter dem Posten „sonstige Rückstellungen" nicht gesondert ausgewiesen werden, wenn sie einen nicht unerheblichen Umfang haben;

- die Gründe, welche die Annahme einer betrieblichen Nutzungsdauer eines entgeltlich erworbenen Geschäfts- oder Firmenwertes von mehr als fünf Jahren rechtfertigen;
- zu den Rückstellungen für Pensionen und ähnliche Verpflichtungen das angewandte versicherungsmathematische Berechnungsverfahren sowie die grundlegenden Annahmen der Berechnung, wie Zinssatz, erwartete Lohn- und Gehaltssteigerungen und zugrunde gelegte Sterbetafeln;
- auf welchen Differenzen oder steuerlichen Verlustvorträgen die latenten Steuern beruhen und mit welchen Steuersätzen die Bewertung erfolgt ist.

7.2.2 Öffentlichkeitsarbeit

Die öffentliche Wahrnehmung von Gesundheitseinrichtungen ist besonders groß. Von Bedeutung sind daher ihre Akzeptanz und ihre Reputation in der Gesellschaft, sowie das Verständnis, zum gesellschaftlichen Nutzen beizutragen. Die Erstellung ihrer Behandlungs- und Pflegeleistungen soll nicht nur zum Wohle der Patienten, sondern auch unter Berücksichtigung sozialer und ökologischer Belange erfolgen. Gleichzeitig möchten die Patienten stärker gehört und einbezogen werden, was andererseits durch besseres Verständnis, Integration und Wertschätzung ihrer Interessen auch eine Chance für eine stärkerer Patientenbindung und Loyalität gegenüber der Gesundheitseinrichtung bietet.

„Auch Chirurgen brauchen ein bisschen Lob. Für Ihren Mut und für die Wege, die sie manchmal beschreiten. 2005 hatten sie sich nach ihrer Jahrestagung beispielsweise weitaus mehr Anerkennung erhofft. Damals widmeten sich die Operateure dem Thema Komplikationen, Kunstfehler und Patientensicherheit und diskutierten öffentlich über Risiken sowie unerwünschte Nebenwirkungen ihres Berufs. Das war neu, das hatte bisher kaum eine medizinische Fachdisziplin so offensiv betrieben." ... „Chirurgen sind empfindlich, wenn es um die Folgen ihres Tuns geht – auch wenn sie keine Schuld trifft. Denn falsch waren die Überschriften nicht: Im Straßenverkehr sterben jährlich in Deutschland weniger als 7000 Menschen. In der Medizin ist hingegen vorsichtigen Schätzungen zufolge hierzulande jährlich mit mindestens 16000 Toten durch Zwischenfälle oder Fehler zu rechnen. Das hat in den seltensten Fällen mit Pfusch zu tun. Häufig sind Wechselwirkungen von Medikamenten oder auch Dosierungsfehler, die auf Ärzte wie Patienten zurückgehen können, die Ursache." ... „Würde man Zahlen aus Norwegen, Großbritannien und den USA auf Deutschland übertragen, käme man sogar auf 50000 bis 60000 Todesfälle in der Medizin. Genauere Erhebungen gibt es nicht. Die Chirurgen waren über das Echo jedoch empört, das ihr Bemühen um mehr Transparenz und die öffentliche Suche nach Fehlern auslöste. Beim diesjährigen Chirurgenkongress vergangene Woche in Berlin wurde das heikle Thema deshalb nicht so dominant behandelt. Die entsprechende Sitzung wurde zurückhaltend „Öffentlichkeitsarbeit in der Chirurgie" genannt." (*Bartens*, 2010)

Glaubwürdigkeit und positive Öffentlichkeitswahrnehmung lassen sich nicht durch einen durchgestylten Internetauftritt und Hochglanzprospekte erzeugen. Wenn Ansprüche, kommunizierte Inhalte und das Erscheinungsbild in der Realität nicht übereinstimmen, so kann durch den sich daraus ergebenden Reputationsverlust ein erheblicher Schaden entstehen. Eine möglichst realitätsnahe Abbildung der Gesundheitseinrichtung und die damit einhergehenden Wirkungszusammenhänge machen für den Patienten und das öffentliche Umfeld das medizinische Personal und seine Behandlungs- und Pflegeleistungen authentisch wahrnehmbar, plausibel und begreifbar.

Neben der klassischen Pressearbeit, Medienbeobachtung und -gestaltung, Entwicklung von Kommunikationsstrategien, Veranstaltungsorganisation und PR-Arbeit, ist vor allen Dingen der Umgang mit kritischen Kommunikationssituationen für Gesundheitseinrichtungen von wesentlicher Bedeutung. Mögliche Behandlungsfehler, Hygieneprobleme oder negative Ergebnisse von Aufsichtskontrollen geraten schnell in die Öffentlichkeit und sind aufgrund der medialen, digitalen Vernetzung, Tendenzen zur Skandalisierung und einer informierten, kritischen Patientenöffentlichkeit in ihrer Verbreitung und Wirkungsentfaltung kaum zu steuern. In einer derartigen Situation gibt es im Grunde genommen nur den Weg, sich der Kritik zu stellen, Verantwortung zu übernehmen und Betroffenheiten und mögliche Folgen ernst zu nehmen. Je schneller reagiert und je transparenter mit den Problemen umgegangen wird, desto eher kann die Dynamik aus einer sich aufbauenden Öffentlichkeitsempörung herausgenommen werden. Ignoranz, Abwarten und Faktenleugnen verschlimmern die Situation und können dadurch zu einem nachhaltigen Imageschaden führen, was letztendlich beispielsweise durch ausbleibende Patienten auch zu beträchtlichen wirtschaftlichen Einbußen für die betroffene Gesundheitseinrichtung führen kann.

Für Gesundheitseinrichtungen gewinnen auch in der Öffentlichkeitsarbeit nicht nur Maßnahmen einer professionellen Krisen-PR, sondern vor allen Dingen die digitalen Medien zunehmend an Bedeutung (vgl. Tab. 7.1).

Tab. 7.1: Beispiele für Marketing- und PR-Instrumente im Gesundheitswesen.

Bereich	Instrumentarien
Social Media	Klinik- oder Praxisseiten bzw. -kanäle bei Google, Twitter; Fanpages, Themenpläne bei Facebook etc.
Smartphones	Klinik- oder PraxisApps für Android-Phones, iPhones und iPads; Websites für mobile Endgeräte etc.
Online-Marketing	Klinik- oder Praxishomepage, Content-Management-Systeme, Suchmaschinenmarketing und – optimierung, Web-Design etc.
Printmedien	Platzierung von Artikeln, Werbeanzeigen, Klinik- bzw. Praxisbroschüren und –flyer, Pressemitteilungen, Fachbuch-/ eBook-Erstellung, Buchvermarktung, Briefpapier, Wartezimmerposter, Visitenkarten, Terminzettel etc.
Activities	Patientenveranstaltungen, Auszubildendenmessen, Medienkooperationen, Pressegespräche, Werbeaktionen, Tage der offenen Tür etc.

7.2.3 Elektronischer Datenaustausch

Der elektronische Austausch von strukturierten Informationen, Daten oder Dokumenten im Gesundheitswesen dient nicht nur einem beschleunigten Informationsfluss und zur Reduzierung von Informations- und Kommunikationszeiten zwischen Arzt, Patienten, Behandlungseinrichtungen und Kostenträgern, sondern vor allen Dingen auch der Vermeidung von Schnittstellen, die eine nochmalige Erfassung von Patientendaten, die bereits in elektronischer Form vorliegen, erforderlich machen. Neben einer „lebenslangen" Aufzeichnung aller Daten eines Patienten über dessen Gesundheitszustand sowie der Zusammenführung aller Daten aus medizinischen und paramedizinischen Bereichen und Ergänzung der Informationen durch Angaben und Einträge des Patienten selbst, kann aber auch ein gezielter Datenaustausch zwischen verschiedenen Partnern des Gesundheitswesens möglich sein, um die medizinische Leistungserstellung vollständig elektronisch abbilden und erbringen zu können. Ein weiterer Vorteil ist der zeit- und ortsunabhängige elektronische Austausch von Informationen ohne direkte, unmittelbare und zeitnahe Reaktion des Kommunikationspartners, häufig auch automatisiert ohne Erfordernis manueller Tätigkeiten.

Die Möglichkeiten des elektronischen Datenaustauschs im Gesundheitswesen sind vielfältig. Je nach Anlass und Kommunikationspartner sind nach den *Richtlinien für den Datenaustausch im Gesundheits- und Sozialwesen* des *GKV-Spitzenverbands* (vgl. *ITGS*, 2013, S. 5ff.) grundsätzlich eine Reihe von Datenübertragungen möglich, wie beispielsweise der Datenaustausch zwischen

- Leistungserbringern und Krankenkassen nach § 294 ff. SGB V,
- Leistungserbringern und Krankenkassen nach § 295 Abs. 1b SGB V (Direktabrechner),
- Leistungserbringern und Pflegekassen nach § 105 SGB XI,
- Krankenkassen/Weiterleitungsstellen,
- Bundesagentur für Arbeit und den Krankenkassen/Weiterleitungsstellen,
- Medizinischem Dienst und Krankenkassen/Pflegekassen,
- zugelassenen kommunalen Trägern nach § 6a SGB II und den Krankenkassen,
- Unfallversicherungsträgern und Krankenkassen,
- Leistungserbringern und Krankenkassen nach § 126 Abs. 1a SGB V (Präqualifizierungsdaten),
- berufsständischen Versorgungseinrichtungen und der Rentenversicherung,
- Unfallversicherung und der Rentenversicherung,
- Bundesagentur für Arbeit und der Rentenversicherung,
- Bundesversicherungsamt und Rentenversicherung.

Ferner gibt es z. B.
- die Übermittlung der Diagnose- und Operationsstatistik zwischen Krankenhäusern und Krankenkassen,

- das Meldeverfahren für Rabattvereinbarungen nach § 31 Abs. 2 SGB V in Verbindung mit § 130a Abs. 8 SGB V,
- den Datenaustausch der Arzt- und Versichertenverzeichnisse für Hausarztzentrierte Versorgung nach § 73b SGB V oder
- die Transparenzberichte Pflege nach §115 Abs. 1a SGV XI

An **Datenaustauscharten** stehen im Bereich der Datenfernübertragung beispielsweise zur Verfügung:
- Internet – E-Mail-Kommunikation,
- Internet – http-Kommunikation,
- File Transfer, Access and Management – FTAM,
- File Transfer Protocol, SSH File Transfer Protocol,
- Message-Handling-System (MHS) – X.400,
- XML.

Bei allen technischen Möglichkeiten der Übertragung elektronischer Daten, die es für das Gesundheitswesen bereits gibt und die sich mit der Weiterentwicklung der Informations- und Kommunikationstechnologien zukünftig noch eröffnen werden, gewinnt das Thema **Datensicherheit** immer mehr an Bedeutung.

> „Unzweifelhaft gehören gesundheitsbezogene Daten wohl zu den sensibelsten personenbezogenen Informationen und sind deshalb besonders schützenswert. Gleichzeitig sind Innovationen im Gesundheitswesen, wie etwa personalisierte Medizin, die Aufrechterhaltung und Verbesserungen der Versorgungsstrukturen oder auch eine höhere Patientensicherheit, Qualität sowie Effizienz durch elektronische Patientenakten und integrierte Versorgungssysteme von großer Bedeutung für den medizinischen Fortschritt und die zukünftige Gesundheitsversorgung. Elektronischer Datenaustausch ist das Rückgrat all dieser Ansätze, und der vergleichsweise geringe Ausbau- und Nutzungsgrad in Deutschland ist unter anderem eben darauf zurückzuführen, dass die Frage des Datenschutzes als noch nicht ausreichend geklärt bzw. berücksichtigt angesehen wird." (*Sibbel*, 2013)

Neben der Einhaltung der rechtlichen Grundlage z. B. des *Bundesdatenschutzgesetzes (BDSG)* liegt es auch im Interesse einer Gesundheitseinrichtung, Gefährdungspotentiale im Hinblick auf die Patientendaten und -informationen auszuschließen. Die Folgen von Schäden im Bereich der Informations- und Datensicherheit im Gesundheitsbetrieb können erhebliche Ausmaße annehmen. Verantwortlich für den Schutz der Patientendaten sind zunächst der jeweilige juristische Träger und die Leitung einer Gesundheitseinrichtung. Eine Weitergabe der Daten an diejenigen Personen, die diese im Rahmen des Behandlungsvorganges benötigen, ist zulässig, wenn der betroffene Patient hierin wirksam eingewilligt hat oder hierfür eine ausdrückliche gesetzliche Grundlage besteht. Bei der elektronischen Verarbeitung von Patientendaten und damit auch dem elektronischen Datenaustausch gelten zusätzliche Vorschriften, wie beispielsweise die Prüfung

- durch den betrieblichen bzw. behördlichen Datenschutzbeauftragten,
- ob die erforderlichen technischen und organisatorischen Maßnahmen ausreichend sind,
- der Erarbeitung von Sicherheitskonzepten für neu entwickelte bzw. zu installierende Verfahren und deren ausführlicher Test,
- des Festlegens von Befugniskonzepten bei dem Zugriff auf Stammdaten,
- ob die Datenverarbeitung insgesamt mit den gesetzlichen Regelungen in Einklang steht,
- welche Anwender welche Rechte eingeräumt erhalten,
- der Erstellung eines Verzeichnisses für die vom Gesundheitsbetrieb angewendeten Datenverarbeitungsverfahren.

Bei einem elektronischen Austausch patientenbezogener Daten ist insbesondere darauf zu achten, dass Verschlüsselungen mit sicheren Schlüssellängen Verwendung finden, beim Austausch die Vorgänge protokolliert werden und Systeme nach entsprechender Authentifizierung nur auf diejenigen Daten zugreifen können, für die sie berechtigt sind. Die Protokollierung des Netzverkehrs auf der Firewall dient bei einer allgemeinen Anbindung an externe Netze zur Feststellung unbefugter Zugriffsversuche von außen, wann ein Verbindungsaufbau erfolgt ist und wie lange er gedauert hat, durch wen auf welche Daten zugegriffen wurde und welche Aktionen ausgeführt wurden.

7.2.4 Leitsätze – Informationsfluss verbessern

Die oft in Leitbildern und Führungsleitsätzen geregelte Mitarbeiterinformation in die Tat umsetzen und durch unmittelbaren persönlichen Kontakt gewährleisten.

Als Führungskraft nicht lautstark Anweisungen erteilen, sondern mit dem Ölkännchen durchs Haus gehen und dafür sorgen, dass die Zahnräder möglichst gut ineinander greifen, denn Information und Kommunikation sind wichtige Elemente guter Zusammenarbeit.

Wesentlichen Bereichen der betrieblichen Informationspolitik besondere Beachtung schenken, wie z. B. aktuelle Kosten- und Ergebnisentwicklungen, neue Projekte und Vorhaben, Zielsetzungen oder die aktuelle Position der Einrichtung im Gesundheitsmarkt, Aufgabeneinweisungen, Unterrichtspflichten, Organisationsrichtlinien, Informationsrechte der Mitarbeiter, Entwicklung der Gesundheitseinrichtung.

Informationsangebot an dem orientieren, was Führungskräfte für sich selbst zum Verständnis größerer Zusammenhänge als unverzichtbar erachten würden.

Beachten, dass eine Informationsüberflutung und zu hohe Informationsdichte im gesundheitsbetrieblichen Alltag nicht zu bewältigen ist und die Gefahr besteht, dass wirklich Wichtiges dabei untergeht oder die beabsichtigten Empfänger verfehlt.

Berücksichtigen, dass keine noch so gute und richtige Informationstechnik oder Automatisierung aller vorkommenden Informations- und Kommunikationsformen das durch Mimik, Gestik und Augenkontakt gekennzeichnete persönliche Gespräch ersetzen und überprüfen können, ob die jeweils andere Person die beabsichtigte Botschaft auch verstanden hat.

Auch um aufkommenden Gerüchten, Störungen und Spannungen entgegenzutreten, im Rahmen des Möglichen und Vertretbaren, alle Auskünfte erteilen, um die die Mitarbeiter aus erkennbarem Interesse an der Gesundheitseinrichtung bitten.

Die Mitarbeiter zeitnah von wichtigen Ereignissen in Kenntnis setzen und nicht versuchen, heikle Themen und Gerüchte zu unterdrücken.

Um die richtige Botschaft an den Patienten zu übermitteln, sind eine klare, eindeutige Sprache, Einfühlungsvermögen und Empathie notwendig.

Im Rahmen der Patientenbetreuung durch offene und vertrauensvolle Information Ängsten, Hemmungen oder Misstrauen entgegenwirken.

Bei der Gesprächsführung, nach der Darlegung von Sachverhalten und Gabe von Informationen den Patienten um Antwort, Stellungnahme oder weitere Fragen bitten, um feststellen zu können, ob die beabsichtigte Botschaft auch wirklich angekommen ist oder noch weitere Informationen zum Verstehen des Gesamtzusammenhangs notwendig sind.

Wenn es machbar ist, den Patienten zu eigenen Vorschlägen ermuntern, denn sein Verhalten spielt bei der Gesundung und beim Heilungsprozess eine besondere Rolle, so dass er Anspruch darauf hat, dieses Verhalten zumindest zu erklären und zu vertreten.

Verzichtbare Informationen weglassen, um dadurch negative Assoziationen, Sorgen und selektive, ausschließlich auf eine Krankheit bezogene Wahrnehmungen zu vermeiden.

Nichtvermeidbare Informationen möglichst so ausdrücken, dass die Wortwahl unter Verzicht auf medizinisches Fachvokabular möglichst verständlich ist und nicht als herb, schlimm oder gar grausam empfunden wird.

Berücksichtigen, dass ein Körperkontakt z. B. durch das Halten der Hand des Patienten in einer schwierigen Situation oftmals beruhigender wirkt, als manche gut gemeinten Worte.

Für die Nutzung der Funktionalitäten eines Information Warehouse ausreichende Zugriffsmöglichkeiten auf die in unterschiedlichen internen Datenbanken befindlichen operativen Daten- und Informationsbestände schaffen.

Mit Dokumentenmanagementsystemen (DMS) den zeit- und ortsunabhängigen Zugriff auf unterschiedliche Dokumente in verschiedenartigen elektronischen Ablagen und Archiven ermöglichen, um die Behandlungs-, Pflege- und Verwaltungsprozesse organisatorisch zu optimieren und Zeitanteile für Recherchen, Rückfragen, Sortieren, Ablage durch die Verwaltung, Archivierung und Bearbeitung von akustischen sowie optischen beweglichen und unbeweglichen medizinischen Informationen in einem DMS reduzieren.

Um herauszufinden, welche Anliegen und Interessen Eigentümer über Patientenzahlen, Finanzdaten oder Entwicklungen hinaus haben, ihre Erwartungen diesbezüglich analysieren und auf Veränderungen ihrer Erwartungshaltung reagieren.

Einen regelmäßigen Dialog und die Zusammenarbeit mit den Eigentümern pflegen, um zeitnah reagieren und die Informationspolitik der Gesundheitseinrichtung an sich verändernde Bedürfnisse und Werte anpassen zu können.

Im Rahmen der Öffentlichkeitsarbeit nicht versuchen, Glaubwürdigkeit und positive Öffentlichkeitswahrnehmung alleine durch einen durchgestylten Internetauftritt und Hochglanzprospekte zu erzeugen.

Eine möglichst realitätsnahe Abbildung der Gesundheitseinrichtung anstreben, da die damit einhergehenden Wirkungszusammenhänge für den Patienten und das öffentliche Umfeld das medizinische Personal und seine Behandlungs- und Pflegeleistungen authentisch wahrnehmbar, plausibel und begreifbar machen.

In kritischen Kommunikationssituationen z. B. bei möglichen Behandlungsfehlern, Hygieneproblemen oder negativen Ergebnissen von Aufsichtskontrollen sich der Kritik stellen, Verantwortung übernehmen und Betroffenheiten und mögliche Folgen ernst nehmen, denn Ignoranz, Abwarten und Faktenleugnen verschlimmern die Situation und können dadurch zu einem nachhaltigen Imageschaden führen.

Den elektronischen Austausch von strukturierten Informationen, Daten oder Dokumenten im Gesundheitswesen zu einem beschleunigten Informationsfluss, zur Reduzierung von Informations- und Kommunikationszeiten zwischen Arzt, Patienten,

Behandlungseinrichtungen und Kostenträgern und zur Vermeidung von Schnittstellen nutzen, die eine nochmalige Erfassung von Patientendaten, die bereits in elektronischer Form vorliegen, erforderlich machen.

Bei einem elektronischen Austausch patientenbezogener Daten darauf achten, dass Verschlüsslungen mit sicheren Schlüssellängen Verwendung finden, beim Austausch die Vorgänge protokolliert werden und Systeme nach entsprechender Authentifizierung nur auf diejenigen Daten zugreifen können, für die sie berechtigt sind.

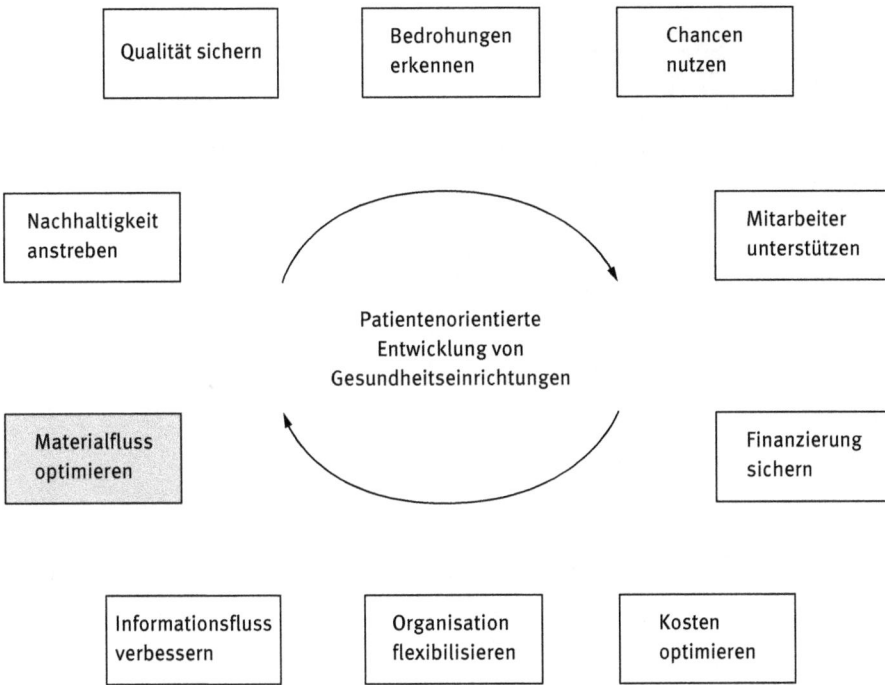

| Qualität sichern | Bedrohungen erkennen | Chancen nutzen |

Nachhaltigkeit anstreben

Mitarbeiter unterstützen

Patientenorientierte
Entwicklung von
Gesundheitseinrichtungen

Materialfluss optimieren

Finanzierung sichern

| Informationsfluss verbessern | Organisation flexibilisieren | Kosten optimieren |

8 Materialfluss optimieren

8.1 Logistikprozess

8.1.1 Lagerung und Transport

Auch im Gesundheitswesen stellt die Logistik eine wichtige Supportfunktion dar. Es gilt die Planung, Steuerung und Kontrolle des Material-, Informations- und Energieflusses in Gesundheitseinrichtungen prozessorientiert zu organisieren, um die Versorgung der Einrichtung und ihrer Patienten mit den nötigen medizinischen Leistungen und Materialien sicherzustellen. Ziel ist es dabei, den Logistikprozess so zu optimieren, dass

- die Kernkompetenzen Diagnostik, Therapie und Pflege im Vordergrund stehen,
- Material- und Prozesskosten reduziert werden,
- finanzielle und personelle Ressourcen freigesetzt werden, die für die Hauptleistungen zur Verfügung stehen,
- die Dienstleistungsqualität der Gesundheitseinrichtung durch erzielbare Kostenvorteile und eine verbesserte Prozessoptimierung gesteigert wird.

Die Beanspruchung des Personals in Medizin und Pflege mit logistischen Aufgaben beeinträchtigt nicht nur die Zeit für Pflege und Behandlung von Patienten und damit die Mitarbeitermotivation, sondern stellt auch einen erheblichen fiskalischen Aufwand dar. Dem wird versucht durch eine Reduzierung der eigenen Leistungstiefe, der Erhöhung der Flexibilität und dem verstärkten Trend zu Kooperationen mit Lieferanten, Entsorgern und Gesundheitsnetzwerken im Sinne eines **Supply Chain Management** entgegenzuwirken, um beispielsweise mit fremdbezogenen Leistungen oder Medizinprodukten den Patientennutzen steigern und sich auf die eigenen Kernleistungen konzentrieren zu können.

Zu typischen logistischen Leistungen in Gesundheitseinrichtungen zählen beispielsweise die Lagerung des gesamten medizinischen Verbrauchmaterials, die Kommissionierung, Bearbeitung, Frankierung und Verteilung von Postsendungen, die ordnungsgemäße Beseitigung/ Verwertung annähernd aller anfallenden Abfälle, die Kommissionierung der Tages- und Fallwagen, die Durchführung der Sterilguttransporte und der Apothekenbelieferung, die Bereitstellung von Medikalprodukten und Instrumenten für alle spontanen und geplanten Operationen, der Transport von Lebenserhaltungsgeräten, medizinischen Geräten und Büroartikeln, die Versorgung mit Krankenhauswäsche und Speisen, die Lagerung und Archivierung sämtlicher Krankenakten aus stationären und ambulanten Behandlungsfällen, die Aufbereitung und Einlagerung des wiederverwendbaren Instrumentariums und Reinigung von Endoskopen inklusive deren Zubehör. die Durchführung von Patientenbeförderungen je nach Mobilität und örtlichen Gegebenheiten mit verschiedensten Transportmitteln und vieles andere mehr.

Die **Materiallagerung** übernimmt im Gesundheitswesen nicht nur eine wie beispielsweise im Betäubungsmittelbereich sich nach zahlreichen rechtlichen Rahmenbedingungen, Leitlinien und Empfehlungen von Fachverbänden und Berufsgenossenschaf-
ten richtende Aufbewahrungsfunktion, sondern dient auch zur Sicherstellung der
Versorgungsbereitschaft und des Umweltschutzes (vgl. Tab. 8.1).

Tab. 8.1: Funktionen der Lagerhaltung im Gesundheitswesen.

Funktion	Beispiele
Sicherheit	In der Regel stehen zukünftige Mengenbedarfe oder Bedarfs- und Lieferzeit-punkte nie zu 100% fest, so dass ausreichende Lagermengen für alle Behand-lungs- und Pflegemaßnahmen vorgehalten werden müssen.
Ausgleich/Puffer	Aufgrund günstigerer Einstandspreise werden bei einer Bestellung mehr Verbrauchsmaterialien beschafft, als für unmittelbar bevorstehenden Behand-lungs- und Pflegemaßnahmen tatsächlich gebraucht werden.
Umweltschutz	Umweltschutzbeiträge lassen sich durch die Rücknahme und Sammlung von Mehrwegverpackungen der Verbrauchsmaterialien für Behandlung und Pflege, von Wertstoffen die nach Abschluss von Behandlungs- und Pflegemaßnahmen der Wieder- bzw. Weiterverwendung, der Verwertung oder der Entsorgung zugeführt werden, sowie der sicheren Lagerung von medizinischen Chemika-lien und Gefahrstoffen leisten.
Kostensenkung	Besonders niedrige Einstandspreise, Mengenrabatte und Größendegressionen durch deutlich sinkende Bestellkosten pro Einheit lassen sich insbesondere bei Preisschwankungen und -differenzen zum Vorteil der Gesundheitseinrich-tung ausnutzen.

Eine Optimierung der Lagerhaltung lässt sich beispielweise erzielen durch
-   eine dezentrale Lagerorganisation, bei der die Materialien möglichst nahe am Ort
    des Bedarfs gelagert werden, was eine höhere Flexibilität und kürzere Transport-
    wege für die einzelnen Behandlungs- und Pflegeprozesse bedeutet,
-   die Anwendung des „first-in-first-out"-Prinzips (fifo), welches sich zur besseren
    Überwachung von Haltbarkeit, Chargen-Nummer, Laufzeit und Verfallsdatum
    eignet,
-   eine dynamische Lagerung statt einer Festplatzlagerung, bei der die Lagerorte
    für die Materialien nach Abmessungen, Lagerbedingungen, Haltbarkeit, Zugriffs-
    häufigkeit etc. von einem Lagerverwaltungssystem immer wieder neu vergeben
    und dadurch ungenutzte Lagerplätzen bzw. Auslastungsschwankungen bei den
    Lagerkapazitäten vermieden werden.,
-   den Einsatz geeigneter Lagerbehältnisse, damit das Lagergut vor Zersetzung, Ver-
    schmutzung, Lichteinfall etc. geschützt wird,
-   die Einhaltung geeigneter Lagerbedingungen, damit Reinheit, Wirkstoffgehalt,
    pH- und Elektrolytwerte nicht verändert werden, es zu keiner Partikelkontamina-

tion kommt und die mikrobiologische Qualität und Virussicherheit nicht beeinträchtigt werden.

Der Material- und Patiententransport hat erhebliche Auswirkungen auf viele Bereiche einer Gesundheitseinrichtung, insbesondere wenn es hierbei zu Wartezeiten und Verzögerungen kommt. Auch wirkt es sich negativ auf die Patientenzufriedenheit aus, wenn Patienten nicht zur geplanten oder gewünschten Zeit abholt werden.

Elektronische Systeme zur Transportdisposition können zur Optimierung innerbetrieblicher **Transporte** in Gesundheitseinrichtungen beitragen. Sie errechnen beispielsweise die jeweils optimale Zuordnung der vorhandenen Transportaufträge zu geeigneten Läufern und Fahrzeugen und stellen die notwendige Kommunikation zwischen Transportschiebediensten oder Diensten mit speziellen Fahrzeugen für zwischen Bettenstationen und Behandlungs- oder Untersuchungsräumen zu befördernden Patienten sicher.

8.1.2 Kommissionierung und Bereitstellung

Die **Kommissionierung** eingelagerter medizinischer Verbrauchsmaterialien zu patientenorientierten, für einzelne Behandlungs- und Pflegemaßnahmen notwendigen Mengen, erfolgt häufig einzeln pro Patient bzw. je Behandlungs- oder Pflegemaßnahme. Bei einer parallelen Materialkommissionierung können lange Kommissionierzeiten und -wege dadurch vermieden werden, dass aus dem Lager beispielsweise der Tagesbedarf für alle Patienten gesammelt entnommen wird und erst später die Aufteilung auf die einzelnen Patienten erfolgt.

Bei der Bereitstellung von medizinischen Betriebsmitteln und Verbrauchsmaterial steht zunächst der **Beschaffungsvorgang** im Vordergrund, der zugleich auch große wirtschaftliche Potenziale in sich birgt. Die Verfügbarmachung der für die Behandlungs- und Pflegeleistungen erforderlichen Materialien und Dienstleistungen setzt in der Regel einen Einkaufsprozess voraus, bei dem zunächst festgelegt werden muss, was genau beschafft werden soll. In falscher Qualität, unrichtigen Mengen oder zu falschen Zeitpunkten beschaffte Güter können den Behandlungs- und Pflegebedarf nicht richtig abdecken, verursachen einen hohen Zeit- und Arbeitsaufwand für Reklamationen und führen nicht selten zu „Lagerleichen", in der Hoffnung, diese Materialien doch irgendwann benötigen zu können.

Auch im Gesundheitswesen genutzte E-Procurement-Lösungen erleichtern zwar den Beschaffungsvorgang, indem Bestellungen gebündelt und über eine Bestellplattform elektronisch an den Lieferanten übermittelt werden. Sie führen aber auch zu einer gewissen Grad der Abhängigkeit, da sich Produktsortiment, Bestellmodalitäten und Zahlungsabwicklung in der Regel am vorgegebenen Lieferantensystem orientieren.

Wird der Einkauf von Behandlungs- und Pflegematerialien jedoch über offene Internet-Märkte, elektronische Produktkataloge und Angebotsdatenbanken organisiert, in denen die Leistungen über orts- und zeitunabhängige interaktive Medien verfügbar gemacht und die entsprechenden Produktinformationen der Gesundheitseinrichtung elektronisch dargeboten werden, sind grundsätzlich alle mit dem Kaufprozess zusammenhängenden Aktionen online möglich: Angebotsübersicht, Produktinformation, Preisvergleich und Preisverhandlungen bis hin zur Auftragserteilung und zum Zahlungsverkehr lassen sich darüber abwickeln. Sind aus den öffentlich zugänglichen Netzplattformen elektronischer Märkte heraus gezielte Funktionen des elektronischen Warenwirtschaftssystems des Lieferanten von medizinischem Verbrauchsmaterial abrufbar, werden auf diese Weise Informationen über Lieferbereitschaft, aktuelle Abverkäufe, Statusabfragen, Lagerbestandsabfragen oder Auskünfte über den Stand der Auftragsbearbeitung online ermöglicht.

> Beispielsweise soll das im Rahmen des Förderschwerpunkts ‚Mittelstand-Digital – IKT-Anwendungen in der Wirtschaft' vom *Bundesministerium für Wirtschaft und Technologie (BMWi)* geförderte Projekt Standard eCG – Standards zur Unterstützung von eCommerce im Gesundheitswesen die zentralen Voraussetzungen für elektronische, automatisierte und durchgängige Bestellprozesse im Gesundheitswesen schaffen. Insbesondere werden dabei folgende Ziele verfolgt:
> – „Die Analyse, Bereitstellung und Verbreitung von eBusiness-Standards im Gesundheitswesen,
> – die Erzeugung einer optimalen und generischen, möglichst international gültigen, Schnittstellenspezifikation für IKT-Anbieter im Bereich eCommerce im Gesundheitswesen,
> – die Verbesserung der Patientensicherheit und Qualität der Versorgung,
> – die Verbesserung von Prozessen in der Patientenversorgung,
> – die elektronische Vernetzung aller an der Wertschöpfung beteiligten Akteure,
> – die Entwicklung einer einfach zu integrierenden Lösung für Softwareanbieter sowie
> – den Aufbau einer Wissensplattform für eBusiness-Standards im Gesundheitswesen." (*Bundesministerium für Wirtschaft und Technologie*, 2013, S. 1f.)

Wird eine Vergabe von Lieferaufträgen per Ausschreibung und Angebotseinholung durchgeführt, so kann es bei der Auftragsvergabe im öffentlichen Bereich nach dem Vergaberecht zu rechtlichen Problemen kommen: Fühlen sich potenzielle Anbieter durch die Form beispielsweise einer europaweiten Ausschreibung benachteiligt oder werden zwingend einzuhaltende Verfahrensregeln verletzt, so können möglicherweise berechtigte Rügen erteilt werden und das Vergabeverfahren landet vor der Vergabekammer, was in der Regel eine erhebliche Zeitverzögerung bedeutet. Der rechtsfehlerfreien Durchführung von Vergabeverfahren, insbesondere mit der Auswahl von Eignungs- und Zuschlagskriterien, der Bekanntmachung, den Ausschreibungsunterlagen, der Auswertung von Teilnahmeanträgen und Angeboten, bis hin zur rechtssicheren Dokumentation kommt in Hinblick auf die Vermeidung von Nachprüfungsverfahren große Bedeutung zu.

Um die medikamentösen, medizinischen, pharmazeutischen Heilmittel und sonstigen Stoffe sowie medizintechnischen und sonstigen Betriebsmittel bedarfsgerecht bereitstellen zu können, ist die Liefertermineinhaltung zu überwachen, sowie gegebenenfalls das Mahn- und Erinnerungswesen sowie eine Maßnahmeneinleitung bei

Unter- oder Überdeckung der Bestellmenge durchzuführen. Da der Materialeingang zu Beginn der Logistikkette innerhalb der Gesundheitseinrichtung steht, können dort entstehende Fehler Auswirkungen entlang des gesamten Logistikprozesses bis hin zum Patienten haben. Dazu gehört insbesondere auch die unverzügliche Überprüfung eingehender Materialien auf Vollständigkeit und Mängel, was eine wesentliche Voraussetzung für die Begründung von Gewährleistungsansprüchen gegenüber Liefereranten darstellt. Für die Sicherstellung der medizinischen Qualität, der Hygienequalität und der Gefahrenvermeidung muss der Weg des eingehenden Materials jederzeit nachvollziehbar und anhand der Lieferpapiere dokumentiert sein.

8.2 Logistiksteuerung

8.2.1 Logistikcontrolling

Die Hauptaufgabe der logistischen Steuerung in einer Gesundheitseinrichtung lässt sich vergleichsweise einfach formulieren: Alle in der Gesundheitseinrichtung benötigten Materialien, Behandlungs-, Pflege- und sonstige Dienstleistungen sind zur richtigen Zeit, am richtigen Ort, in der richtigen Qualität und Menge bereitzustellen. Dazu sind die notwendigen Material-, Energie- und Informationsströme zwischen dem Gesundheitsbetrieb, seinen Patienten, Mitarbeitern, Lieferanten und zusammenarbeitenden Partnern zu planen, koordinieren und kontrollieren.

Der verstärkte Trend zu einer Erhöhung der Flexibilität, zu Kooperationen mit Lieferanten, Entsorgern und Partnern im Gesundheitswesen und eine Reduzierung der eigenen Leistungstiefe machen es erforderlich, immer mehr Partner betriebsübergreifend in die gesamte Erstellungskette von Behandlungs- und Pflegeleistungen einzubinden und dabei organisatorische und medizintechnische Schnittstellen zu reduzieren. Um den Patientennutzen zu erhöhen, ist die Bildung von Netzwerken im Gesundheitswesen nötig, in denen sich einzelne Gesundheitseinrichtungen auf ihre jeweiligen Kernkompetenzen konzentrieren und diese flexible anbieten können.

Die Bewirtschaftung von medizinischem Verbrauchs- und Pflegematerial, die Sicherstellung der Verfügbarkeit von Medikamenten, Pflegepersonal, OP-Räume, Betten, der Patiententransport, die Beschaffung, der Einsatz und die Wartung von medizintechnischen Betriebsmitteln, die Entsorgung von medizinischen Abfällen und vieles andere mehr unterliegt möglichst gleichzeitig zu erreichenden Zielen, wie beispielsweise
– möglichst niedrige Logistikkosten,
– hohe Materialverfügbarkeit,
– hohe Bettenauslastung,
– kurze Patientenwartezeiten,
– geringe Leerstände,
– hohe Einsatzflexibilität.

Tab. 8.2: Beispiele für Logistikkennzahlen.

Kennzahl	Erläuterung
Auslastungsgrad	Anteil der ausgelasteten Logistikkapazitäten gemessen an der insgesamt verfügbaren Kapazität.
Bevorratungsquote	Zahlenverhältnis der bevorrateten zur Gesamtzahl der beschafften Verbrauchsmaterialien für Behandlung und Pflege.
Lagerbestand	Durchschnittliche Höhe der Vorräte an Verbrauchsmaterialien für Behandlung und Pflege im Laufe eines Jahres.
Lieferbereitschaftsgrad	Zeitspanne zwischen der Bedarfsanforderung und der Bereitstellung der Verbrauchsmaterialien für Behandlung und Pflege aus dem Lager.
Fehllieferquote	Anteil an Fehllieferungen von medizinischen Verbrauchsmaterialien.
Flächennutzungsgrad	Effektiv verwendeter Anteil der Lagerfläche.
Lagerdauerquote	Verhältnis zwischen medizinischen Verbrauchsmaterialien mit hoher Umschlagshäufigkeit und niedriger Umschlagshäufigkeit.
Reichweite	Zeit wieder, für die ein Lagerbestand bei einem durchschnittlichen Materialverbrauch ausreicht.
Servicegrad	Höhe der Versorgungssicherheit bspw. mit medizinischen Verbrauchsmaterialien.
Lagerumschlagshäufigkeit	Verhältnis aus Menge an Verbrauchsmaterialien für Behandlung und Pflege pro Zeiteinheit und dem durchschnittlichen Lagerbestand.
Vorratsintensität	Kapitalbindung in den Vorräten an Verbrauchsmaterialien für Behandlung und Pflege.
Vorratsstruktur	Anteil bestimmter medizinischer Verbrauchsmaterialien am Gesamtlagerbestand.
Wiederbeschaffungszeit	Zeitraum von der Bestellung bis hin zur Lieferung/Verfügbarkeit von medizinischen Verbrauchsmaterialien.

Sie lassen sich z. B. messen an dem Anteil der ausgeführten Behandlungs- bzw. Pflegeleistungen ohne qualitative Mängel, der Fähigkeit, in allen Stadien der Behandlung auskunftsbereit zu sein und medizinische Informationen über unterschiedliche Medien austauschen bzw. verarbeiten zu können, der Zeitspanne von der Bedarfsfeststellung (Diagnose) bis zur vollständigen bzw. erfolgreichen Erbringung einer Behandlungsleistung (Therapie), dem Grad der Übereinstimmung zwischen zugesagtem und tatsächlichem Behandlungstermin, dem Grad der Übereinstimmung zwischen Patientenwunschtermin und zugesagtem Behandlungstermin oder der Fähigkeit, auf Änderungen hinsichtlich Therapie, Patientenanforderungen, Behandlungssituation, Patientenzustand, Spezifikationen, Terminen etc. eingehen zu können.

Gebräuchliche Instrumente des Logistikcontrollings sind beispielsweise Kennzahlen, wie der Lieferbereitschaftsgrad, der die durchschnittliche Zeitspanne zwischen der Bedarfsanforderung und der Bereitstellung der Verbrauchsmaterialien für Behandlung und Pflege aus dem Lager angibt, oder die Vorratsintensität, die die Kapitalbindung in den Vorräten an Verbrauchsmaterialien für Behandlung und Pflege widerspiegelt, wobei ein hoher Wert ein Lagerrisiko wegen der Gefahr der Veralterung, des Preisverfalls und des Schwundes darstellen kann. Mit einer Reihe von weiteren kurz- und langfristigen Struktur-, Wirtschaftlichkeits-, Produktivitäts- und Qualitätskennziffern lässt sich das logistische Aufgabenspektrum in einer Gesundheitseinrichtung weitestgehend abdecken (vgl. Tab. 8.2)

Die Kennzahlen lassen sich als Messinstrumente einsetzen und tragen dazu bei, Schwachstellen im Logistiksystem auffindbar zu machen. Wichtig ist dabei, die Kennzahlen und das gesamte Logistikcontrolling nicht wie klassische betriebswirtschaftliche Kennzahlen oder auf einzelne Kostenstellen auszurichten, sondern die gesamte Wertschöpfungskette und den ihr zugrundeliegenden Informations-, Güter- und Auftragsfluss einzubeziehen. Zu berücksichtigen sind dazu insbesondere der zeitliche Faktor der logistischen Leistungserstellung sowie die Interdependenzbeziehungen zu den anderen Teilbereichen der Gesundheitseinrichtung, vor allem zu den Behandlungs- und Pflegeleistungen und zum Patientenservice.

8.2.2 Durchlaufzeitreduzierung

Erhöhte **Patientendurchlaufzeiten** weisen in der Regel unnötige Zeitpuffer auf, deren Beseitigung Ineffizienzen in den zugrunde liegenden Behandlungs- und Pflegeprozessen aufdeckt. Eine Reduzierung von Patientendurchlaufzeiten ist daher häufig auch immer mit einer Optimierung der Prozesse in einer Gesundheitseinrichtung verbunden, was auch zu einer allgemeinen Verbesserung von Abläufen und zu einer Erhöhung der Patientenzufriedenheit führt.

Zur Feststellung des Optimierungsbedarfs sind zunächst Fragen zu stellen, wie beispielsweise nach
- der Durchlaufzeit vom Patientenempfang bis zu seiner Entlassung aus der Gesundheitseinrichtung,
- der Dauer einzelner Diagnose- und Therapieschritte,
- den Zeiten, in denen an und mit dem Patienten gearbeitet wird,
- den Zeiten, in denen der Patient auf weitere Behandlungsmaßnahmen wartet,
- der Mitarbeiteranzahl, die an dem Behandlungsprozess beteiligt sind,
- ob alle Maßnahmen im Rahmen der Behandlung unbedingt notwendig sind, etc.

Bereits die transparente Darstellung und das Aufzeigen von Schwachstellen ist eine wesentliche Voraussetzung zur Optimierung entlang der gesamten Behandlungskette. Es ist dabei zu prüfen, ob auf Tätigkeiten, die nicht zur Behandlungsleistung,

Gesundung des Patienten, Einhaltung gesetzlicher Dokumentationsvorschriften usw. beitragen, verzichtet werden kann.

Die Reduzierung der Patientendurchlaufzeiten in Gesundheitseinrichtungen hängt nicht nur von medizinischen Faktoren, sondern zu einem Großteil auch von der Behandlungslosgröße und der Behandlungsorganisation ab. Nach dem Organisationskonzept flexibler Behandlungsteams, die sich an patientenorientierten Prozessen ausrichten, und die unabhängig von der medizinischen Ausstattung durchgängig für die Bearbeitung von Behandlungsaufträgen verantwortlich sind, wird auf die medizinischen und medizintechnischen Ausstattungskapazitäten konkurrierend zugegriffen. Die daraus entstehenden Liege- und Wartezeiten können durch ein Losbildungsverfahren unterstützt werden, das das Ziel der Durchlaufzeitreduzierung verfolgt. Die Behandlungslosgrößen werden so ausgelegt, dass an einer Behandlungsstation (bspw. OP) jeder vergleichbare Behandlungsauftrag auch möglichst vergleichbare Belegungszeiten verursacht (vgl. Abb. 8.1).

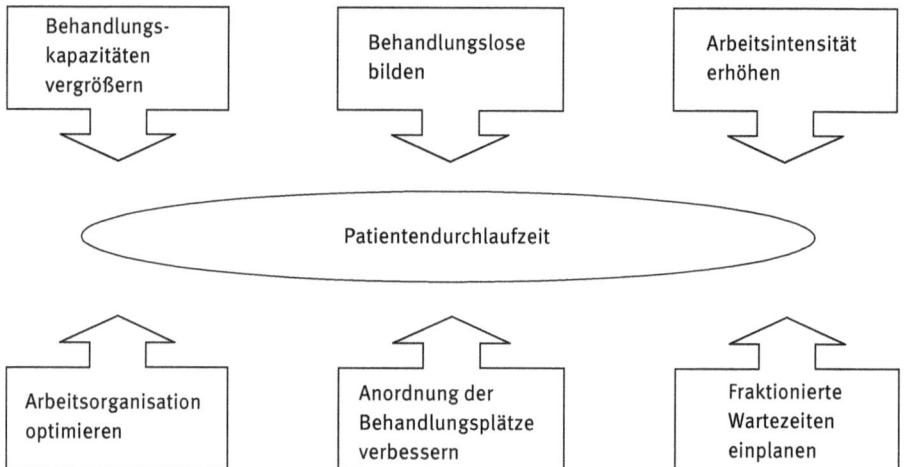

Abb. 8.1: Möglichkeiten zur Durchlaufzeitreduzierung.

Grundsätzlich bietet die Vergrößerung der Behandlungskapazitäten immer eine Möglichkeit, die Patientendurchlaufzeit zu reduzieren, da dadurch insbesondere bei Behandlungsengpässen der Durchsatz erhöht und Wartezeiten verringert werden können. Die Möglichkeit der Erhöhung der Arbeitsintensität ist nur begrenzt wirksam, da die Arbeit direkt am Patienten physisch und medizinisch begrenzt ist, die optimale Leistung von medizintechnischen Geräten sowie das geeignete Behandlungstempo für Ärzte und Patienten bereits eingeplant sind und somit nur sekundäre Tätigkeiten intensiviert werden könnten. Dies kann allerdings die Abfolge von Behandlungstätigkeiten beschleunigen, was wiederum einen Beitrag zur Verringerung von Wartezeiten leistet. Die Bildung von Behandlungslosen bietet die Möglichkeit, Rüstzeiten zu reduzieren, indem gleichartige Behandlungsmaßnahmen, die zeitnah durchgeführt werden sollen, zu einem Behandlungslos zusammengefasst werden. Allgemeine Vorbereitungsmaßnahmen fallen dann nicht für jede Behandlung an, sondern in der Regel nur einmal zu Beginn der Abarbeitung des Behandlungsloses. Allerdings kann sich dadurch die Flexibilität verringern und die Wartezeit erhöhen, was eine möglichst optimale Losgrößenbildung erforderlich macht. Weitere Möglichkeiten der Patientendurchlaufzeitenreduzierung bieten die allgemeine Verbesserung der Arbeitsorganisation im Behandlungs- und Pflegebereich, sowie eine optimierte Anordnung einzelner Diagnose- und Behandlungsplätze. Dadurch lassen sich beispielsweise innerbetriebliche Patiententransporte und Wartezeiten vor den einzelnen Stationen verringern. Dem Modell fraktionierter Wartezeiten liegt eine Überlappung von einzelnen Behandlungsschritten zugrunde. Während der OP-Raum beispielsweise noch belegt ist, kann mit der Vorbereitung des nächsten Patienten auf seinen Eingriff bereits begonnen werden. Durch derartige Überlappungen einzelner Prozessschritte lassen sich Wartezeiten und die Patientendurchlaufzeiten insgesamt reduzieren.

Selbst optimierte Behandlungsorganisationen weisen Zeiten mit Stillstand auf, wenn Abläufe nach dem Push-Prinzip organisiert sind und der Patientendurchlauf vom jeweils vorhergehenden Vorgang abhängig ist. Beim Pull-Prinzip hingegen wird der Patientendurchlauf vom nachgelagerten Arbeitsschritt gesteuert, was Wartezeiten und Pufferzonen reduziert.

8.2.3 Leitsätze – Materialfluss optimieren

Logistik als Supportfunktion so organisieren, dass die Kernkompetenzen Diagnostik, Therapie und Pflege im Vordergrund stehen, Material- und Prozesskosten reduziert werden und finanzielle und personelle Ressourcen freigesetzt werden, die für die Hauptleistungen zur Verfügung stehen.

Durch eine Reduzierung der eigenen logistischen Leistungstiefe, der Erhöhung der Flexibilität und dem verstärkten Trend zu Kooperationen mit Lieferanten, Entsorgern und Gesundheitsnetzwerken z. B. mit fremdbezogenen Leistungen oder Medizinprodukten den Patientennutzen steigern und sich auf die eigenen Kernleistungen konzentrieren.

Lagerhaltung optimieren z. B. durch eine dezentrale Lagerorganisation, bei der die Materialien möglichst nahe am Ort des Bedarfs gelagert werden, was eine höhere Flexibilität und kürzere Transportwege für die einzelnen Behandlungs- und Pflegeprozesse bedeutet, die Anwendung des „first-in-first-out"-Prinzips (fifo), welches sich zur besseren Überwachung von Haltbarkeit, Chargen-Nummer, Laufzeit und Verfallsdatum eignet oder eine dynamische Lagerung statt einer Festplatzlagerung, bei der die Lagerorte für die Materialien nach Abmessungen, Lagerbedingungen, Haltbarkeit, Zugriffshäufigkeit etc. von einem Lagerverwaltungssystem immer wieder neu vergeben und dadurch ungenutzte Lagerplätze bzw. Auslastungsschwankungen bei den Lagerkapazitäten vermieden werden.

Elektronische Systeme zur innerbetrieblichen Transportdisposition nutzen, z. B. um die jeweils optimale Zuordnung der vorhandenen Transportaufträge zu geeigneten Läufern und Fahrzeugen zu errechnen und die notwendige Kommunikation zwischen Transportschiebediensten oder Diensten mit speziellen Fahrzeugen für zwischen Bettenstationen und Behandlungs- oder Untersuchungsräumen zu befördernden Patienten sicherzustellen.

Bei einer parallelen Materialkommissionierung lange Kommissionierzeiten und -wege dadurch vermeiden, dass aus dem Lager beispielsweise der Tagesbedarf für alle Patienten gesammelt entnommen wird und erst später die Aufteilung auf die einzelnen Patienten erfolgt.

Bei der Beschaffung von medizinischen Betriebsmitteln und Verbrauchsmaterial zunächst festlegen, was genau beschafft werden soll, denn in falscher Qualität, unrichtigen Mengen oder zu falschen Zeitpunkten beschaffte Güter können den Behandlungs- und Pflegebedarf nicht richtig abdecken, verursachen einen hohen Zeit- und Arbeitsaufwand für Reklamationen und führen nicht selten zu „Lagerleichen", in der Hoffnung, diese Materialien doch irgendwann benötigen zu können.

Beim Einkauf von Behandlungs- und Pflegematerialien offene Internet-Märkte, elektronische Produktkataloge und Angebotsdatenbanken nutzen, in denen die Leistungen über orts- und zeitunabhängige interaktive Medien verfügbar gemacht und die entsprechenden Produktinformationen elektronisch dargeboten werden, sodass grundsätzlich alle mit dem Kaufprozess zusammenhängenden Aktionen online möglich sind (z. B. Angebotsübersicht, Produktinformation, Preisvergleich etc.).

Bei der Vergabe von Lieferaufträgen im öffentlichen Bereich nach dem Vergaberecht der rechtsfehlerfreien Durchführung von Vergabeverfahren, insbesondere mit der Auswahl von Eignungs- und Zuschlagskriterien, der Bekanntmachung, den Ausschreibungsunterlagen, der Auswertung von Teilnahmeanträgen und Angeboten, bis hin zur rechtssicheren Dokumentation im Hinblick auf die Vermeidung von Nachprüfungsverfahren besondere Beachtung schenken.

Um die medikamentösen, medizinischen, pharmazeutischen Heilmittel und sonstigen Stoffe sowie medizintechnischen und sonstigen Betriebsmittel bedarfsgerecht bereitstellen zu können, die Liefertermineinhaltung überwachen, sowie gegebenenfalls das Mahn- und Erinnerungswesen sowie eine Maßnahmeneinleitung bei Unter- oder Überdeckung der Bestellmenge durchführen.

Überprüfung eingehender Materialien auf Vollständigkeit und Mängel unverzüglich durchführen, was eine wesentliche Voraussetzung für die Begründung von Gewährleistungsansprüchen gegenüber Lieferanten darstellt.

Um alle in der Gesundheitseinrichtung benötigten Materialien, Behandlungs-, Pflege- und sonstige Dienstleistungen zur richtigen Zeit, am richtigen Ort, in der richtigen Qualität und Menge bereitzustellen, die notwendigen Material-, Energie- und Informationsströme zwischen der Einrichtung, ihren Patienten, Mitarbeitern, Lieferanten und zusammenarbeitenden Partnern des Gesundheitswesens planen, koordinieren und kontrollieren.

Mit der Bewirtschaftung von medizinischem Verbrauchs- und Pflegematerial logistische Ziele verfolgen, wie z. B. möglichst niedrige Logistikkosten, hohe Materialverfügbarkeit, hohe Bettenauslastung, kurze Patientenwartezeiten und geringe Leerstände.

Zur Materialflussoptimierung Logistikkennzahlen nutzen, wie z. B. den Lieferbereitschaftsgrad oder die Vorratsintensität.

Die gesamte Wertschöpfungskette und den ihr zugrundeliegenden Informations-, Güter- und Auftragsfluss in das Logistikcontrolling einbeziehen.

Zur Reduzierung der Patientendurchlaufzeiten unnötige Zeitpuffer reduzieren, deren Beseitigung Ineffizienzen in den zugrunde liegenden Behandlungs- und Pflegeprozessen aufdeckt.

Durch transparente Darstellung und das Aufzeigen von Schwachstellen entlang der gesamten Behandlungskette prüfen, ob auf Tätigkeiten, die nicht zur Behandlungsleistung, Gesundung des Patienten, Einhaltung gesetzlicher Dokumentationsvorschriften usw. beitragen, verzichtet werden kann.

Durch die Bildung von Behandlungslosen Rüstzeiten reduzieren, indem gleichartige Behandlungsmaßnahmen, die zeitnah durchgeführt werden sollen, zu einem Behandlungslos zusammengefasst werden.

Abläufe nach dem Pull-Prinzip organisieren, bei dem der Patientendurchlauf vom nachgelagerten Arbeitsschritt gesteuert wird, was Wartezeiten und Pufferzonen reduziert.

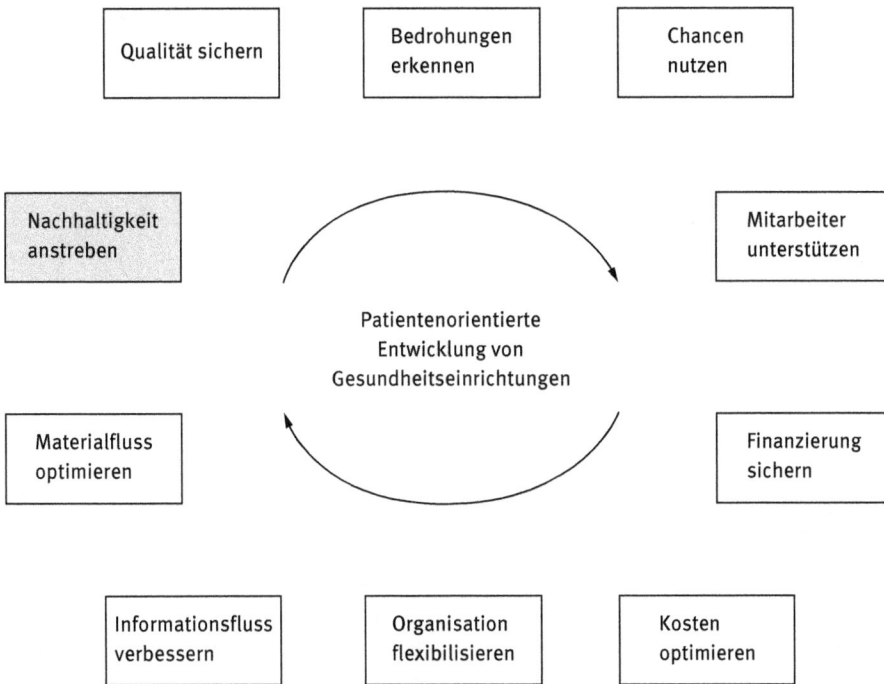

Qualität sichern

Bedrohungen
erkennen

Chancen
nutzen

Nachhaltigkeit
anstreben

Mitarbeiter
unterstützen

Patientenorientierte
Entwicklung von
Gesundheitseinrichtungen

Materialfluss
optimieren

Finanzierung
sichern

Informationsfluss
verbessern

Organisation
flexibilisieren

Kosten
optimieren

9 Nachhaltigkeit anstreben

9.1 Nachhaltigkeitsorganisation

9.1.1 Nachhaltigkeitsanforderungen

Umweltschutz und Nachhaltigkeit sind nicht nur gesellschaftlich wichtige Themen, sondern gewinnen mehr und mehr auch im Gesundheitswesen an Bedeutung. Während zunächst der betriebliche Umweltschutz und damit die innerbetriebliche Energie- und Ressourceneffizienz im Vordergrund standen, ist mittlerweile das Thema Nachhaltigkeit mit seinen umfassenderen ökologischen, ökonomischen und sozialen Aspekten immer mehr in den Vordergrund getreten. Nachhaltigkeit ist zu einem wichtigen strategischen Ziel geworden, das auch Gesundheitseinrichtungen mit einem nachhaltig ausgerichteten Leistungsangebot und einem umweltschonenden Umgang mit den ihnen zur Verfügung stehenden Ressourcen verfolgen.

Das Konzept einer nachhaltigen Entwicklung zum Maßstab für eine langfristig orientierte Entwicklungsstrategie für eine Gesundheitseinrichtung zu machen zeigt, dass sie sich nicht nur medizinischen, sondern zugleich auch ökologischen und sozialen Herausforderungen stellt. Verantwortungsbewusstes Handeln wird nicht nur aus medizinischen Erwägungen zu einem zentralen Ziel und gehört zum Selbstverständnis im Gesundheitswesen. Damit ist nicht nur der Auftrag verbunden, zum gesundheitlichen Wohl der Gesellschaft beizutragen, sondern auch gezielt auf globale Probleme wie unter anderem Ressourcenverknappung, Klimawandel oder demografischer Wandel einzugehen.

Nicht nur bei der täglichen Erstellung von Behandlungs- und Pflegeleistungen spielen Umweltschutz und Nachhaltigkeit eine wichtige Rolle. Auch bei der Gestaltung des Leistungsangebots und bei dem gesellschaftlichen Engagement kann der Nachhaltigkeitsgedanke beachtet werden. So lassen sich einzelne Leistungsangebote kontinuierlich überprüfen und bedarfsgerecht unter Berücksichtigung des Nachhaltigkeitsgedankens optimieren. Auf Leistungen im Gesundheits- und Wellnessbereich, die unter ethischen oder Umweltaspekten problematisch erscheinen, ist dementsprechend zu verzichten.

Als wichtige Orientierung für nachhaltiges Handeln kann beispielsweise der *Global Compact der Vereinten Nationen (UN)* dienen mit weltweit gültigen Grundsätzen z. B. zur Achtung der Menschen- und der Arbeitnehmerrechte, des Engagements für den Umweltschutz und der Vermeidung von Korruption und Bestechung.

Zur Umsetzung der Umweltschutz- und Nachhaltigkeitsziele lassen sich beispielsweise Nachhaltigkeitsanforderungen an Lieferanten der Gesundheitseinrichtung stellen (vgl. Tab. 9.1).

Tab.9.1: Beispiele für Nachhaltigkeitsanforderungen an Lieferanten.

Anforderung	Erläuterung
Geschäftsführung	Erwartung eines auf dauerhaftes und nachhaltiges Handeln ausgerichteten Geschäftsbetriebs; Nichttolerierung von Korruption oder Bestechung.
Ökologie	Einhaltung zumindest aller nationalen Gesetze und Verordnungen zum Umweltschutz; Minimierung von Umweltbelastungen; kontinuierliche Verbesserung von Umweltschutzmaßnahmen; Dokumentation und Nachweis der eingeleiteten Maßnahmen; Aufbau und Betreiben eines systematischen und organisatorisch verankerten Umweltmanagements.
Menschenrechte	Anerkennung und Einhaltung der Menschenrechte, der Allgemeinen Erklärung der Menschenrechte der Vereinten Nationen (AEMR) sowie der Europäischen Menschenrechtskonvention (EMRK); keine Beschäftigung oder deren Duldung von Arbeitnehmern, die nicht ein Mindestalter gemäß der Internationalen Arbeitsorganisation (ILO) Konvention 138 vorweisen können; Mindestalter darf nicht unter dem Alter, in dem die Schulpflicht endet, und auf keinen Fall unter 15 Jahren liegen; Verbot der Praktizierung und Tolerierung von Zwangsarbeit, Schuldknechtschaft oder unfreiwilliger Häftlingsarbeit; Ausschluss jeder Form der Diskriminierung (bspw. aufgrund Geschlecht, Alter, Rasse, Hautfarbe, sexueller Orientierung, Nationalität, Religionszugehörigkeit, Behinderung, politischer Meinung oder sozialer Herkunft) mindestens entsprechend den Benachteiligungsverboten des Allgemeinen Gleichbehandlungsgesetzes.
Entlohnung	Gewährleistung für einen angemessenen Lebensunterhalt ausreichender Löhne; Einhaltung von vorgeschriebenen gesetzlichen Mindestlöhnen; Einhaltung nationaler Gesetze und Verordnungen über Arbeitszeiten und Arbeitssicherheit; faire Arbeitsbedingungen gemäß der Kernarbeitsnormen der ILO.
Arbeitsbedingungen	Zubilligung von Vereinigungsfreiheit und das Recht auf Kollektivverhandlungen; Gewährleistung von Arbeitssicherheit, um Unfällen und gesundheitlichen Beeinträchtigungen vorzubeugen; Einhaltung lokaler Gesetze und Verordnungen zur Arbeitssicherheit und zum Gesundheitsschutz; Schutz vor Belästigung am Arbeitsplatz, insbesondere sexueller Art.

Das Nachhaltigkeits- und Umweltschutzmanagement in Gesundheitseinrichtungen kann sich darüber hinaus beispielsweise nach Anwendungsregeln richten, wie sie der Verband der Elektrotechnik, Elektronik, Informationstechnik (VDE) für die Anwendung in Krankenhäusern herausgegeben hat:

„Wie Kliniken bundesweit jährlich rund 600 Millionen (Mio.) Euro Energiekosten und dabei 6 Mio. Tonnen umweltschädliches CO_2 einsparen können ist in den VDE Anwendungsregeln festgelegt. Mit dem Energieeinsparungsgesetz (EnEG) hat der Gesetzgeber bereits einige Impulse gesetzt, was energiesparender Wärmeschutz und Anlagenbetrieb der Krankenhäuser anbetrifft. Allerdings verliert das Gesetz kein Wort über Effizienzsteigerung und Nachhaltigkeit bei Prozessen und Dienstleistungen innerhalb der Klinik. Weder die Krankenhauslogistik einschließlich der Krankenhaus-IT, die Medizin- Laborgeräte sowie Gebäude- und Betriebstechnik finden im Gesetz Anwendung. Diese Lücke hat der VDE erkannt und eine Anwendungsregel „Prozesse zur Datenerfassung sowie zur Bewertung und Zertifizierung der Nachhaltigkeit im Krankenhaus" (VDE-AR-E 2750–100) veröffentlicht, die gleichermaßen ökologische, ökonomische und qualitative/soziale Aspekte für mehr Nachhaltigkeit im Krankenhaus berücksichtigt." (*VDE*, 2012, S. 1)

9.1.2 Nachhaltigkeitsgrundsätze

Im Rahmen der Nachhaltigkeitsorganisation lassen sich Umweltschutz und Nachhaltigkeit in Gesundheitseinrichtungen in Nachhaltigkeitsprinzipien und – grundsätzen verankern. Sie drücken aus, dass transparente, verantwortungsvolle und nachhaltige Betriebsführung auch im Gesundheitswesen zunehmend einen höheren gesellschaftlichen Stellenwert einnimmt. Da die gesellschaftliche Aufgabe von Gesundheitseinrichtungen unter anderem auch darin besteht, medizinische und wertschöpfende Prozesse im Sinne eines individuellen und gemeinsamen verantwortlichen Handelns für das Gesundheitswesen zu organisieren, stellt sich neben den Medien auch die kritische Öffentlichkeit vermehrt die Frage, ob und wie die Entscheidungsträger in Gesundheitseinrichtungen (Eigentümer, Kostenträger, Verwaltungsräte, kaufmännische und medizinische Leitungsgremien etc.) ihre Verantwortung wahrnehmen und die Nachhaltigkeit verankern.

Die Erfolgsaussichten sind dann am größten, wenn sich alle Leitungsorgane einer Gesundheitseinrichtung eindeutig und klar hinter das Nachhaltigkeitskonzept stellen und es auch in der täglichen Führungspraxis leben. Nachhaltigkeitsgrundsätze können dabei als Leitfaden für das wirksame Einbinden der Nachhaltigkeit in die Entscheidungsprozesse einer Gesundheitseinrichtung dienen. Sie festigen eine nachhaltige Werteorientierung, indem sie beispielsweise durch ihre Umsetzung

- Werteorientierung realisieren,
- Vertrauenswürdigkeit herstellen,
- glaubwürdige Kommunikation erzeugen,
- unabhängige und kompetente Aufsicht sicherstellen,
- Sorgsamkeit im Umgang mit Ressourcen erbringen,
- Risiken wahrnehmen,
- auf transparente Nachhaltigkeitsberichterstattung achten.

Bei der Formulierung von Nachhaltigkeitsgrundsätzen geht es in erster Linie um die glaubwürdige Vermittlung von Inhalten und Botschaften, welche Ziele die Gesundheitseinrichtung mit ihrer Nachhaltigkeits- und Umweltorientierung tatsächlich aktiv verfolgt (vgl. Tab. 9.2).

Tab. 9.2: Beispiele für die Inhalte von Nachhaltigkeitsgrundsätzen im Gesundheitswesen.

Bereich	Inhalte
Ethische Maßstäbe	Orientierung an ethischen Maßstäben, vertiefte Auseinandersetzung und das persönliche Gespräch; Medizinethik, die über das Einhalten von Recht und Gesetzen hinausgeht und Integrität zum Wohle des Patienten in den Mittelpunkt stellt; Thematisierung der Grenzen menschlichen, medizinischen Handelns und anderer Aspekte von Endlichkeit
Umgangsformen	Wertschätzung und ein fairer, respektvoller Umgang miteinander und gegenüber Patienten sind handlungsleitend; Teamverständnis; Förderung eines positiven Betriebsklimas; Schutz der Mitarbeiter vor Diskriminierung oder Benachteiligung
Schutz von Natur und Umwelt	Schutz von Natur und Umwelt als wichtiges Anliegen; sparsamer Umgang mit Ressourcen der Erde, um Umweltzerstörung, Ungerechtigkeit und Armut zu verringern; Berücksichtigung der Begrenztheit von Energie und Rohstoffen; Verbesserung der Umweltbilanz; verantwortungsvoller Umgang mit den natürlichen Ressourcen; Verbesserung des Klimaschutzbeitrags
Nachhaltigkeitsmanagement	Einführung eines integrierte Nachhaltigkeitsmanagements (bspw. auf der Basis der europäischen EMAS-Verordnung); Dokumentation kontinuierlicher Verbesserungen; Nachhaltigkeitsgedanke mit seinen Teilaspekten Ökologie, Ökonomie und Soziales als integraler Bestandteil der strategischen Ziele; Vorbildfunktion des Managements bei allen Aspekten der Nachhaltigkeit
Wirtschaftlichkeit	Langfristige Wertschöpfung; Investitionen in zukunftsfähige Medizintechnologien; Erhöhung der Energie- und Ressourcen-Effizienz
Handlungsrichtlinien	Einhaltung und Orientierung an der allgemeinen Erklärung der Menschenrechte und an den Arbeits-, Umwelt- und Anti-Korruptions-Richtlinien der Vereinten Nationen; Einhaltung anerkannter Standards

Für das *Bundesministerium für Gesundheit* stehen im Hinblick auf eine nachhaltige Entwicklung in Gesundheit und Pflege unter anderem beispielsweise folgende inhaltliche Schwerpunkte im Vordergrund (vgl. *Bundesministerium für Gesundheit* 2013d, S. 4ff.):

- Nachhaltige Sicherung der Finanzierungsbasis der gesetzlichen Krankenversicherung,
- Sicherstellung einer wohnortnahen und bedarfsgerechten Versorgung,
- Neuausrichtung und nachhaltigere Finanzierung der Sozialen Pflegeversicherung,
- Nachhaltige Sicherung der Fachkräftebasis in Gesundheit und Pflege,
- Prävention und Gesundheitsförderung als Beitrag zu einer nachhaltigen Gesundheitsversorgung.

„Das deutsche Gesundheitswesen sichert für alle Bürgerinnen und Bürger eine hochwertige Versorgung. Aufgabe der Gesundheitspolitik ist es, mit Reformmaßnahmen darauf hinzuwirken, dass diese Versorgung auch in Zukunft sichergestellt werden kann. Gesundheitspolitik leistet damit einen wichtigen Beitrag zu einer nachhaltigen Entwicklung, denn eine gute medizinische und pflegerische Versorgung in unserem Land trägt wesentlich zur Lebensqualität der Menschen bei und hat einen positiven Effekt auf die Wirtschaft. Sie fördert die Produktivität und hilft, dass wir länger und bei besserer Gesundheit leben und arbeiten können. Sie muss darauf zielen, Gefahren und unvertretbare Risiken für die menschliche Gesundheit zu erkennen und möglichst zu vermeiden (Managementregel 4 der Nationalen Nachhaltigkeitsstrategie) sowie sozialer Ausgrenzung vorzubeugen (Managementregel 9 der Nationalen Nachhaltigkeitsstrategie). Sie hat dabei das Prinzip der Generationengerechtigkeit zu beachten und dem – gerade in der Gesundheitsversorgung und in der Pflege spürbaren – demografischen Wandel Rechnung zu tragen." (*Bundesministerium für Gesundheit* 2013d, S. 2)

9.2 Umweltmanagement

9.2.1 Abfallvermeidung und -beseitigung

Zur Förderung der Kreislaufwirtschaft und zur Schonung der natürlichen Ressourcen tragen im Gesundheitswesen die Verringerung von Abfallmengen und ihrer schädlichen Auswirkungen auf Umwelt und Gesundheit bei. Auch hierbei geht es weniger um die rasche Verringerung von Abfallströmen, als vielmehr um das Potenzial, möglichst nachhaltige Entwicklungen zu initiieren.

Das Zusammenwirken verschiedener Instrumente zur erfolgreichen Vermeidung von Abfällen und das Ergreifen von Maßnahmen, die ein relevantes Abfallvermeidungspotenzial aufweisen oder die Rahmenbedingungen für Abfallvermeidung positiv beeinflussen, beruhen in der Regel auf vielfältigen Initiativen und Ideen in den einzelnen Gesundheitsbetrieben. Dennoch gibt es häufig in Gesundheitseinrichtungen Abfallvermeidungs- und -verwertungspotenziale, die aufgrund verschiedener Gründe nicht genutzt werden. Es bedarf daher häufig einer systematischen Vorgehensweise um aus der Vielzahl von Möglichkeiten jene Maßnahmen miteinander zu kombinieren, die zur Vermeidung von Abfällen geeignet erscheinen. Die dazu notwendige Mitarbeiter- und Patienteneinbindung kann beispielsweise durch das Aufzeigen von Konsequenzen des gegenwärtigen Verhaltens für die Umwelt, die Befähigung zu Verhaltensänderungen, die Ermutigung durch positive Anreize oder durch das Aufzeigen von vorbildlichen Beispielen in Sachen Abfallvermeidung unterstützt werden. Insbesondere wenn die einzelnen Maßnahmen zur Abfallvermeidung praktikabel, leistbar, verständlich und attraktiv sind und die Mitarbeiter bzw. Patienten idealerweise auch etwas davon haben, sind sie in der Regel auch erfolgreich (vgl. Tab. 9.3).

Tab. 9.3: Abfallvermeidung durch beeinflusstes Mitarbeiterverhalten in Anlehnung an *Jackson* (2005, S. 7ff.).

Einflussbereich	Beschreibung
Motivation	Information über Umweltprobleme geben; negative Konsequenzen des aktuellen Abfallaufkommens aufzeigen; positive Konsequenzen von Verhaltensänderungen für Gesundheitseinrichtung, Patienten, Umwelt, darstellen.
Befähigung	Über Abfallvermeidung informieren, schulen, trainieren; Umweltschutzexpertise bereitstellen; Hemmnisse für eine Abfallvermeidung in der Gesundheitseinrichtung beseitigen; Alternativen, Infrastruktur, Möglichkeiten für die Abfallreduzierung anbieten.
Ermutigung	Belohnungssysteme für Abfallvermeidungserfolge einführen; Ideenmanagement zur Abfallreduzierung initiieren.
Engagement	Regelmäßige Aktionen zur Abfallreduzierung durchführen; Netzwerke bilden; Beauftragte einsetzen.
Vorbild	Mit gutem Beispiel vorangehen und Vorbildfunktion durch die Führungskräfte; für eine nachhaltige Abfallvermeidungspolitik in der Gesundheitseinrichtung sorgen.

Die Abfallvermeidung im Gesundheitswesen bietet eine Reihe von Möglichkeiten: Im Rahmen des Bezugs von medikamentösen, medizinischen, pharmazeutischen Heilmitteln und sonstigen Stoffen sowie medizintechnischen und sonstigen Betriebsmitteln kann darauf geachtet werden, dass der Hersteller einen Beitrag zur Abfallvermeidung leistet, indem er die Abfallmengen bei der Produktion reduziert und dies gegenüber seinen Kunden nachweist. Insbesondere medizintechnische und sonstige Betriebsmittel erhöhen durch Reparaturfähigkeit, Instandsetzungs- und Wartungsmaßnahmen ihre Lebensdauer. Am Beispiel des Verbrauchs von Einmalhandtüchern aus Handtuchspendern lassen sich die Möglichkeiten zu einem veränderten Verbrauchsverhalten und quantitativen Verringerung von Abfallmengen aufzeigen (vgl. Abb. 9.1).

Ist eine Abfallvermeidung nicht möglich, so ist unter Berücksichtigung hygienischer, technischer und wirtschaftlicher Gesichtspunkte eine stoffliche oder energetische Verwertung vorzunehmen. Sind die Abfälle auch nicht verwertbar, so ist eine sichere und ordnungsgemäße Abfallentsorgung im Gesundheitswesen sicherzustellen. Dabei sind Krankheitsübertragungen und Umweltbelastungen zu vermeiden, damit Gesundheit, Umwelt und öffentliche Sicherheit und Ordnung nicht beeinträchtigt werden. Dazu sind insbesondere infektionspräventive Anforderungen zu stellen, um ein mögliches Infektionsrisiko beispielsweise durch mit Blut, Sekret, Exkret oder mit biologischen und chemischen Agenzien kontaminierten Abfallfraktionen aus Papier, Glas, Metall oder anderen Materialien so gering wie möglich zu halten.

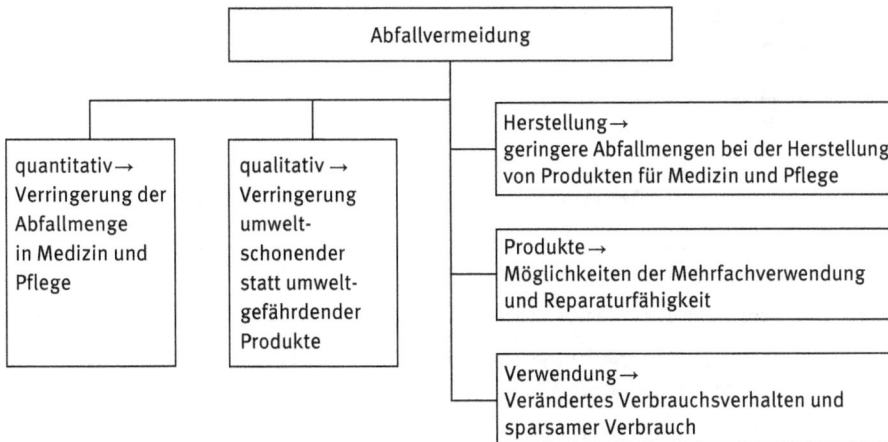

Abb. 9.1: Beispiele für Möglichkeiten der Abfallvermeidung im Gesundheitswesen.

9.2.2 Behandlung medizinischer Abfälle

Die fachgerechte Entsorgung medizinischer Abfälle umfasst das Sammeln, Verpacken, Bereitstellen, Lagern, Transportieren, Behandeln, Verwerten oder Beseitigen von Abfällen einer Gesundheitseinrichtung innerhalb und außerhalb des Gesundheitsbetriebs sowie die Beseitigung von verbrauchten medikamentösen, medizinischen, pharmazeutischen Heilmitteln und sonstigen Stoffen sowie ausgesonderten medizintechnischen und sonstigen Betriebsmitteln (vgl. Tab. 9.4).

Ziel einer fachgerechten Entsorgung ist es, nicht verwertbare Rückstände unter Schonung natürlicher Ressourcen und Minimierung der Emissionen umweltverträglich zu beseitigen. Nichtkontaminierte Wertstoffe, wie Kunststoffe, Papier und Glas, können grundsätzlich über die gleichen Erfassungssysteme wie für den Hausmüll, also in getrennten Containern oder in Recyclinghöfen entsorgt werden. Das setzt unter anderem hinreichende Informationen und Kenntnisse über stoffliche Eigenschaften und eventuell vorhandene Gefahren voraus, die allen betroffenen Mitarbeitern für einen sorgfältigen und verantwortlichen Umgang mit den Materialien zur Verfügung stehen müssen. Anhand des vorgeschriebenen **Gefahrstoffverzeichnisses**, das nach Angaben der *Berufsgenossenschaft für Gesundheitsdienst und Wohlfahrtspflege (BGW)* neben den im Gesundheitsbetrieb verwendeten Gefahrstoffen auch nicht kennzeichnungspflichtige Produkte wie Arzneimittel oder Medizinprodukte und bei den Tätigkeiten entstehende oder freigesetzte Stoffe und Gemische enthalten sollte, lassen sich auch Hinweise auf die jeweilige Gefährdung, die Sicherheitsdatenblätter und die fachgerechte Entsorgung entnehmen.

Aus diesen Informationen kann zusammengetragen werden, in welchen Arbeitsbereichen des Gesundheitsbetriebs mit problematischen Stoffen umgegangen wird

Tab. 9.4: Beispiele für Abfälle aus der humanmedizinischen Versorgung und Forschung nach der *Abfallverzeichnis-Verordnung (AVV).*

Abfall-schlüssel	Bezeichnung
18 01	Abfälle aus der Geburtshilfe, Diagnose, Behandlung oder Vorbeugung von Krankheiten beim Menschen
18 01 01	spitze oder scharfe Gegenstände (außer 18 01 03)
18 01 02	Körperteile und Organe, einschließlich Blutbeutel und Blutkonserven (außer 18 01 03)
18 01 03	Abfälle, an deren Sammlung und Entsorgung aus infektionspräventiver Sicht besondere Anforderungen gestellt werden
18 01 04	Abfälle, an deren Sammlung und Entsorgung aus infektionspräventiver Sicht keine besonderen Anforderungen gestellt werden (z. B. Wund- und Gipsverbände, Wäsche, Einwegkleidung, Windeln)
18 01 06	Chemikalien, die aus gefährlichen Stoffen bestehen oder solche enthalten
18 01 07	Chemikalien mit Ausnahme derjenigen, die unter 18 01 06 fallen
18 01 08	zytotoxische und zytostatische Arzneimittel
18 01 09	Arzneimittel mit Ausnahme derjenigen, die unter 18 01 08 fallen
18 01 10	Amalgamabfälle aus der Zahnmedizin

Zu den möglichen Inhalten eines Gefahrstoffverzeichnisses zählen beispielsweise:
– Bezeichnung des chemischen Arbeitsstoffes/Hersteller (ggf. Gruppenbildung),
– Sicherheitsdatenblatt (SDB) bzw. Herstellerinformation für nicht kennzeichnungspflichtige Gefahrstoffe (HI) vom/erhalten in,
– Weitere Sicherheitsinformationen des Herstellers, z. B. Produktdatenblatt vom/erhalten in,
– Relevante gefährliche Inhaltsstoffe bei Gefahrstoffen ohne SDB oder HI,
– Gefahrstoffkennzeichnung (SDB Abschnitt 15) oder sonstige Angaben zu gefährlichen Eigenschaften,
– Arbeitsplatzgrenzwert (AGW, SDB Abschnitt 8),
– Durchschnittliche Verbrauchsmenge, z. B. pro Schicht/pro Jahr,
– Tätigkeit

(vgl. *Berufsgenossenschaft für Gesundheitsdienst und Wohlfahrtspflege BGW*, 2008, S. 3).

und für welche Stoffe eine spezielle Entsorgung notwendig ist. Für Abfälle in Form von Rest- und Problemstoffen, die nach Art, Beschaffenheit oder Menge in besonderem Maße gesundheits-, luft- oder wassergefährdend, explosiv oder brennbar sind, ist eine getrennte Sammlung und in der Regel Entsorgung als Sondermüll erforderlich. Entsprechendes gilt für infektiöse Abfälle, die vor allem in Speziallabors, Operationssälen oder Dialysestationen vorkommen, sowie für Körper-, Organ- oder Gewebereste, die aus ethischen und ästhetischen Gründen zunächst in speziellen Behältern kühl gelagert werden, bevor sie als Sonderabfälle mitsamt ihren Behältern unter vorgegebener Hochtemperatur und innerhalb eines definierten Zeitraums in dafür vorgesehenen Anlagen verbrannt werden.

Weitere Anforderungen an eine ordnungsgemäße Entsorgung ergeben sich beispielsweise aus der Vollzugshilfe zur Entsorgung von Abfällen aus Einrichtungen des Gesundheitsdienstes der *Bund/Länder-Arbeitsgemeinschaft Abfall (LAGA)*, die unter anderem folgende Vorgaben enthält (vgl. *Bund/Länder-Arbeitsgemeinschaft Abfall – LAGA*, 2009, S. 18ff.):

– gefährliche Abfallarten sind immer dem Nachweisverfahren (Entsorgungsnachweis und Begleitschein/Sammelentsorgungsnachweis und Übernahmeschein) unterworfen,
– Erzeuger von gefährlichen Abfällen sind zudem zur Führung von Registern nach den genannten Regelungen verpflichtet,
– bei der Erfassung der Abfälle, dem Sammeln und Transportieren zu zentralen innerbetrieblichen Sammelstellen (Lager- und Übergabestellen) und gegebenenfalls der Vorbehandlung und das Bereitstellen für die Entsorgung sind Staub- und Aerosolentwicklung und die Kontamination der Umgebung zu vermeiden,
– die Abfälle sind in geeigneten Behältnissen (z. B. reißfest, stichfest, flüssigkeitsdicht) zu sammeln und sicher vor unbefugtem Zugriff zu transportieren und zu lagern,
– die Abfälle sind grundsätzlich getrennt zu erfassen und zu entsorgen,
– für ein Mehrstofferfassungssystem ist eine entsprechende Raumkonzeption erforderlich,
– Abfälle sollen am Anfallort in den jeweils vorgesehenen Behältnissen hygienisch einwandfrei (unter Vermeidung einer äußeren Kontamination) gesammelt und zum Transport bereitgestellt werden,
– organische Abfälle sind in der Regel täglich von der Anfallstelle zu zentralen Sammelstellen zu transportieren,
– die Sammelbehältnisse müssen nach den Anforderungen der Entsorgung (transportfest, feuchtigkeitsbeständig, fest verschließbar) ausgewählt und für jedermann erkennbar abfall- und gefahrstoffrechtlich gekennzeichnet sein,
– der innerbetriebliche Transport von Abfällen zu zentralen Lagerstellen und Übergabestellen sowie die Bereitstellung hat so zu erfolgen, dass ein Austreten der Abfälle vermieden wird,
– werden Rücklaufbehälter benutzt, die an die Anfallstelle zurückgehen, so sind diese vor dem Rücktransport von Verschmutzungen zu reinigen und ggf. zu dekontaminieren,
– der Aufbau des innerbetrieblichen Sammel- und Transportsystems ist auf die außerhalb der Einrichtung vorhandenen Entsorgungswege abzustimmen,
– zentrale Sammelstellen müssen so belüftet sein, dass Staub- und Geruchsbelästigung vermieden und Schädlinge ferngehalten werden,

- die Räume sind so zu gestalten, dass eine Desinfektion der Oberflächen möglich ist,
- in räumlicher Einheit mit der zentralen Sammelstelle sind Möglichkeiten zur Händedesinfektion und -reinigung sowie zum Schutzkleidungswechsel vorzusehen,
- Räume oder überdachte Plätze für die zentrale Sammlung von Abfällen sollen so gelegen sein, dass eine Beeinträchtigung umgebender Bereiche (Küche, Pflegebereiche etc.) ausgeschlossen ist,
- Abfallbehandlungseinrichtungen (z. B. desinfizieren, zerkleinern oder verdichten) dürfen nur zentral und außerhalb der Patienten- und Versorgungsbereiche betrieben werden,
- die Zulieferung der Abfälle und die Beschickung der Anlagen darf nur durch Personal erfolgen, welches entsprechend unterwiesen ist,
- das Abfallaufgabesystem und sein Betrieb müssen so gestaltet sein, dass ein Austritt von flüssigen oder festen Materialien ausgeschlossen ist,
- die Zerkleinerungsanlagen müssen so beschaffen sein, dass sie erforderlichenfalls (z. B. für Reparaturarbeiten im Störfall) einschließlich des Inhaltes mit Sattdampf desinfiziert werden können,
- der hygienebeauftragte Arzt oder der für die Hygiene Zuständige (z. B. der Krankenhaushygieniker oder die Hygienefachkraft) und der Betriebsbeauftragte für Abfall sowie die Sicherheitsfachkraft und der Betriebsarzt sind an der Planung von betriebsinternen Abfallbehandlungseinrichtungen (z. B. zum Zerkleinern oder Verdichten) zu beteiligen,
- beim Umgang mit den Abfällen außerhalb der Einrichtung des Gesundheitsdienstes ist im Hinblick auf die Anforderungen des Umweltschutzes, Arbeitsschutzes, der Seuchenhygiene und der öffentlichen Sicherheit besondere Sorgfalt anzuwenden.

9.2.3 Leitsätze – Nachhaltigkeit anstreben

Nachhaltigkeit als wichtiges strategisches Ziel mit einem nachhaltig ausgerichteten Leistungsangebot und einem umweltschonenden Umgang mit den zur Verfügung stehenden Ressourcen verfolgen.

Verantwortungsbewusstes Handeln nicht nur aus medizinischen Erwägungen betrachten, sondern auch gezielt auf globale Probleme wie unter anderem Ressourcenverknappung, Klimawandel, demografischer Wandel eingehen.

Einzelne Leistungsangebote kontinuierlich überprüfen und bedarfsgerecht unter Berücksichtigung des Nachhaltigkeitsgedankens optimieren.

Auf Leistungen im Gesundheits- und Wellnessbereich verzichten, die unter ethischen oder Umweltaspekten problematisch erscheinen.

Als wichtige Orientierung für nachhaltiges Handeln den *Global Compact der Vereinten Nationen (UN)* mit weltweit gültigen Grundsätzen z. B. zur Achtung der Menschen und der Arbeitnehmerrechte, des Engagements für den Umweltschutz und der Vermeidung von Korruption und Bestechung beachten.

Zur Umsetzung der Umweltschutz- und Nachhaltigkeitsziele Nachhaltigkeitsanforderungen an Lieferanten stellen.

Umweltschutz und Nachhaltigkeit in betrieblichen Leitlinien, Nachhaltigkeitsprinzipien und -grundsätzen verankern.

Als Leitungsorgane einer Gesundheitseinrichtung eindeutig und klar hinter dieses Konzept stellen und es auch in der täglichen Führungspraxis leben, damit die Erfolgsaussichten möglichst groß sind.

Allen betroffenen Mitarbeitern für einen sorgfältigen und verantwortlichen Umgang mit Abfällen hinreichende Informationen und Kenntnisse über stoffliche Eigenschaften und eventuell vorhandene Gefahren zur Verfügung stellen.

Die Vollzugshilfe zur Entsorgung von Abfällen aus Einrichtungen des Gesundheitsdienstes der *Bund/Länder-Arbeitsgemeinschaft Abfall (LAGA)* berücksichtigen.

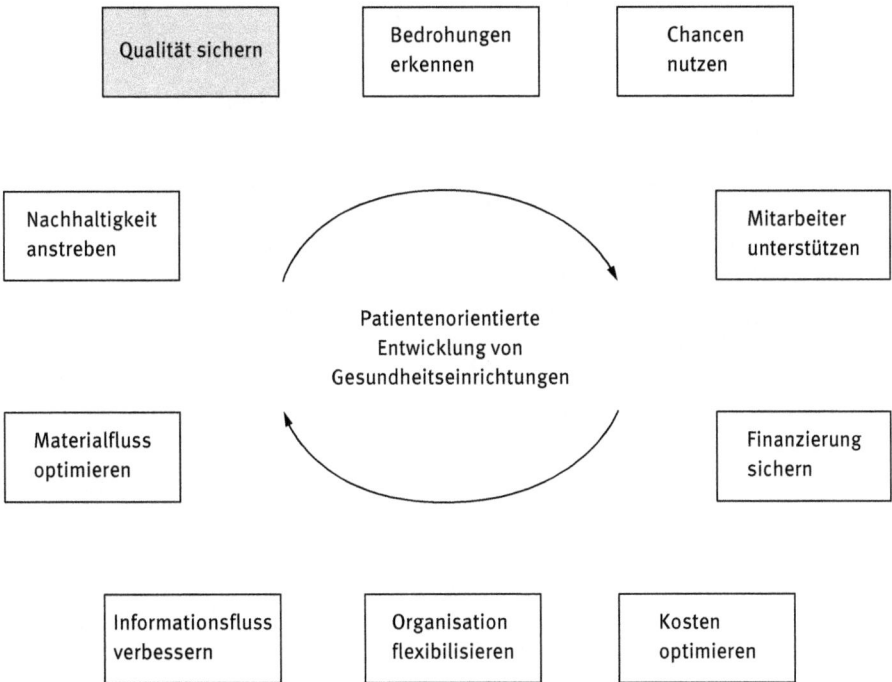

Qualität sichern

Bedrohungen
erkennen

Chancen
nutzen

Nachhaltigkeit
anstreben

Mitarbeiter
unterstützen

Patientenorientierte
Entwicklung von
Gesundheitseinrichtungen

Materialfluss
optimieren

Finanzierung
sichern

Informationsfluss
verbessern

Organisation
flexibilisieren

Kosten
optimieren

10 Qualität sichern

10.1 Medizinische Qualitätssicherung

10.1.1 Nutzung außerbetrieblicher Qualitätssicherung

Zweifelsohne hat die medizinische Versorgungsqualität im Gesundheitswesen ein hohes Niveau erreicht. Dennoch gibt es zwischen den einzelnen Gesundheitseinrichtungen erhebliche Qualitätsunterschiede und Verbesserungspotenzial. Aufgabe der medizinischen Qualitätssicherung ist es, die Qualität in der Patientenversorgung durch aktives Fehlermanagement zu verbessern und durch Qualitätsmessungen, Ergebnistransparenz und Qualitätsoptimierungen nachhaltig sicherzustellen.

Neben den bestehenden gesetzlichen Anforderungen zur Qualitätssicherung lassen sich im Interesse bester Medizin und größtmöglicher Patientensicherheit weitere Anstrengungen unternehmen, um eine konsequente medizinische Qualitätssicherung und -verbesserung als dauerhafte Aufgabe in die Aufbau- und Ablauforganisation einer Gesundheitseinrichtung zu implementieren.

> „Eine entscheidende Voraussetzung für ein leistungsfähiges Gesundheitssystem ist die Qualitätssicherung. Darunter wird die Sicherung und Verbesserung der Qualität insbesondere der ärztlichen und pflegerischen Tätigkeiten verstanden. Durch die Qualitätssicherung können die Patientinnen und Patienten bedarfsgerecht und wirtschaftlich versorgt werden.
>
> Alle Leistungserbringer im System der Gesetzlichen Krankenversicherung sind dem Prinzip der Qualitätssicherung verpflichtet." ... „Aktuell befindet sich die Qualitätssicherung in der medizinischen Versorgung in einer entscheidenden Phase ihrer Weiterentwicklung. Im G-BA wird derzeit der Übergang in die stärker sektorenübergreifende Betrachtung und Gestaltung der Qualitätssicherung vorangetrieben." ... „Die bisherigen Qualitätssicherungsmaßnahmen haben gezeigt, dass die Qualität der Ergebnisse von Behandlungen in der heutigen Versorgung angesichts häufiger und fließender Übergänge sektorbezogen vielfach nicht mehr verlässlich bewertet werden kann. Beispielsweise ist es im Hinblick auf die immer kürzer werdende Verweildauer im Krankenhaus erforderlich, die Behandlungsverläufe in der anschließenden Versorgung mit einzubeziehen. Dafür müssen die Instrumente der Qualitätssicherung in den Sektoren stärker vereinheitlicht und eine sektorenübergreifende Zusammenarbeit bei der Qualitätssicherung organisiert werden." (*Bundesministerium für Gesundheit*, 2014).

Die medizinische Qualitätssicherung ist nicht nur eine interne Aufgabe der einzelnen Gesundheitseinrichtungen, sondern sie ist als Gemeinschaftsaufgabe des Gesundheitswesens organisiert. Insofern lassen sich die Maßnahmen einer externen, einrichtungsübergreifenden Qualitätssicherung nicht nur als verbindliche Vorgaben begreifen. Sie stellen gleichzeitig außerbetriebliche Rahmenbedingungen und Ergänzungen dar, die es zum Wohle der Patienten und im Sinne einer stetigen Qualitätsoptimierung zu nutzen gilt.

Auf der Grundlage einer sektorenübergreifenden Prozessorientierung, die den Behandlungsprozess als ganzheitliches System mit zahlreichen Beteiligten und vielen abhängigen Erfolgsfaktoren versteht, erstreckt sich das medizinische Qualitätsmanagement notwendigerweise über eine Vielzahl von Elementen, wie beispielsweise Patient, Hausarzt, Facharzt, Krankenhaus, Rehabilitation, Apotheke, medizinisches Verbrauchs- und Pflegematerial, medizintechnische Betriebsmittel und vieles andere mehr. Daher ist eine einrichtungsübergreifende, außerbetriebliche Qualitätssicherung unverzichtbar und das medizinische Qualitätsmanagement der einzelnen Gesundheitseinrichtung als wichtiger Baustein in einem Gesamtsystem zur Sicherung der Behandlungs- und Pflegqualität zu begreifen.

Ausgehend von dem im *Sozialgesetzbuch (SGB V)* geregelten Grundanforderungen zur Qualitätssicherung mit der gesetzlichen Verpflichtung zur Einführung eines internen Qualitätsmanagements und zur Beteiligung an Maßnahmen der außerbetrieblichen Qualitätssicherung, gibt es eine Reihe von einrichtungsübergreifenden Institutionen, die neben Empfehlungen auch verbindliche konkretisierende Regelungen sowohl im ambulanten als auch im stationären Bereich geben (vgl. Tab. 10.1).

Die beispielsweise von den Krankenhäusern zu veröffentlichenden **Qualitätsberichte** dienen nicht nur zur wettbewerbsorientierten, vergleichenden Qualitätsmessung und -dokumentation. Ihr Nutzen für die Qualitätssicherung der einzelnen Gesundheitseinrichtung besteht aus Hinweisen zur Struktur-, Prozess- und Ergebnisqualität z. B. der medizintechnischen Ausstattung, der Mitarbeiterqualifikationen, der Behandlungs- und Pflegeabläufe, der Behandlungsergebnisse, der Medikation oder der Nachsorge. Dabei ist darauf zu achten, dass aufgrund von zahlreichen Einflussfaktoren, wie unterschiedlichen Patientenbedürfnissen und -erwartungen, Schwere von Erkrankungen, Patientenstrukturen, Größe und Komplexität der Gesundheitseinrichtungen und vieles andere mehr die Qualität nur erschließt, indem mehrere Indikatoren und ihre gegenseitigen Wechselwirkungen betrachtet werden.

Tab. 10.1: Beispiele für einrichtungsübergreifende Qualitätssicherungsinstitutionen im Gesundheitswesen.

Institution	Aufgabenbeschreibung
ÄZQ	Gemeinsames Kompetenzzentrum von BÄK und KBV für Qualität und Wissenstransfer im Gesundheitswesen mit den Aufgabenschwerpunkten medizinische Leitlinien, Patienteninformationen, Patientensicherheit/Fehlervermeidung in der Medizin, Qualitätsentwicklung in der Medizin, Weiterentwicklung der evidenzbasierten Medizin, Wissensmanagement und Wissenstransfer im Gesundheitswesen.
AQUA-Institut	Wissenschaftliches Institut, das für die Messung und Darstellung der Versorgungsqualität sektorenübergreifend abgestimmte Indikatoren und Instrumente entwickelt; Vorbereitung der technischen Umsetzung und Machbarkeitsprüfung; Durchführung von Probebetrieben in Testregionen.

G-BA	Oberstes Beschlussgremium der gemeinsamen Selbstverwaltung der Ärzte, Zahnärzte, Psychotherapeuten, Krankenhäuser und Krankenkassen mit Gestaltungshoheit über verbindliche Vorgaben für die Leistungserbringer, insbesondere Einzelheiten zu den Maßnahmen der externen Qualitätssicherung wie Fortbildungspflichten für Fachärzte, Inhalte der Qualitätsberichte, Ermittlung und Prüfung der Behandlungsqualität in Krankenhäusern und Einrichtungsvergleich; entscheidet, für welche Bereiche Qualitätsanforderungen bestimmt werden und wie detailliert und aufwendig diese Regelungen sind.
GQMG	Fachgesellschaft für Qualitätsmanagement in den Einrichtungen des Gesundheitssystems, die unter anderem die Ziele der Weiterentwicklung von Methoden des Qualitäts- und klinischem Risikomanagements in der ambulanten, stationären und rehabilitativen Versorgung, der Verbreitung von Forschungs- und Entwicklungsergebnissen, sowie der wissenschaftliche Beratung von Organisationen und Mitgliedern bei Fragen der Entwicklung und Anwendung der Methoden des Qualitäts- und klinischem Risikomanagements verfolgt.
IQWiG	Wissenschaftliches Institut, das als Einrichtung der Stiftung für Qualität und Wirtschaftlichkeit im Gesundheitswesen gegründet und mit seinen gesetzlichen Grundlagen und Aufgaben im SGB verankert, den Nutzen und den Schaden von medizinischen Maßnahmen für Patientinnen und Patienten untersucht, evidenzbasierte Gutachten beispielsweise zu Arzneimitteln, nichtmedikamentösen Behandlungsmethoden, Verfahren der Diagnose und Früherkennung, Behandlungsleitlinien und Disease Management Programmen (DMP) erstellt und über Vor- und Nachteile von Untersuchungs- und Behandlungsmethoden informiert.
MDS, MDK	Medizinische Dienste der Krankenkassen und ihrer Spitzenverbände, die die gesetzlichen Krankenkassen und ihre Verbände in grundsätzlichen Fragen der präventiven, kurativen und rehabilitativen Versorgung sowie bei der Gestaltung der Leistungs- und Versorgungsstrukturen beraten, wozu unter anderem auch die Qualitätssicherung in der ambulanten und der stationären Versorgung gehört.
PEI	Bundesinstitut für Impfstoffe und biomedizinische Arzneimittel, das zum Geschäftsbereich des Bundesministeriums für Gesundheit gehört und das die dem Stand von Wissenschaft und Technik entsprechende Qualität, Wirksamkeit und Unbedenklichkeit der von ihm bearbeiteten Arzneimittel gewährleisten und damit zur Verfügbarkeit von Arzneimitteln mit positiver Nutzen-Risiko-Bewertung beitragen soll.
ZZQ	Gemeinsame Einrichtung der BZÄK und KZBV, die sich mit Fragestellungen der Struktur-, Prozess- und Ergebnisqualität zahnärztlicher Tätigkeiten, also u. a. mit Qualitätsmanagementsystemen, Leitlinien und Qualitätsindikatoren beschäftigt, sowie der Koordination bei der Erstellung von Leitlinien zu diagnostischen und therapeutischen Verfahren der Zahnmedizin, ihre Evaluation, Verbreitung und Überprüfung.

10.1.2 Aufbau innerbetrieblicher Qualitätssicherung

Die im SGB V enthaltene Verpflichtung für Vertragsärzte, medizinische Versorgungs-
zentren, zugelassene Krankenhäuser, Erbringer von Vorsorgeleistungen oder Reha-
bilitationsmaßnahmen und Einrichtungen mit Versorgungsvertrag, einrichtungsin-
tern ein Qualitätsmanagement einzuführen und weiterzuentwickeln, beinhaltet den
Aufbau und das Vorhalten von Prozessen, Organisationsstrukturen, Verfahren und
Mittel, um die medizinischen Qualitätsforderungen zu erfüllen.

Der Nutzen einer innerbetrieblichen Qualitätssicherung besteht für eine Gesundheitseinrichtung zunächst in der Sicherstellung der Qualität von Behandlungs- und
Pflegeleistungen, in Klinik- und Praxisprozessen, Marketing und Management,
darüber hinaus aber auch beispielsweise in folgenden Vorteilen:
-   Behandlungs- und Pflegefehler lassen sich durch transparente und dokumen-
    tierte Arbeitsabläufe vermeiden,
-   die beschriebenen Arbeitsabläufe sind so verfasst, dass sich Patienten und
    Außenstehende eine Vorstellung über die zu erwartende Qualität der Arbeit einer
    Gesundheitseinrichtung verschaffen können,
-   die klare und eindeutige Darstellung der Arbeitsabläufe in einer Gesundheits-
    einrichtung trägt dazu bei, erforderliche Optimierungen und Anpassungen der
    Strukturen aufgrund von Veränderungen der Rahmenbedingungen zu ermögli-
    chen,
-   ineffiziente Abläufe, die zu Mehrkosten führen, lassen sich vermeiden,
-   regelmäßig durchführbare Überprüfungen ermöglichen die Feststellung, ob qua-
    litätsbezogene Tätigkeiten umgesetzt werden und darauf bezogene Ergebnisse
    den Zielen entsprechen und ob diese geeignet sind, die Qualitätsziele zu errei-
    chen,
-   die durchzuführenden Weiterbildungsmaßnahmen tragen zur Aktualität des
    Qualitätsmanagements bei,
-   durch die Übertragung von verantwortungsvollen, qualitätssichernden Aufgaben
    übernehmen die Mitarbeiter Mitverantwortung für das Qualitätsmanagement
    und haben aktiv Anteil an den Veränderungsprozessen,
-   nachhaltig gut organisierte Abläufe erzeugen eine verbesserte und dauerhafte
    Patientenzufriedenheit, eine entspannte und freundliche Arbeitsatmosphäre
    und entwickeln ein positives Klinik- bzw. Praxisklima,
-   die Qualitätssicherung vermindert Behandlungs- und Pflegefehler und senkt
    dadurch das medizinische Haftpflichtrisiko.

Ein wichtiges Element der innerbetrieblichen Qualitätssicherung ist die Dokumentation der Abläufe in einer Gesundheitseinrichtung. Für die in der Praxis oft aufwändige
Erhebung der Prozesse stehen unterschiedliche Methoden zur Verfügung:

Das Interview als persönliche Befragung beteiligter Mitarbeiter ermöglicht die
Ermittlung des tatsächlichen Ist-Zustandes von Abläufen, bietet Vertiefungsmög-

lichkeiten durch Zusatz- und Verständnisfragen und sollte anhand eines Katalogs der benötigten Informationen und eines Interviewplans erfolgen. Neben der Vermittlung von Aufgabe und Zweck des Interviews ist es sinnvoll, auch die Einstellung der befragten Mitarbeiter in Erfahrung zu bringen und sie positiv für das Thema Qualitätssicherung und damit beabsichtigte Verbesserungen zu motivieren. Nach Prüfung der Ablaufdarstellung auf Vollständigkeit und Plausibilität sind die wesentlichen Interviewergebnisse schriftlich zu dokumentieren.

Um den hohen Zeitaufwand, ungenaue Antworten und die Störung des Mitarbeiters in seiner Aufgabenwahrnehmung zu vermeiden, lassen sich die Abläufe, die mehrere Mitarbeiter betreffen, auch in einer gemeinsamen Gruppensitzung erheben, in der jeder Teilnehmer den gefragten Ablauf anhand einzelner Vorgänge auf Kärtchen notiert, deren Reihenfolge im Team diskutiert wird, sodass gemeinsam der gesamte Ablauf anhand der Kärtchen abgebildet werden kann.

Eine weitere Aufwandsreduzierung lässt sich durch die Verwendung von Fragebögen mit standardisierten Fragen und Antwortmöglichkeiten erzielen, insbesondere wenn in größeren Gesundheitseinrichtungen eine größere Anzahl von Mitarbeitern zur Erhebung und Dokumentation der Abläufe befragt werden muss.

Neben der Befragung ist die Analyse von Dokumenten eine weitere Quelle zur Erhebung von Abläufen in einer Gesundheitseinrichtung. Sie bietet den Vorteil, dass die Informationen bereits in dokumentierter Form vorliegen. Gleichzeitig kann dabei die Aktualität der Dokumente und ihre Vollständigkeit überprüft werden.

Für das Qualitätsmanagement reicht die Dokumentation der Abläufe zunächst aus. Es ist jedoch geschickt, mit der Prozesserhebung auch gleichzeitig eine Aufnahme der Ist-Zeiten durch Messen und Auswerten durchzuführen. Diese wird für eine spätere Prozessoptimierung benötigt, bei der die gemessenen Ist-Zeiten Bezugszeiten (Soll-Zeiten) gegenübergestellt werden, die sich aus Vorgabezeiten, wie Rüst-, Ausführungs-, Verteil- und Hauptzeiten zusammensetzen. Hierzu eignen sich Multimomentverfahren oder auch Selbstaufschreibungen, um Häufigkeiten im Hinblick auf Zeitbedarf, Arbeitsauslastung oder Arbeitsstruktur zu ermitteln und die einzelnen Tätigkeiten in Abhängigkeit von Aufgaben, Auslastungsgrad Qualifikation oder Sachmitteleinsatz bewerten zu können.

Ein weiteres Problem ergibt sich bei dem Aufbau einer innerbetrieblichen Qualitätssicherung und bei der dazu erforderlichen Dokumentation der Abläufe einer Gesundheitseinrichtung häufig anhand der Frage, welchen Detaillierungsgrad die Darstellung der Prozesse aufweisen soll. Dies richtet sich im Wesentlichen nach der Art der Tätigkeit und der Aussagekraft der Darstellung, die im Rahmen eines Qualitätsmanagements einem Sachkundigen eine hinreichende Beschreibung und damit die Möglichkeit zu einer Überprüfung zu geben hat. Aber auch etwa für Patienten, Interessenten oder Angehörige sollten die Abläufe so klar und transparent strukturiert sein, dass sie sich zumindest ansatzweise und durch fachliche Erläuterungen ergänzt einen Eindruck darüber verschaffen können (vgl. Abb. 10.1).

```
                    ┌─────────────────────────┐
                    │       Desinfektion       │
                    └─────────────────────────┘
                 ┌───────────────┴───────────────┐
        ┌──────────────────┐            ┌──────────────────┐
        │ Händedesinfektion │            │ Flächendesinfektion │
        └──────────────────┘            └──────────────────┘
```

Hände waschen	Waschlotion auf der nassen Haut aufschäumen		Arbeitsflächen in Funktionsräumen	Wisch-desinfektion
Hände desinfizieren	...		Griffbereiche, Türklinken, Handläufe	...
Hände pflegen	...		Schränke, Türen	...

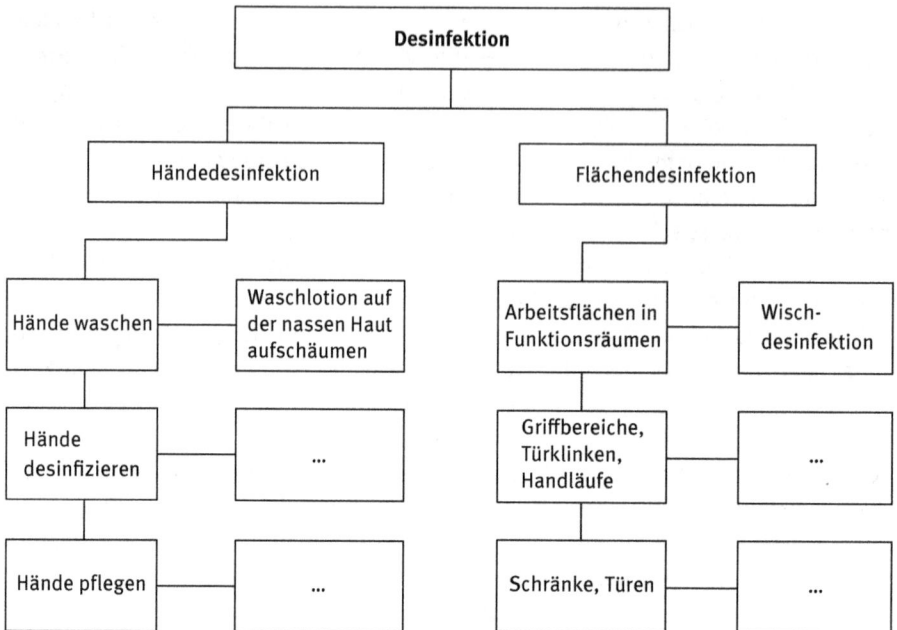

Abb. 10.1: Beispiel zum Detaillierungsgrad von Abläufen anhand von Desinfektionsaufgaben.

Für die Darstellung reicht in der Regel die einfache Listenform aus. Für Vorgänge mit Alternativen, Schleifen oder Parallelbearbeitungen eignen sich Ablaufdiagramme, Blockschaltbilder, oder Flussdiagramme, die auf symbolische Darstellungstechnik zurückgreifen und Informationen wie Tätigkeiten, Stellen, Aufgaben, Eingabedaten, Ergebnisdaten oder auch Datenträger wiedergeben können.

Wichtiger Bestandteil der innerbetrieblichen Qualitätssicherung ist auch ein funktionsfähiges **Fehlermanagement**, welches versucht, mangelnde Sorgfalt, Arbeitsfehler und unzureichend organisierte Arbeitsabläufe bei ärztlichen und pflegerischen Leistungen sowie verwaltungstechnischen Tätigkeiten der Patientenversorgung mit der Folge von Schadensereignissen und Unglücksfälle zum Schaden von Patienten oder Mitarbeitern zu verhindern. Fehlerhafte Behandlungen, die Verabreichung falscher Medikamente, unsachgemäßer Umgang mit Geräten aufgrund von Unachtsamkeit oder mangelnder Schulung und Einweisung des jeweiligen Personals stellen Risiken dar und sind als Zwischenfälle (Clinical Incident Reporting) zu erfassen. Analysen des Fehlerpotenzials tragen dazu bei, mögliche Fehler bei der Erbringung des medizinischen und pflegerischen Leistungsangebots zu vermeiden.

Eine qualitativ hochwertige Patientenversorgung setzt voraus, dass Fehler nicht nur behoben, sondern ihre Wiederholung auch vermieden wird. Die konsequent praktizierte medizinische Qualitätssicherung soll durch Beherrschung der organisatorischen, medizintechnischen und menschlichen Einflussfaktoren, die die Qualität der Behandlungsleistungen und medizinischen Produkte beeinflussen, dazu beitragen, Fehler durch ein transparentes System klarer Abläufe und Zusammenhänge zu vermeiden. Dazu leistet auch ein funktionsfähiges **Beschwerdemanagement** seinen Beitrag, indem Informationen über organisatorische Unzulänglichkeiten Hinweise auf Verbesserungsmöglichkeiten geben können.

Die personelle Zuordnung der innerbetrieblichen Qualitätssicherung und ihre aufbauorganisatorische Gestaltung richten sich unter anderem nach dem Aufgabenumfang und der Größe der Gesundheitseinrichtung. Neben regelmäßigen Qualitätszirkeln können dies z. B. im Bereich der Hygieneorganisation sein:

- Hygienekommissionen,
- hygieneverantwortliche Ärzte,
- Hygienefachkräfte,
- hygienebeauftragte Ärzte,
- hygienebeauftragte Pflegekräfte.

10.2 Qualitätsmanagementsysteme

10.2.1 Qualitätsnormen

Eine der jüngsten Qualitätsnormen für das Gesundheitswesen ist die DIN EN 15224. Sie umfasst nach Angaben des *TÜV SÜD* (vgl. *Technischer Überwachungsverein TÜV SÜD*, 2014) neben allgemeinen Anforderungen an die Organisation und das Qualitätsmanagement, auch konkrete Forderungen an die Patientensicherheit und das Management klinischer Risiken in den Behandlungs- und Pflegeprozessen. Die Norm basiert auf der allgemein gehaltenen DIN EN ISO 9001, konkretisiert diese mit spezifischen Erläuterungen und Begriffen und enthält zusätzliche Auslegungen bzw. Qualitätsmerkmale (vgl. Tab. 10.2).

Auch unabhängig von einer Zertifizierung nach DIN EN 15224 können die in dieser Norm enthaltenen Qualitätsmerkmale als Orientierung für die Inhalte eines Qualitätsmanagements in Gesundheitseinrichtungen dienen.

Die Vereinbarung des G-BA gemäß § 137 Abs. 1 Satz 3 Nr. 1 SGB V über die grundsätzlichen Anforderungen an ein einrichtungsinternes Qualitätsmanagement für nach § 108 SGB V zugelassene Krankenhäuser beschreibt in § 1 das Qualitätsmanagement als Organisationsentwicklungsinstrument:

„Qualitätsmanagement ist ein Instrument der Organisationsentwicklung und kommt damit in erster Linie dem Patienten zu Gute. Es dient letztlich der Gesamtorganisation des betrieblichen Geschehens und ist insofern Bestandteil der Leistungserbringung im Krankenhaus als Ganzes. Im Zuge eines zunehmenden Wettbewerbs wird Qualität und Patientenzufriedenheit im Krankenhaus immer stärker zu einem Faktor des Unternehmenserfolges. Qualitätsmanagement in der stationären Versorgung ist in seiner Gesamtheit eine ureigene Aufgabe der Krankenhausträger und ein Ausdruck der Führungs- und Verantwortungsstruktur des einzelnen Krankenhauses. Qualitätsmanagement ist ebenso Ausdruck der Kooperation aller an der Versorgung des Patienten Beteiligten innerhalb und außerhalb des Krankenhauses." ...

„Qualitätsmanagement muss durch alle Mitarbeiter mit Leben gefüllt und sowohl im Außenverhältnis durch die tägliche Arbeit für die Patienten und ihre Angehörigen als auch im Innenverhältnis für die Mitarbeiter untereinander spürbar werden. Hierfür kann eine Begutachtung des Qualitätsmanagements durch Externe in Form einer Fremdbewertung oder Zertifizierung unterstützend sein. Der Motivationsschub einer externen Beurteilung ist nicht zu unterschätzen." (*Gemeinsamer Bundesausschuss*, 2005)

Die Anforderungen an die Ablauf- und Aufbauorganisation ergeben sich aus den §§ 2 und 3 der Vereinbarung und umfassen unter anderem folgende Elemente:
- Qualitätsmanagement ist Bestandteil der Unternehmenspolitik,
- Verankerung des Qualitätsmanagements als Unternehmensziel,
- Festlegung der Steuerung der Prozesse durch die Krankenhausleitung,
- Patientenorientierung steht im Mittelpunkt der Prozessoptimierung,
- Krankenhausträger, Krankenhausleitung und alle übrigen Mitarbeiter haben sich für die Beachtung der Qualitätssicherung und für die Realisierung der Regelungen zum Qualitätsmanagement einsetzen,
- Kernprozesse sollen in der Organisation festgelegt und umgesetzt werden,
- Krankenhausleitung sollte regelmäßig extern und intern über die Ziele und Maßnahmen des Qualitätsmanagements informieren,
- Krankenhausmitarbeiter sind zielgerichtet über Qualitätssicherung und Qualitätsmanagement zu informieren und sollen geschult und motiviert werden, um ein verstärktes Qualitätsbewusstsein entwickeln zu können,
- Fortbildungen sind vorzusehen und entsprechende Initiativen der Krankenhausmitarbeiter sollten von der Krankenhausleitung unterstützt und gefördert werden,
- Leitende Mitarbeiter haben ihrer Vorbildfunktion entsprechend die Ziele und Maßnahmen des internen Qualitätsmanagements durch ihr Verhalten zu fördern,
- Ergebnisse der externen Qualitätssicherung sollen innerhalb der Abteilung berufsgruppenübergreifend diskutiert und gemeinsam Verbesserungsmöglichkeiten abgeleitet werden,
- ein übergeordnetes zentrales Gremium mit den Aufgaben Steuerung, Koordinierung und Realisierung der in den dezentralen Arbeitsgruppen konzipierten Maßnahmen der internen Qualitätssicherung soll mit enger Anbindung an die Krankenhausleitung eingerichtet werden, in dem Leitende Mitarbeiter und ggf. Delegierte dezentraler Arbeitsgruppen auf Bereichsebene vertreten sind oder als "Stabsstelle QM" mit einem hauptverantwortlichen QM-Beauftragten,
- Erstellung eines Zeit- und Aktivitätenplans,

Tab. 10.2: Qualitätsmerkmale nach DIN EN 15224 in Anlehnung an *Technischer Überwachungsverein TÜV SÜD*, 2014.

Merkmal	Beschreibung
angemessene, richtige Versorgung	Untersuchung und Behandlung nach Einschätzung medizinischer Fachpersonen entsprechend der Erfordernisse des Patienten und das Erforderliche nicht überschreitend
Verfügbarkeit	Bereitstellung und Erreichbarkeit für den Patienten, unabhängig von Vergütungen, Gesundheitskompetenz etc.
Kontinuität der Versorgung	nahtlose Kette von Dienstleistungen der Gesundheitsversorgung (Überweisung, Untersuchungen, Versorgung, Behandlung, Rehabilitation, Nachsorge)
Wirksamkeit	Tätigkeiten der Gesundheitsversorgung verbessern die Wahrscheinlichkeit eines erwarteten positiven Ergebnisses
Effizienz	bestmögliches Verhältnis zwischen Ergebnissen und Ressourcen
Gleichheit	gleiche Versorgung bei gleichartigen Erfordernissen und Schweregrad
Evidenz basierte/wissensbasierte Versorgung	wissenschaftlich abgesichert u./o. gestützt auf Erfahrungen auf Basis von Wissen/bester Praxis
auf den Patienten, einschließlich der körperlichen und geistigen Unversehrtheit ausgerichtete Versorgung	Bereitstellung und Ausführung der Dienstleistungen im Hinblick auf Werte und Einstellungen des Patienten und möglichst mit Einverständnis des Patienten sowie dessen körperliche und psychologische Unversehrtheit
Einbeziehung des Patienten	Patient wird in Kenntnis zu setzen, befragt und möglichst in die ihn betreffenden Entscheidungen/Eingriffe einbezogen
Patientensicherheit	Risiken müssen bestimmt und unter Kontrolle sein, vermeidbare Schäden verhindert werden
Rechtzeitigkeit und Zugänglichkeit	Bereitstellung in angemessener Zeit, Abfolgen sind ausschließlich an den Erfordernissen, dem akuten Zustand und der Schwere der Krankheit zu orientieren

– Einrichtung dezentraler Arbeitsgruppen auf Bereichsebene zur systematischen Überprüfung der Arbeitsbereiche und Arbeitsabläufe auf Verbesserungsmöglichkeiten und ggf. Erarbeitung hausinterner Regelungen zur internen Qualitätssicherung.

Weitere Vorgaben zum Qualitätsmanagement befinden sich beispielsweise im *Transfusionsschutzgesetz (TFG)*. Es sieht nach § 15 unter anderem vor, dass Einrichtungen der Krankenversorgung, die Blutprodukte anwenden, ein System der Qualitätssicherung für die Anwendung von Blutprodukten einzurichten, im Rahmen des Qualitätssicherungssystems die Qualifikation und die Aufgaben der Personen, die im engen Zusammenhang mit der Anwendung von Blutprodukten tätig sind, festzulegen haben und die Grundsätze für die patientenbezogene Qualitätssicherung der Anwendung von Blutprodukten definieren müssen.

Nach den Vorgaben des *Infektionsschutzgesetzes (IfSG)* z. B. in § 23 haben die Leiter von Krankenhäusern, Einrichtungen für ambulantes Operieren, Vorsorge- oder Rehabilitationseinrichtungen, Dialyseeinrichtungen, Tageskliniken, Entbindungseinrichtungen, Zahnarztpraxen, Arztpraxen und Praxen sonstiger humanmedizinischer Heilberufe, in denen invasive Eingriffe vorgenommen werden, innerbetriebliche Verfahrensweisen zur Infektionshygiene in Hygieneplänen sicherzustellen.

Wer laboratoriumsmedizinische Untersuchungen durchführt, hat beispielsweise nach § 4a der *Medizinprodukte-Betreiberverordnung (MPBetreibV)* ein Qualitätssicherungssystem nach dem allgemein anerkannten Stand der medizinischen Wissenschaft und Technik zur Aufrechterhaltung der erforderlichen Qualität, Sicherheit und Leistung bei der Anwendung von In-vitro-Diagnostika sowie zur Sicherstellung der Zuverlässigkeit der damit erzielten Ergebnisse einzurichten.

10.2.2 Einzelne Systeme

Die Gemeinsamkeiten der einzelnen **Qualitätsmanagementsysteme** im Gesundheitswesen beziehen sich beispielsweise zunächst auf die Orientierung an den Patientenbedürfnissen. Die Aufgabenwahrnehmung der Mitarbeiter einer Gesundheitseinrichtung muss letztendlich dem Patientenwohl dienen und die Patientenorientierung im Qualitätsmanagementsystem verankert sein. Ebenso wichtig sind systematische Strukturierungen der Aufbau- und Ablauforganisation, die Prozessoptimierungen und eine Verbesserung der Abläufe in den Gesundheitseinrichtungen ermöglichen. Um dies zu erreichen, müssen Mitarbeiter auf Unzulänglichkeiten aufmerksam machen dürfen und an der Lösungsfindung und gemeinsamen Problembehebung beteiligt werden. Dazu sind ausreichende, möglichst vollständige Informationen notwendig und regelmäßige Kommunikationsprozesse über Fragen der Qualitätssicherung und Prozessorganisation. Letztendlich muss aber jedes Qualitätsmanagementsystem im Gesundheitswesen als dauerhafte, nachhaltige und lebendige Aufgabe organisiert sein, um jederzeitige flexible Anpassungen an aktuelle Entwicklungen und neue Erfordernisse zu ermöglichen. Ein Qualitätsmanagementsystem darf niemals zum Selbstzweck werden, sodass seine Inhalte und Strukturen die medizinischen und pflegerischen Aufgaben letztendlich behindern.

Mit einer **Zertifizierung** eines Qualitätsmanagementsystems und regelmäßigen Wiederholungsaudits wird die Bestätigung eines unabhängigen, sachverständigen Dritten (bspw. Zertifizierungsgesellschaften) erlangt, dass das eingeführte Qualitätsmanagementsystem aktuell dokumentiert ist und umgesetzt wird. Interne Audits anhand des Qualitätsmanagementhandbuchs oder Checklisten dienen zur Vorbereitung.

Mit der **ISO 9001** handelt es sich um eine Managementsystemnorm, die sich auch auf Gesundheitseinrichtungen übertragen lässt und die beschreibt, was durch die Elemente eines Qualitätsmanagementsystems erfüllt werden soll. Sie dient der externen Darlegung, bildet die Basis für eine Zertifizierung und beinhaltet beispielsweise folgende Elemente:

- Um vorhandene Schwachstellen und Defizite zu erkennen und gegebenenfalls Verbesserungen vornehmen zu können, sind interne Qualitätsprüfungen durchzuführen.
- Rückmeldungen von Patienten über die Behandlungsleistung sind zur ständigen Verbesserung des Leistungsangebotes der Gesundheitseinrichtung zu nutzen.
- Die Leitung einer Gesundheitseinrichtung muss aus den allgemeinen gesundheitsbetrieblichen Zielen Qualitätsziele ableiten, die Qualitätspolitik bestimmen, Zuständigkeiten, Verantwortlichkeiten und Befugnisse festlegen, die erforderlichen Mittel für ein Qualitätsmanagement bereitstellen und für eine angemessene Ausbildung der Mitarbeiter sorgen.
- In einem Qualitätsmanagementhandbuch ist das Qualitätsmanagementsystem der Einrichtung zu beschreiben, mit den Zuständigkeiten, Tätigkeiten und Abläufen, wie beispielsweise Regelungen und Zuständigkeiten für die Prüfung von Laboruntersuchungen oder Abrechnungsunterlagen, und Aufzeichnungen, aus denen die Behandlungs- und Servicequalität hervorgeht, müssen zugeordnet werden können leserlich und leicht auffindbar sein.
- Mit Hilfe von Verfahrensbeschreibungen sind die Art und Weise der Tätigkeitsausführung zu dokumentieren, auch um sicherzustellen, dass die Verfahren und Anweisungen im alltäglichen Ablauf auch beachtet werden.
- Zum Auffinden von Fehlerursachen und um Wiederholfehler zu vermeiden, sind Korrektur- und Vorbeugungsmaßnahmen durchzuführen.
- Die Weiterentwicklung von Behandlungsleistungen, medizinischen Produkten oder Therapien muss durch geplantes und systematisches Vorgehen sowie festgelegte Verantwortlichkeiten und Verfahren unter Einhaltung der Qualitätsanforderungen möglichst effizient erreicht werden, und die Mitarbeiter sind für ihre Aufgaben ausreichend zu qualifizieren und zu schulen.
- Die Herausgabe von Dokumenten und Patientendaten darf nur durch befugtes Personal erfolgen, Überwachungsverfahren für die Vollzähligkeit und – ständigkeit der Daten müssen eingerichtet und ihre Änderungen nachvollziehbar und überprüfbar sein, sodass eine jederzeitige Nachvollziehbarkeit einer Behandlungsleistung gewährleistet ist.
- Medizinischtechnische Messeinrichtungen sind regelmäßig zu überwachen, warten und zu kalibrieren.

Für Arztpraxen und MVZ wurde von den *Kassenärztlichen Vereinigungen* das Qualitätsmanagementsystem **Qualität und Entwicklung in Praxen** (QEP) entwickelt, das aus drei Hauptelementen besteht:

- Qualitätsziel-Katalog mit Kernzielen und Erläuterungen,
- Manual mit Umsetzungsvorschlägen und Musterdokumenten sowie
- Seminare für niedergelassene Ärzte und deren Personal.

Der Qualitätsziel-Katalog besteht aus mehreren Kapiteln, die die Patientenversorgung, -sicherheit und -zufriedenheit, Teamorientierung, Praxisführung und -organisation behandeln. Das Manual umfasst insbesondere Umsetzungsvorschläge, Musterdokumente, Praxisinformationen und Kopiervorlagen für die Kernziele aus dem Qualitätsziel-Katalog. Die Seminare vermitteln aktuelles, praxisrelevantes Wissen und das praktische Üben von Methoden und Techniken zum Aufbau und zur Weiterentwicklung des Qualitätsmanagement-Systems. Im Rahmen der möglichen Zertifizierung erfolgt eine Bewertung zumeist in Form einer Prüfung des QM-Handbuches und einer Visitation in der Praxis bzw. dem MVZ, inwieweit festgelegte Anforderungen erfüllt werden. Dabei wird die Umsetzung aller anwendbaren Nachweise und Indikatoren des QEP-Qualitätsziel-Katalogs durch einen Visitor geprüft (vgl. *Kassenärztliche Bundesvereinigung KBV*, 2014).

Das **Europäische Praxisassessment** (EPA), das in Deutschland vom *AQUA-Institut* angeboten wird, sieht neben einem Grundmodell für Hausärzte spezielle, modifizierte Systeme für Kinder- und Jugendmediziner, Zahnmediziner, MVZ und Ärzte sonstiger Fachrichtungen vor. So werden beispielsweise bei EPA MVZ zunächst in jeder medizinischen Einheit eines MVZ separat Befragungen (Patienten- und Mitarbeiterbefragung sowie Zuweiserbefragung bei fachärztlichen Einheiten, schriftliche Selbstbewertung der MVZ-Leitung, Mitarbeiterbefragung der Verwaltungsangestellten), anschließend Visitationen (Begehung und Interview pro medizinischer Einheit, Durchführung von Auswertungsbesprechungen, Zusammenführung der Ergebnisse aller Einheiten werden in einer Gesamtauswertung) und in einem dritten Schritt Auswertungsgespräche mit der Standortleitung sowie Gesamtbesprechungen mit allen Mitarbeitern durchgeführt. Nach der Visitation erfolgt die Umsetzung der Qualitätsprojekte innerhalb der Einrichtung durch Arbeitsgruppen und Verantwortlichkeiten, die während des Visitationsprozesses gebildet wurden. Eine Zertifizierung ist optional möglich, wenn das jeweilige MVZ das EPA-Verfahren vollständig durchlaufen hat, die Basisanforderungen zur Einführung von EPA erfüllt, jede medizinische Einheit des MVZ mit Zertifizierungskriterien für Einzel- bzw. Gemeinschaftspraxen die festgelegten Anforderungen erfüllen und zusätzlich für das gesamte MVZ 10 MVZ-spezifische Zertifizierungskriterien eingehalten werden (vgl. *AQUA-Institut*, 2014).

Als ein im Krankenhausbereich weit verbreitetes Zertifizierungsverfahren zur Darlegung und Begutachtung von Qualitätsmanagementsystemen im Gesundheitswesen gilt die **Kooperation für Transparenz und Qualität im Gesundheitswesen** (KTQ). Das KTQ-Verfahren stellt eine Zusammenarbeit der Verbände der Kranken- und Pflegekassen auf Bundesebene, der Bundesärztekammer – Arbeitsgemeinschaft der Deutschen Ärztekammern, der Deutschen Krankenhausgesellschaft e. V., des Deutschen Pflegerates e. V. und des Hartmannbundes – Verband der Ärzte Deutschlands

e. V. dar und ist auf die speziellen Anforderungen in den Bereichen Krankenhäuser, Praxen und MVZ, Rehabilitationseinrichtungen, ambulante und stationäre Pflegeeinrichtungen, Hospize und alternative Wohnformen sowie Rettungsdienste ausgelegt. Dazu sind in KTQ-Katalogen die Kriterien zur Qualitätssicherung in sechs Kategorien (Patientenorientierung, Mitarbeiterorientierung, Sicherheit, Kommunikations- und Informationswesen, Führung und Qualitätsmanagement) eingeteilt. Das KTQ-Bewertungsverfahren läuft in folgenden Schritten ab: Selbstbewertung des Krankenhauses, Anmeldung bei einer der KTQ-Zertifizierungsstellen, Fremdbewertung durch KTQ-Visitoren, sowie Zertifizierung und Veröffentlichung des KTQ-Qualitätsberichts (vgl. *Kooperation für Qualität und Transparenz im Gesundheitswesen KTQ*, 2014).

10.2.3 Qualität sichern – Leitsätze

Maßnahmen einer externen, einrichtungsübergreifenden Qualitätssicherung nicht nur als verbindliche Vorgaben begreifen, sondern auch als außerbetriebliche Rahmenbedingungen und Ergänzungen, die es zum Wohle der Patienten und im Sinne einer stetigen Qualitätsoptimierung zu nutzen gilt.

Unter den von den Krankenhäusern zu veröffentlichenden Qualitätsberichten nicht nur ein Instrument zur wettbewerbsorientierten, vergleichenden Qualitätsmessung und – dokumentation verstehen, sondern auch ihren Nutzen für die Qualitätssicherung der einzelnen Gesundheitseinrichtung sehen, mit Hinweisen zur Struktur-, Prozess- und Ergebnisqualität z. B. der medizintechnischen Ausstattung, der Mitarbeiterqualifikationen, der Behandlungs- und Pflegeabläufe, der Behandlungsergebnisse, der Medikamentation oder der Nachsorge.

Darauf achten, dass aufgrund von zahlreichen Einflussfaktoren, wie unterschiedlichen Patientenbedürfnissen und -erwartungen, Schwere von Erkrankungen, Patientenstrukturen, Größe und Komplexität der Gesundheitseinrichtungen und vieles andere mehr sich die Qualität nur erschließt, indem mehrere Indikatoren und ihre gegenseitigen Wechselwirkungen betrachtet werden.

Beim Mitarbeiterinterview zur Dokumentation der Abläufe in einer Gesundheitseinrichtung auch die Einstellung der befragten Mitarbeiter in Erfahrung zu bringen und sie positiv für das Thema Qualitätssicherung und damit beabsichtigte Verbesserungen motivieren.

Ablaufdarstellungen auf Vollständigkeit und Plausibilität prüfen und die wesentlichen Interviewergebnisse schriftlich dokumentieren.

Mit der Prozesserhebung auch gleichzeitig eine Aufnahme der Ist-Zeiten durch Messen und Auswerten durchführen, damit diese für eine spätere Prozessoptimierung eingesetzt werden kann, bei der die gemessenen Ist-Zeiten Bezugszeiten (Soll-Zeiten) gegenübergestellt werden, die sich aus Vorgabezeiten, wie Rüst-, Ausführungs-, Verteil- und Hauptzeiten zusammensetzen.

Den Detaillierungsgrad der Prozessdarstellung nach der Art der Tätigkeit und der Aussagekraft der Darstellung ausrichten, die im Rahmen eines Qualitätsmanagements einem Sachkundigen eine hinreichende Beschreibung und damit die Möglichkeit zu einer Überprüfung zu geben hat.

Auch für Patienten, Angehörige oder Interessenten die Abläufe so klar und transparent strukturieren, dass sie sich zumindest ansatzweise und durch fachliche Erläuterungen ergänzt einen Eindruck darüber verschaffen können.

Ein funktionsfähiges Fehlermanagement etablieren, welches versucht, mangelnde Sorgfalt, Arbeitsfehler und unzureichend organisierte Arbeitsabläufe bei ärztlichen und pflegerischen Leistungen sowie verwaltungstechnischen Tätigkeiten der Patientenversorgung mit der Folge von Schadensereignissen und Unglücksfälle zum Schaden von Patienten oder Mitarbeitern zu verhindern.

Durch eine konsequent praktizierte medizinische Qualitätssicherung mit der Beherrschung der organisatorischen, medizintechnischen und menschlichen Einflussfaktoren, die die Qualität der Behandlungsleistungen und medizinischen Produkte beeinflussen, dazu beitragen, Fehler durch ein transparentes System klarer Abläufe und Zusammenhänge zu vermeiden.

Anforderungen an die Organisation, das Qualitätsmanagement, die Patientensicherheit und das Management klinischer Risiken in den Behandlungs- und Pflegeprozessen nach der Qualitätsnormen für das Gesundheitswesen DIN EN 15224 berücksichtigen, wie z. B. angemessene, richtige, kontinuierliche und evidenzbasierte bzw. wissensbasierte Versorgung, Verfügbarkeit, Wirksamkeit, Effizienz, Einbeziehung des Patienten und Patientensicherheit.

Ein Qualitätsmanagementsystem praktizieren, dass unter anderem sich auf die Orientierung an den Patientenbedürfnissen bezieht, bei dem die Aufgabenwahrnehmung der Mitarbeiter dem Patientenwohl dient, die Patientenorientierung im Qualitätsmanagementsystem verankert ist, die Aufbau- und Ablauforganisation des Gesundheitsbetriebs systematisch strukturiert ist, bei dem Prozessoptimierungen und eine Verbesserung der Abläufe angestrebt wird, Mitarbeiter auf Unzulänglichkeiten aufmerksam machen dürfen und an der Lösungsfindung und gemeinsamen Problembehebung beteiligt werden und dazu ausreichende, möglichst vollständige Informationen und regelmäßige Kommunikationsprozesse über Fragen der Qualitätssicherung und Prozessorganisation vorhanden sind.

Das Qualitätsmanagementsystem als dauerhafte, nachhaltige und lebendige Aufgabe organisieren, um jederzeitige flexible Anpassungen an aktuelle Entwicklungen und neue Erfordernisse zu ermöglichen.

Vermeiden, dass das Qualitätsmanagementsystem zum Selbstzweck wird und seine Inhalte und Strukturen die medizinischen und pflegerischen Aufgaben letztendlich behindern.

Interne Audits anhand des Qualitätsmanagementhandbuchs oder Checklisten nicht nur zur Vorbereitung der Zertifizierung, sondern auch für Prozessoptimierungen nutzen.

Glossar

ABC-Analyse
Verfahren zur Analyse und Bewertung von Objekten durch Einteilung in Klassen (ABC), um knappe finanzielle oder personelle Ressourcen auf die Objekte zu konzentrieren, die den höchsten Erfolgsbeitrag erwarten lassen.

Äquivalenzrechnung
Bei ihr werden Gruppen gleicher Behandlungs- und Pflegeleistungen gebildet, die zu Reverenzleistungen passende Äquivalenzziffern erhalten, mit deren Hilfe die Kosten verhältnisgerecht zugerechnet werden.

Amortisationsrechnung
Beantwortet die Frage, wie lange die Wiedergewinnung der Investitionssumme aus den Einnahmeüberschüssen der Investition dauert, durch einen Vergleich der Soll-Amortisationsdauer mit der Ist-Amortisationsdauer. Die Soll-Amortisationsdauer wird durch subjektive Schätzung ermittelt und die Ist-Amortisationsdauer als Quotient aus Investitionssumme und jährlich zu erwartenden Einnahmeüberschüssen.

Annuitätenmethode
Ein- und Auszahlungsbarwerte werden in gleiche Jahresannuitäten umgerechnet und es wird überprüft, ob bei einem gegebenen Kalkulationszinsfuß ein durchschnittlicher jährlicher Überschuss als Differenz zwischen den durchschnittlichen jährlichen Einnahmen und Ausgaben entsteht.

Ausführungszeit
Gesamtzeit für die Durchführung der Behandlung.

Balanced Scorecard (BSC)
Sie dient dazu, im Rahmen des Controllings die Erreichung von strategischen Zielen messbar und über die Ableitung von Maßnahmen umsetzbar zu machen.

Bedürfnishierarchie
Sie wurde von *Maslow* 1943 in seiner Theorie über menschliche Motivation veröffentlicht und geht davon aus, dass der Mensch zunächst elementare physiologische und Sicherheitsbedürfnisse zu befriedigen sucht, bevor er nach sozialer Anerkennung, individueller Wertschätzung und Selbstverwirklichung strebt.

Behandlungspfad
Basiert in der Regel auf klinischen Leitlinien und Algorithmen und soll bei der Versorgung von Patienten mit bestimmten Diagnosen oder Behandlungen zur Koordination,

der optimalen Abfolge und Terminierung aller Fachgebiete, die mit der Behandlung des Patienten betraut sind, beitragen.

Behandlungsplanung
Ihre Aufgabe ist es, den sich abzeichnenden Bedarf durch vorgesehene Behandlungsmaßnahmen dem Angebot an vorhandenen personellen und materiellen Behandlungskapazitäten gegenüber zu stellen, mit den Zielen der Einhaltung der Behandlungstermine und einer möglichst gleichmäßigen hohen Auslastung.

Betriebsabrechnungsbogen
Ermöglicht in Tabellenform eine Zuordnung der verschiedenen Kostenarten auf die einzelnen Kostenstellen, wobei durch eine Mehrstufigkeit und damit zunehmend präziseren Verteilung die Genauigkeit erhöht werden kann.

Bevorratungsquote
Zahlenverhältnis der bevorrateten zur Gesamtzahl der beschafften Verbrauchsmaterialien für Behandlung und Pflege.

Bilanz
Gegenüberstellung von Mittelverwendung und Mittelherkunft oder Vermögen (Aktiva) und Eigenkapital bzw. Schulden (Passiva).

Business Intelligence System (BIS)
Seine Aufgabe ist es, alle Daten und Informationen aus internen und externen Quellen, Datenbanken, Archiven so zu organisieren, dass sie im Bedarfsfall möglichst vielen Mitarbeitern des Gesundheitsbetriebs zur Verfügung stehen.

Coaching
Darunter ist nach Angaben des *Deutschen Bundesverbands Coaching (DBVC) e. V.* beispielsweise Beratung, Begleitung und Unterstützung, Weiterentwicklung von individuellen Lern- und Leistungsprozessen, Steigerung und Erhalt der Leistungsfähigkeit, Verbesserung der beruflichen Situation, Optimierung der menschlichen Potenziale, Kombination aus individueller Unterstützung zur Bewältigung verschiedener Anliegen und persönlicher Beratung, Erkennen von Problemursachen, Identifikation und Lösung der zum Problem führenden Prozesse, Förderung der Selbstreflexion und -wahrnehmung, Erweiterung bzw. Verbesserung der Möglichkeiten bzgl. Wahrnehmung, Erleben und Verhalten (vgl. *Deutscher Bundesverband Coaching*, 2013) zu verstehen.

Compliance
Kontrolleinrichtungen und aktive Sicherungsmaßnahmen beispielsweise in Form von Regelungen zur Annahme von Geschenken, von Dienstanweisungen, Vieraugen-

prinzip oder Funktionstrennungen zur Vermeidung von Veruntreuung, Korruption, Geldwäsche, Betrug oder anderen strafbare Handlungen im Gesundheitswesen.

Controlling
Betriebliche Steuerungsfunktion mit beispielsweise den Aufgaben Kostenstellen und -trägerrechnungen durchzuführen, sich an veränderten Rahmenbedingungen zu orientieren, Abweichungen von Einnahmen- oder Kostendeckungszielen im Auge zu behalten, notwendige Korrekturen einzuleiten, die Einrichtung gegenüber Veränderungen im Umfeld zu wappnen und Chancen und Risiken für den Gesundheitsbetrieb systematisch zu erkennen, um seine Existenz langfristig zu sichern und Erfolgspotentiale aufzubauen.

Diskussionsdatenbanken
Repositorys, in denen Protokolle, Berichte, Daten, Dokumente und Informationen, die die jeweilige Gruppe betreffen, jederzeit elektronisch verfügbar sind.

Divisionsrechnung
Sieht eine Verteilung der Gesamtkosten nach Durchschnittswerten auf die einzelnen Behandlungs- und Pflegeleistungen vor.

Dokumentenanalyse
Eignet sich für die Auswertung bereits dokumentierter Daten aus schriftlichen Informationsquellen.

Dokumentenmanagementsysteme
Ermöglichen den zeit- und ortsunabhängigen Zugriff auf unterschiedliche Dokumente in verschiedenartigen elektronischen Ablagen und Archiven.

Eigenkapital
Resultiert in einer Bilanz aus der Differenz zwischen Vermögen und Schulden und haftet bei Verlusten zum Schutz der Gläubiger vor Forderungsausfällen.

Eigenkapitalquote
Drückt das Verhältnis des Eigenkapitals zum Gesamtkapital aus.

Ertragswertverfahren
Ermittelt den Wert einer Gesundheitseinrichtung als Summe zukünftiger Erträge, die auf den Zeitpunkt der Veräußerung abgezinst werden, wobei diese Abdiskontierung den Wert der zukünftigen Ertragssumme zum Verkaufszeitpunkt errechnet und davon ausgeht, dass der Gegenwartswert abnimmt, je weiter die prognostizierten Summen in der Zukunft liegen.

Evidenzmedizin
Medizinische Behandlungen auf der Grundlage empirisch nachgewiesener Wirksamkeit durch randomisierte, kontrollierte Studien bzw. klinische Berichte.

Fehllieferquote
Anteil an Fehllieferungen von medizinischen Verbrauchsmaterialien.

Fixkosten
Kosten, die unabhängig von den erbrachten Behandlungs- oder Pflegeleistungsmengen entstehen.

Flächennutzungsgrad
Effektiv verwendeter Anteil der Lagerfläche.

Fragebogenerhebung
Ist geeignet, um für statistisch zuverlässige Aussagen eine größere Anzahl von Patienten oder Mitarbeitern durch die Standardisierung von Fragen und Antwortmöglichkeiten schriftlich zu befragen.

Fremdkapital
Weist in der Summe die Verschuldung aus und wird von Gläubigern mit Anspruch auf Verzinsung und Rückzahlung zur Verfügung gestellt.

Fremdkapitalquote
Gibt Auskunft über den Verschuldungsgrad, indem sie den prozentualen Anteil des Fremdkapitals am Gesamtkapital darstellt.

Frühwarnindikatoren
Ihre Aufgabe ist es, als Messgrößen zu fungieren, um möglichen Schaden abzuwenden und rechtzeitiges, zielführendes Handeln auszulösen.

Frühwarnsystem
Es dient zur systematisierten Beobachtung und Kontrolle von den Gesundheitsbetrieb bedrohenden Risiken und bezieht zum Zwecke der Schadensvermeidung neben Daten aus internen Verarbeitungssystemen auch zusätzliche Indikatoren mit ein, vor allen Dingen auch externe Informationen.

Führungsinformationssystem (FIS)
Technisch unterstütztes Berichtswesen, mit dem die in einem Gesundheitsbetrieb vorhanden wirtschaftlichen Daten, Patienten- und Belegungszahlen, Kosteninfor-

mationen, Daten aus der Privat- und Kassenliquidation und vieles andere mehr zu aussagekräftigen Informationen zusammengefasst und den Entscheidungsträgern in geeigneter Form zugeführt werden.

Gewinn- und Verlustrechnung
Periodische Erfolgsrechnung, die Erträge und Aufwendungen eines Geschäftsjahres gegenüberstellt und dadurch ein den tatsächlichen Verhältnissen entsprechendes Bild der Ertragslage des Gesundheitsbetriebs vermittelt.

Gewinnvergleichsrechnung
Beinhaltet einen Vergleich der bei den verschiedenen Investitionsalternativen zu erwartenden und zurechenbaren Gewinne. Zur Ermittlung der Gewinngrenze, ab welcher Zahl von Behandlungsfällen die Kosten gedeckt sind und die Gewinnzone erreicht wird, sind die durchschnittlichen Kosten je Periode durch die Differenz aus den Einnahmen und den variablen Kosten je Behandlungsfall zu dividieren.

Groupwaresystem
Setzt sich aus unterschiedlichen Technologien zusammen, die die gemeinsame Benutzung und Strukturierung von Informationen in einer verteilten Mehrbenutzerumgebung unterstützen.

Grundschuld
Ist vom eigentlichen Kredit unabhängig, und bleibt auch nach Beendigung der Kreditlaufzeit bestehen, bis sie im Grundbuch gelöscht wird.

Hypothek
Häufig zum Einsatz kommende Sachsicherheit, die als Grundpfandrecht an eine zu sichernde Forderung gebunden und im Grundbuch eingetragen ist, so dass jede zwischenzeitliche Verminderung des Kredits zu einer Verringerung der Sicherung führt.

Information Warehouse
Es hat die Sammlung von medizinisch relevanten Informationen und patientenorientierten Daten in einer speziellen Datenbank zum Ziel, um sie unterschiedlichen Behandlungs- und Pflegeprozessen und deren Informations- und Kommunikationssystemen bedarfsgerecht zur Verfügung zu stellen.

Interviewtechnik
Häufig eingesetzte Ist-Aufnahmemethode, die sich als persönliche Befragung einsetzen lässt, um Arbeitsabläufe, Datenflüsse oder komplexe Sachverhalte zu erheben.

KAIZEN
Methode der Organisationsverschlankung nach *Imai* (1986) durch Umsetzung von organisatorischen Verbesserungsmaßnahmen mit einer Reihe standardisierter Werkzeuge.

Kapitalwertmethode
Ermittelt den Barwert in Form von auf den Entscheidungszeitpunkt abgezinsten Zahlungen. Investitionen können dann vorteilhaft sein, wenn sie im Vergleich den höchsten Kapitalwert aufweisen oder der Barwert aller Einzahlungen größer als der aller Auszahlungen ist.

Klinische Leitlinie
Orientierungshilfe und Vorgabe, die die diagnostischen und therapeutischen Entscheidungen über eine angemessene Versorgung für spezifische klinische Umstände unterstützen und dazu in definierten Situationen einen Handlungsspielraum vorgeben soll.

Klinischer Algorithmus
Graphisches Format zur schrittweisen Darstellung klinischer Leitlinien mit Hilfe logischer Bedingungen.

Klinischer Pfad
Definition vergleichbarer Prozesse auf DRG-Basis und Zusammenfassung der Fälle, die in Bezug auf den diagnostischen, therapeutischen und versorgungstechnischen Aufwand von Beginn an bis zum Ende einen ähnlichen Ablauf und Ressourcenverbrauch aufweisen.

Konkurrenzanalyse
Sammlung von Informationen über die Wettbewerbssituation, um Konkurrenten besser einschätzen und auf deren zu erwartenden Handlungen reagieren zu können.

Kontinuierlicher Verbesserungsprozess
Permanente Verbesserung der medizinischen Leistungserstellungs-, Prozess- und Patientenservicequalität durch regelmäßige Arbeitskreise mit Analyse der Arbeitsbereiche in Teams.

Kostenvergleichsrechnung
Verschiedene Investitionsobjekte werden hinsichtlich der mit der Erbringung der Behandlungsleistung anfallenden Kosten verglichen. Dazu werden zu den fixen Kosten jeder Investitionsalternative die variablen Kosten sowie die kalkulatorischen Zinsen und Abschreibungen addiert und die so erhalten Gesamtkosten bzw. Kosten je geplanten Behandlungsfall miteinander verglichen.

Kostenzuwachsrate
Sie stellt die Entwicklung der Betriebskosten dar und ermittelt sich z. B. folgendermaßen: (Betriebskosten Periode A ÷ Betriebskosten Periode B) × 100.

Lagerbestand
Durchschnittliche Höhe der Vorräte an Verbrauchsmaterialien für Behandlung und Pflege im Laufe eines Jahres.

Lagerdauerquote
Verhältnis zwischen medizinischen Verbrauchsmaterialien mit hoher Umschlagshäufigkeit und niedriger Umschlagshäufigkeit.

Lagerumschlagshäufigkeit
Verhältnis aus Menge an Verbrauchsmaterialien für Behandlung und Pflege pro Zeiteinheit und dem durchschnittlichen Lagerbestand.

Leasing
Kapitalsubstitutive Finanzierungsform der Überlassung von medizinischen Einrichtungen oder Pflegeeinrichtungen für den Gesundheitsbetrieb durch den Hersteller oder eine Finanzierungsgesellschaft, die es für eine vertragsgemäße Nutzungsdauer gegen regelmäßig gleich bleibende Leasingraten vermieten.

Lean Management
Schlankes Organisationskonzept mit flachen Hierarchien durch Untersuchung aller Prozesse auf ihren Beitrag zur Wertschöpfung.

Lebenszykluskonzept
Nach ihm lassen sich Strategien anhand von Gründungs-, Wachstums-, Konsolidierungs-, Restrukturierungs- und Degenerierungsphase sowohl für Gesundheitsbetriebe insgesamt, als auch für einzelne Leistungsangebote ableiten.

Lieferbereitschaftsgrad
Zeitspanne zwischen der Bedarfsanforderung und der Bereitstellung der Verbrauchsmaterialien für Behandlung und Pflege aus dem Lager.

Markenschutz
Er trägt dazu bei, medizinische Produkte und Leistungen eines Gesundheitsbetriebs von denjenigen anderer Einrichtungen zu unterscheiden und ermöglicht es, gegen Verletzer des Markenrechts Unterlassungsansprüche geltend zu machen.

Marktsegmente

Aufteilung des Gesamtmarkts auf einzelne Untergruppen, die es hinsichtlich ihrer Marktreaktion und der Marktbearbeitung differenziert zu beachten gilt.

Medizincontrolling

Überwiegend in Krankenhäusern und in Zusammenhang mit der DRG-Abrechnung vorkommendes System, das hauptsächlich zu Kodierungszwecken und zur Qualitätssicherung der medizinischen Dokumentation eingesetzt wird.

Multimomentverfahren

Eignet sich, um stichprobenartig aus einer Vielzahl von Augenblickbeobachtungen statistisch gesicherte Mengen- oder Zeitangaben abzuleiten, beispielsweise durch Eintragungen in zu diesem Zweck vorbereitete Formulare oder Strichlisten.

Netzplantechnik

Sie dient zur grafischen oder tabellarischen Darstellung logischer Beziehungen zwischen einzelnen Vorgängen und ihre zeitlichen Lage, wodurch Dauer, zeitliche Risiken, kritische Aktivitäten und Maßnahmenauswirkungen von Abläufen ermittelt werden können.

Pflegecontrolling

Kommt überwiegend als Berichtswesen mit Informationen über den Personal- und Sachmitteleinsatz im Pflegebereich, den Patientenzustand, den Pflegebedarf und die Dokumentation der geleisteten Pflegemaßnahmen zum Einsatz.

Portfolio-Technik

Dient zur Bestimmung der Marktposition und bewertet das Leistungsangebot einer Gesundheitseinrichtung z. B. nach Marktanteil und Marktwachstumschancen.

Process Reengineering

Grundlegende, radikale Neugestaltung und Flexibilisierung aller Prozesse durch Überdenken der gesamten Prozessorganisation.

Rating

Bonitätsbeurteilung durch standardisierte Expertensysteme, die anhand der wirtschaftlichen Verhältnisse, wie Vermögens- und Kapitalsituation, Ertragslage, Liquiditätssituation, Umsatzentwicklung etc. durchgeführt werden.

Reichweite

Gibt die Zeit wieder, für die ein Lagerbestand bei einem durchschnittlichen Materialverbrauch ausreicht.

Rentabilitätsrechnung
Vergleich der Rentabilität mit der gewünschten Mindestrendite und beim Vergleich mehrerer Investitionsobjekte Auswahl desjenigen mit der höchsten Rentabilität. Zur Ermittlung der Rentabilität als Gewinn einer Periode im Verhältnis zu dem dafür eingesetzten Kapital wird der durchschnittlich erwartete Gewinn durch das durchschnittlich investierte Kapital geteilt.

Risikoabwälzung
Sie stellt die Verlagerung des Risikos dar, so dass der Gesundheitsbetrieb davon nicht mehr unmittelbar betroffen ist.

Risikoausgleich
Dabei wird beispielsweise versucht, in Anlehnung an die möglichen Schadenshöhen durch für den Schadensfall abgeschlossene Versicherungen einen möglichst vollständigen Ausgleich herzustellen.

Risikoteilung
Bei ihr werden die bestehenden Risiken auf zwei oder mehrere Risikoträger aufgeteilt, sodass sich das Risiko somit nicht verändert, sondern die Anzahl derjenigen, die davon betroffen sind, erhöht.

Rüstzeit
Vorbereitung der Behandlung (Vorbereitung der Behandlungsinstrumente, Einrichtung medizintechnischer Geräte etc.).

Selbstaufschreibung
Umfasst die Erstellung von Berichten durch die Mitarbeiter über ihre ausgeführten Arbeiten, um beispielsweise Auslastungsgrad oder Zeitbedarf in Abhängigkeit von Aufgaben, Qualifikation oder Sachmitteleinsatz zu ermitteln.

Servicegrad
Höhe der Versorgungssicherheit bspw. mit medizinischen Verbrauchsmaterialien.

Sicherheiten
Gewährleistungen für die Rückzahlung eines Kredits, die die Darlehenskonditionen beeinflussen.

Substanzwertverfahren
Es ermittelt den materiellen Substanzwert anhand einer Bewertung des Betriebsinventars zum Wiederbeschaffungspreis unter Abzug der durch die Abnutzung entstandenen Wertminderungen. Der immaterielle Substanzwert wird entweder nach dem Umsatzverfahren oder nach dem Gewinnverfahren ermittelt, wobei jeweils ein Teil

der letzten Jahresumsätze oder -gewinne als immaterieller Wert angesehen und individuelle Besonderheiten durch Auf- oder Abschläge ergänzt werden.

Supply Chain Management

Trend zu Kooperationen mit Lieferanten, Entsorgern und Gesundheitsnetzwerken entlang einer „Versorgungskette", um beispielsweise mit fremdbezogenen Leistungen oder Medizinprodukten den Patientennutzen steigern und sich auf die eigenen Kernleistungen konzentrieren zu können.

SWOT-Analyse

Bietet die Möglichkeit, Strategien anhand der Stärken (Strengths), Schwächen (Weaknesses), Chancen (Opportunities) und Risiken (Threats) eines Gesundheitsbetriebs abzuleiten.

Ursache-Wirkungs-Analyse

Mit ihr lassen sich Kausalitätsbeziehungen untersuchen, indem Problemursachen und ihre Auswirkungen in einem Diagramm vorzugsweise mit Pfeilen grafisch dargestellt werden.

Venture Capital

Risiko- oder Wagniskapital, das durch spezielle Beteiligungsfonds, Private-Equity-Gesellschaften oder institutionelle Anleger für einen bestimmten Zeitraum zusammen mit unternehmerischer Beratung und weitgehend ohne Sicherheiten, allein aufgrund der geschätzten Ertragschancen des zu finanzierenden Projektes bereitgestellt wird.

Verhaltenskodex

Freiwillige Selbstverpflichtung beispielsweise zur Vermeidung von Interessenskonflikten, Aufgabenwahrnehmung mit größtmöglicher Sorgfalt und Integrität oder transparenter und für andere nachvollziehbarer Arbeitsweise.

Verteilzeit

Durch Störungen, Unterbrechungen unregelmäßig auftretende Behandlungszeiten.

Vorratsintensität

Kapitalbindung in den Vorräten an Verbrauchsmaterialien für Behandlung und Pflege.

Vorratsstruktur

Anteil bestimmter medizinischer Verbrauchsmaterialien am Gesamtlagerbestand.

Wiederbeschaffungszeit

Zeitraum von der Bestellung bis hin zur Lieferung/Verfügbarkeit von medizinischen Verbrauchsmaterialien.

Workflowsystem
Stellt den Arbeitsablauf in den Vordergrund, indem es prozessorientiert die Abläufe über einzelne Arbeitsplätze hinweg im Sinne einer einheitlich strukturierten Ablauforganisation vorgibt.

XYZ-Theorie
Die von *McGregor* begründete Theorie geht einerseits von einem arbeitsunwilligen Menschentypus X aus, der einer engen Führung mit Kontrollen und Sanktionen bedarf, sowie dem Menschentypus Y, der leistungsbereit nach Selbstverwirklichung strebt und für den ein delegierendes, kooperatives Führungsverhalten besser geeignet erscheint. Der später hinzugefügte Typus Z ist im weitesten Sinne eine Synthese der beiden vorgenannten Menschentypen und stellt dementsprechend auf ein situatives Führungsverhalten ab.

Zeitaufnahme
Dient zur Ermittlung von Soll-Zeiten durch Messen und Auswerten von Ist-Zeiten, in der Regel durch Fremdbeobachtung.

Zero Base Budgeting
Bei ihm werden die „Kostenverbräuche" dadurch in Frage gestellt, indem ein Gemeinkostenbudget nicht von aktuellen Daten ausgeht, sondern von Grund auf neu geplant wird. Ohne bestehende Strukturen zu berücksichtigen, werden dabei alle Leistungen unter Kosten-Nutzen-Aspekten analysiert und neu kalkuliert.

Zuschlagsrechnung
Bei ihr werden die Einzelkosten den Behandlungs- und Pflegeleistungen direkt zugerechnet und die Gemeinkosten durch Zuschlagssätze möglichst verursachungsgerecht zugerechnet.

Zweifaktorentheorie
Die 1959 von *Herzberg* veröffentlichte Theorie geht davon aus, dass die Arbeitszufriedenheit von zwei Faktorengruppen beeinflusst wird: Es gibt als selbstverständlich erachtete Hygienefaktoren, die Unzufriedenheit vermeiden und Motivatoren, die zur Zufriedenheit beitragen und die Arbeitsleistungen positiv beeinflussen können.

Literaturhinweise

AOK-Bundesverband (2013): Managed Care. Online im Internet:
http://www.aok-bv.de/lexikon/m/index_00465.html. Berlin. Abfrage: 04.11.2013.

AQUA – Institut (2014): EPA MVZ – Organisatorischer Ablauf. Online im Internet:
http://www.epa-qm.de//epa/front_content.php?idcat=43. Göttingen. Abfrage: 16.03.2014.

Bartens, W. (2010): PR für Ärzte: Angst vor dem Aufschrei – Chirurgen sind mit ihrem Negativ-Image in den Medien unzufrieden und setzen sich notgedrungen mit Öffentlichkeitsarbeit auseinander. In: Süddeutsche Zeitung vom 17.5.2010. Rubrik: Wissen. München: Süddeutscher Verlag.

Bayerisches Staatsministerium für Umwelt und Verbraucherschutz (2013): Kranken-hausplanung. Online im Internet: http://www.stmug.bayern.de/gesundheit/krankenhaus/krankenhausplanung/. München. Abfrage: 16.10.2013.

Berufsgenossenschaft für Gesundheitsdienst und Wohlfahrtspflege BGW (Hrsg., 2013): Sichere Seiten – Arbeitsplatz allgemein. Informationsbroschüre (BGW/BuS-I-1). Stand: 03/2013. Hamburg.

Berufsgenossenschaft für Gesundheitsdienst und Wohlfahrtspflege BGW (Hrsg., 2008): Gefahrstoffverzeichnis – Baustein 115 zur Gefährdungsbeurteilung für Gefahrstoffe. Informationsbroschüre. Stand: 04/2008. Köln.

Blasius, J. u. a. (2008): Das Krisenmanagement im Bereich des Gesundheitswesens. In: Bundesamt für Bevölkerungsschutz und Katastrophenhilfe, BBK (Hrsg.): Nationales Krisenmanagement im Bevölkerungsschutz. 10. Auflage. Bonn.

Brauns, H. u. a. (2014): Telemedizin – Potenziale für eine patientenorientierte Medizin durch Vernetzung. Leitidee zum 4. Nationalen Fachkongress Telemedizin vom 7./.8.11.2013. Online im Internet: http://www.telemedizinkongress.de/info/leitidee.php?lang=de. Berlin. Abfrage: 14.1.2014.

Bundesärztekammer (Hrsg., 2010): Prozessverbesserung in der Patientenversorgung durch Kooperation und Koordination zwischen den Gesundheitsberufen. Konferenz der Fachberufe im Gesundheitswesen bei der Bundesärztekammer. Berlin.

Bundesministerium für Bildung und Forschung (Hrsg., 2006): Berichtssystem Weiterbildung IX – Integrierter Gesamtbericht zur Weiterbildungssituation in Deutschland. Berlin.

Bundesministerium für Gesundheit (2014): Stationäre Versorgung – Qualitätssicherung im Krankenhausbereich. Online im Internet: http://www.bmg.bund.de/krankenversicherung/stationaere-versorgung/qualitaetssicherung.html. Berlin. Abfrage: 23.03.2014.

Bundesministerium für Gesundheit (2013a): Das Ministerium in der Gesetzgebung: Parlamentarische Beratung und Beschlussfassung. Online im Internet: http://www.bmg.bund.de/ministerium/aufgaben-und-organisation/das-ministerium-in-der-gesetzgebung.html. Berlin. Abfrage: 10.10.2013.

Bundesministerium für Gesundheit (2013b): Wettbewerb im Gesundheitswesen. Online im Internet: http://www.bmg.bund.de/krankenversicherung/herausforderungen/wettbewerb.html. Berlin. Abfrage: 22.10.2013.

Bundesministerium für Gesundheit (2013c): Gesundheitswirtschaft im Überblick. Online im Internet: http://www.bmg.bund.de/ministerium/aufgaben-und-organisation/das-ministerium-in-der-gesetzgebung.html. Berlin. Abfrage: 07.11.2013.

Bundesministerium für Gesundheit (Hrsg., 2013d): Nachhaltige Entwicklung in Gesundheit und Pflege – Ressortbericht des Bundesministeriums für Gesundheit zur Sitzung des Staatssekretärsausschusses für nachhaltige Entwicklung am 21. Januar 2013. Berlin.

Bundesministerium für Gesundheit (Hrsg., 2012): Hintergrundinformationen zur eHealth-Initiative (= AG eHealth im IT-Gipfelprozess) des Bundesministeriums für Gesundheit. Berlin.

Bundesministerium für Wirtschaft und Technologie (Hrsg., 2013a): Gesundheitswirtschaft – Fakten & Zahlen. Broschüre. Stand: April 2013. Berlin.

Bundesministerium für Wirtschaft und Technologie (Hrsg., 2013b): Standard eCG – Standards zur Unterstützung von eCommerce im Gesundheitswesen. Projektinformation – Faktenblatt. Stand: 4/2013. Berlin.

Bund/Länder-Arbeitsgemeinschaft Abfall – LAGA – (2009): Vollzugshilfe zur Entsorgung von Abfällen aus Einrichtungen des Gesundheitsdienstes. Mitteilung Nr. 18: Stand: 2009. Erfurt.

Deutscher Bundestag (Hrsg., 2009): Gutachten 2009 des Sachverständigenrates zur Begutachtung der Entwicklung im Gesundheitswesen. Koordination und Integration – Gesundheitsversorgung in einer Gesellschaft des längeren Lebens. Drucksache 16/13770. Berlin.

Deutscher Bundesverband Coaching (2013): Definition Coaching. Online im Internet: http://www.dbvc.de/der-verband/ueber-uns/definition-coaching.html. Berlin. Abfrage: 18.11.2013.

Deutscher Industrie- und Handelskammertag DIHK (Hrsg., 2011): Demografischer Wandel und Gesundheitswirtschaft – Herausforderungen und Chancen. Papier des DIHK-Ausschusses für Gesundheitswirtschaft vom 16.11.2011. Berlin.

Deutsches Institut für Katastrophenmedizin (Hrsg., 2013): Krisenmanagement in Krankenhäusern und Kliniken – Leistungen zur Vorbereitung von Krankenhäusern auf interne und externe Gefahrenlagen. Flyer. Tübingen.

Deutsches Patent- und Markenamt (Hrsg., 2011): Klasseneinteilung der Waren und Dienstleistungen. Ausgabe: Dezember 2011. München.

Emmrich, V. u. a. (2002): Wahrnehmung und Identifikation von Risiken aus Unternehmens- und aus Managementsicht. In: Pastors, P. (Hrsg.): Risiken des Unternehmens – vorbeugen und meistern. München u. a.: Hampp-Verlag.

Fissenewert, P. (2006): Die Arztpraxis in der Insolvenz: Nicht zwangsläufig das Ende. In: Deutsches Ärzteblatt. Heft 2/2006. 103. Jahrgang. Köln: Deutscher Ärzte Verlag. S. 16–20.

Flintrop, J. (2011): Gesundheitseinrichtungen: Mangelnde Führungskompetenz – Eine Studie zeigt Potenziale für mehr Qualität und Service im Gesundheitswesen auf. In: Deutsches Ärzteblatt. Heft 25/2011. 108. Jahrgang. Köln: Deutscher Ärzte Verlag. S. 79.

Frazetta, C. u. a. (2010): Strategie meint Langfristigkeit – Krankenhäuser können in Sachen Strategie von den Erfahrungswerten der freien Wirtschaft profitieren. In: Deutsches Ärzteblatt. Heft 43/2010. 107. Jahrgang. Köln: Deutscher Ärzte Verlag. S. A 2135–2136.

Frodl, A. (2012a): Betriebsführung im Gesundheitswesen Führungskompendium für Gesundheitsberufe. Wiesbaden: Springer/Gabler-Verlag.

Frodl, A. (2012b): Controlling im Gesundheitsbetrieb. Wiesbaden: Springer/Gabler-Verlag.

Frodl, A. (2011): Organisation im Gesundheitsbetrieb. Wiesbaden: Springer/Gabler-Verlag.

Gemeinsamer Bundesausschuss (2005): Vereinbarung des Gemeinsamen Bundesausschusses gemäß § 137 Abs. 1 Satz 3 Nr. 1 SGB V über die grundsätzlichen Anforderungen an ein einrichtungsinternes Qualitätsmanagement für nach § 108 SGB V zugelassene Krankenhäuser in der Fassung vom 21. Juni 2005 veröffentlicht im Bundesanzeiger Nr. 242 (S. 16 896) vom 22. Dezember 2005 in Kraft getreten am 23. Dezember 2005.

Gesetz zur Verhütung und Bekämpfung von Infektionskrankheiten beim Menschen (Infektionsschutzgesetz – IfSG) vom 20. Juli 2000 (BGBl. I S. 1045), zuletzt durch Artikel 4 Absatz 21 des Gesetzes vom 7. August 2013 (BGBl. I S. 3154) geändert.

Gesetz zur Regelung des Transfusionswesens (Transfusionsgesetz – TFG) in der Fassung der Bekanntmachung vom 28. August 2007 (BGBl. I S. 2169), zuletzt durch Artikel 12 des Gesetzes vom 17. Juli 2009 (BGBl. I S. 1990) geändert.

Handelsgesetzbuch (HGB) in der im Bundesgesetzblatt Teil III, Gliederungsnummer 4100-1, veröffentlichten bereinigten Fassung, zuletzt durch Artikel 1 des Gesetzes vom 4. Oktober 2013 (BGBl. I S. 3746) geändert.

Hentze, J. u. a. (2005): Personalführungslehre – Grundlagen, Funktionen und Modelle der Führung. 4. Auflage. Stuttgart: UTB-Verlag.

Hummel, D. u. a. (2001): Frühwarnsysteme für die externe Bankbeobachtung – Bedarf und Entwicklungsansätze. In: Schierenbeck, H. u. a. (Hrsg.), Handbuch Bankcontrolling. 2. Aufl. Wiesbaden: Gabler-Verlag.

Imai, M. (1986): KAIZEN – The Key to Japan's Competitive Success. New York: MCGRAW-HILL PROFESSIONAL.

Institut für Medizinische Biometrie und Informatik der Universität Heidelberg (Hrsg., 2001): Anforderungskatalog für die Informationsverarbeitung im Krankenhaus. Version 1.0. Heidelberg.

ITGS (Hrsg., 2013): Richtlinien für den Datenaustausch im Gesundheits- und Sozialwesen. Herausgegeben von der Informationstechnische Servicestelle der Gesetzlichen Krankenversicherungen GmbH/GKV-Spitzenverband. Stand: 18.11.2013. Heusenstamm.

Jackson, T. (2005): Motivating Sustainable Consumption – lessons from a review of evidence on consumer behaviour and behavioural change. Sustainable Development Commissions. Stirling/ Großbritannien.

Kassenärztliche Bundesvereinigung KBV (2014): QEP – Qualität und Entwicklung in Praxen. Online im Internet: http://www.kbv.de/html/qep.php. Berlin. Abfrage: 11.03.2014.

Kehl, T. u. a. (2005): Strategieentwicklung und ihre Umsetzung mit der Balanced Scorecard – das Praxis-Beispiel der Zürcher Höhenkliniken. In: Der Controlling-Berater. Heft 4/2005. Sonderdruck CB 01240042. Freiburg: Haufe-Verlag.

Kooperation für Qualität und Transparenz im Gesundheitswesen KTQ (2014): Das KTQ – verfahren. Online im Internet: http://www.ktq.de/ktq_verfahren/index.php. Berlin. Abfrage: 09.03.2014.

Kotler, P. u. a. (2001): Marketing-Management. 10. Auflage. Stuttgart: Schäffer-Poeschel Verlag.

Meffert, H. (2000): Marketing – Grundlagen marktorientierter Unternehmensführung: Konzepte, Instrumente, Praxisbeispiele. 8. Auflage. Wiesbaden: Gabler-Verlag.

Mühlbacher, A. (2008): Strategien des Outsourcing: Das (digitale) Krankenhaus zwischen Integration und Fokussierung. In: ZiGprint 01–2008. Zentrum für Innovative Gesundheitstechnologie an der technischen Universität Berlin (Hrsg.). Berlin.

Myers, D. u. a. (2008): Psychologie. 2. Auflage. Berlin u. a.: Springer-Verlag.

Räwer, H. (2013): Krankenhäuser: Fortschritt oft verzweifelt gesucht – Vielen Kliniken fehlt die Innovationskraft. In: Deutsches Ärzteblatt. Heft 49/2013. 110. Jahrgang. Köln: Deutscher Ärzte Verlag. S. A 2386–2387.

Robert-Koch-Institut (Hrsg., 2004): Vorwort und Einleitung der Kommission zur Richtlinie für Krankenhaushygiene und Infektionsprävention. In: Bundesgesundheitsblatt – Gesundheitsforschung – Gesundheitsschutz. Ausgabe: 4/2004. Springer-Verlag. S. 409–411.

Sibbel, R. (2013): Elektronischer Datenaustausch ist das Rückgrat medizinischen Fortschritts. In: Frankfurt School of Finance and Management (Hrsg.): Newsletter Oktober 2013. Online im Internet: http://www.frankfurt-school.de/content/de/newsroom/sonnemann/newsletter_okt13/campus1_okt13.html.Frankfurt. Abfrage: 13.02.2014.

Sozialgesetzbuch (SGB) Fünftes Buch (V) – Gesetzliche Krankenversicherung – (Artikel 1 des Gesetzes v. 20. Dezember 1988, BGBl. I S. 2477), zuletzt durch Artikel 1 des Gesetzes vom 27. März 2014 (BGBl. I S. 261) geändert.

Statistisches Bundesamt (2013): Stationäre Krankenhauskosten 2012 auf 4 060 Euro je Behandlungsfall gestiegen. Pressemitteilung Nr. 392 vom 21.11.2013. Wiesbaden.

Technischer Überwachungsverein TÜV SÜD (2014): DIN EN 15224 – Europäische Norm für QM-Systeme im Gesundheitswesen. Online im Internet: http://www.tuev-sued.de/ management-systeme/gesundheitswesen/din-en-15224. Abfrage: 20.03.2014.

Ulich, E. (2005): Arbeitspsychologie. 6. Auflage. Stuttgart: Schäffer-Poeschel-Verlag.

Verband der Elektrotechnik, Elektronik, Informationstechnik VDE (Hrsg., 2012):
VDE-Anwendungsregel sorgt für Nachhaltigkeit im Krankenhaus. Pressemitteilung 76/2012 vom 14.11.2012. Frankfurt a. M.

Verband der Krankenhausdirektoren Deutschlands eV (Hrsg., 2013): Lage der Krankenhäuser bleibt prekär – Mitgliederumfrage des VKD: Nur noch eine von zehn Kliniken schafft es aus eigener Kraft: Pressemitteilung vom 11.09.2013. Berlin. S. 1–3.

Verordnung über das Errichten, Betreiben und Anwenden von Medizinprodukten (Medizinprodukte-Betreiberverordnung – MPBetreibV) in der Fassung der Bekanntmachung vom 21. August 2002 (BGBl. I S. 3396), zuletzt durch Artikel 4 des Gesetzes vom 29. Juli 2009 (BGBl. I S. 2326) geändert.

Verordnung über das Europäische Abfallverzeichnis (Abfallverzeichnis-Verordnung – AVV) vom 10. Dezember 2001 (BGBl. I S. 3379), zuletzt durch Artikel 5 Absatz 22 des Gesetzes vom 24. Februar 2012 (BGBl. I S. 212) geändert.

Wiedemann, A. u. a. (2003): Operationelle Risiken – Handlungsfelder für Kreditinstitute. Stuttgart: Sparkassen-Verlag.

Zylka-Menhorn, V. (2013): Arzt-Patienten-Kommunikation: „Reden ist Gold, aber…" In: Deutsches Ärzteblatt. Heft 16/2013. 110. Jahrgang. Köln: Deutscher Ärzte Verlag. S. A 743.

Index